見逃し症例から学ぶ
神経症状の"診"極めかた

平山 幹生　春日井市総合保健医療センター事務局・参事

医学書院

平山幹生（ひらやま・みきお）
春日井市総合保健医療センター事務局・参事

1950年三重県尾鷲市生まれ．68年三重県立伊勢高校卒業．74年名古屋大学医学部卒業．80年名古屋大学大学院医学系研究科博士課程修了．
職歴：
1974年〜76年　社会保険中京病院にて臨床研修
1980年〜83年　ペンシルベニア大学医学部　Department of Neurology 研究員
1983年〜85年　国立療養所中部病院，内科医員，神経内科医長
1985年〜95年　福井医科大学講師（医学部附属病院第二内科）
1995年〜2000年　福井医科大学助教授（医学部第二内科講座）
2001年〜12年　春日井市民病院神経内科部長
2012年〜15年　春日井市民病院副院長，医療情報センター部長
2015年〜　　現職
資格：日本神経学会専門医，日本内科学会認定内科医，日本医師会認定産業医
所属学会：日本神経学会，日本内科学会，American Academy of Neurology など．
主たる著書：『医学書院 医学大辞典』伊藤正男他総編，医学書院（分担執筆）など．
主たる論文：Association of HTRA1 mutations and familial ischemic cerebral small-vessel disease（N Engl J Med 2009），Improvement of apraxia of eyelid opening by wearing goggles（Lancet 2000），Absence of expression of OKT8 antigen on cultured human, calf and rat oligodendrocytes（Nature 1983）
モットー：生涯現役

見逃し症例から学ぶ 神経症状の"診"極めかた

発　行　2015年11月15日　第1版第1刷©
　　　　2016年 4月15日　第1版第2刷
著　者　平山幹生
発行者　株式会社　医学書院
　　　　代表取締役　金原　優
　　　　〒113-8719　東京都文京区本郷1-28-23
　　　　電話　03-3817-5600（社内案内）
印刷・製本　横山印刷

本書の複製権・翻訳権・上映権・譲渡権・公衆送信権（送信可能化権を含む）は（株）医学書院が保有します．

ISBN978-4-260-02415-0

本書を無断で複製する行為（複写，スキャン，デジタルデータ化など）は，「私的使用のための複製」など著作権法上の限られた例外を除き禁じられています．大学，病院，診療所，企業などにおいて，業務上使用する目的（診療，研究活動を含む）で上記の行為を行うことは，その使用範囲が内部的であっても，私的使用には該当せず，違法です．また私的使用に該当する場合であっても，代行業者等の第三者に依頼して上記の行為を行うことは違法となります．

JCOPY 〈出版者著作権管理機構 委託出版物〉
本書の無断複製は著作権法上での例外を除き禁じられています．複製される場合は，そのつど事前に，出版者著作権管理機構（電話 03-3513-6969，FAX 03-3513-6979，info@jcopy.or.jp）の許諾を得てください．

序

　筆者が約40年間の日常臨床の間に経験した症例のうち，見逃し症例やヒヤリハット症例または診断・治療に難渋した症例を提示し，神経内科疾患診療に携わっている研修医や若手〜中堅医師に医療情報を提供・共有し，今後の適正な患者診療の一助となることを願って，本書をまとめた．

　本書は症例集の形をとることで，できるだけわかりやすい記載を心掛けたが，不十分な内容もあることをご容赦願いたい．

　61症例のうち，30例は救急外来で研修医が担当していて，脳梗塞やてんかんなどのcommon diseaseや，診断・治療が遅れると予後の悪い疾患である細菌性髄膜炎，感染性心内膜炎，てんかん重積，くも膜下出血などが含まれている．また，31例は神経内科指導医が担当し，まれな疾患であるが，適正な診断と治療を行うと予後が改善される症例（PML，ライム病，頭板状筋の局所性筋炎など）も含まれていて，指導医を含む中堅医師にも有益な情報を記載した．若手神経内科医や中堅医師が担当した症例は約10例ずつであり，一部は重複して受け持っていた．他の診療科からの紹介患者は12例含まれている．

　ところで，医学書院から2003年に出版された『見逃し症例から学ぶ 日常診療のピットフォール』は画期的な内容で感銘を受けた．このシリーズで神経内科編がそのうちに出版されるのではないかと期待していたが，いまだ出版されていない．本書がそれに見合うものになればと念願している．また，2012年に同社から出版された『内科救急　見逃し症例カンファレンス─M&Mでエラーを防ぐ』は，死亡症例などを提示するという画期的な著書であり，神経疾患が多数を占めていた．本書の企画は，この著書のチャレンジに沿った，神経内科診療に特化したM&Mカンファレンスでもあると考えている．

　最後に本書の企画に賛同していただいた医学書院の皆様には深謝申し上げる．また，春日井市民病院の研修医の指導で大変お世話になり，本書を企画するきっかけを与えていただいた山中克郎先生や，名古屋大学医学部神経内科学教室の先輩，同僚，後輩，および，お世話になった赴任先の病院の先生方に感謝申し上げる．

　2015年10月

平山　幹生

本書の読みかた

症例提示：初診時の症状、検査結果などを記載

第1章 意識障害

1 一過性意識消失と頭痛，嘔気，その後めまいを呈した患者

症例

48歳男性．既往歴は17歳髄膜炎．X年4月14日午後5時に台所で一過性意識消失があり，その後，頭痛と嘔気が少しあった．17日当科を徒歩で初診，頭部CT：正常と判定（図1）．

21日頭痛，嘔吐があり，時間外外来受診，頭部CTは撮影されなかった．

27日頭部MRIは正常と判定．5月3日午前7時に頭痛（眼の奥が痛い），めまい，構音障害があり，来院した．症状の持続があるため，入院した．

一般理学所見は特に異常なし．神経学的所見では，意識清明，瞳孔正常，眼球運動障害なし，注視眼振あり，構音障害なし，運動：麻痺なし，通常歩行は正常，ただし，継ぎ足歩行はやや右にかたよる．感覚系：正常，小脳症状：指鼻試験，踵膝試験は正常，深部腱反射は正常，病的反射なし．

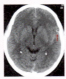

図1 外来初診時の頭部CT
左シルビウス溝に高吸収域（矢印）が軽度みられた．この所見が見逃されていた．

初期診断：初診で導かれた暫定的な診断を記載

初期診断 椎骨脳底動脈循環不全症，あるいは小脳梗塞の疑い（一過性意識消失，頭痛，嘔気があり，徒歩で来院し，その後，めまい，構音障害，注視眼振がみられたため）

入院後の経過

5月5日（第22病日）頭重感軽度，浮遊感軽度，夕方に嘔吐1回あり，8日（第25病日）下を向くと，浮遊感があり，両眼の奥の痛みがあり，9日（第26病日）9時30分，

入院後の経過：初診後、追加で行われた検査、鑑別診断の経過などを記載

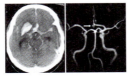

図2 autopsy imaging（左：頭部CT，右：MRA）
脳内血腫を伴うSAHが認められた．また，MRAでの前交通動脈の動脈瘤が見逃されていた（矢印）．

部長回診時に風呂場でシャワーの音が聞こえたため，回診が後回しになった．10時55分浴槽に横向きの形で浮いているのが発見された．全身チアノーゼと死後硬直がみられた．死後，頭部CTを施行したところ，くも膜下出血が発見された（図2）．

最終診断：入院後の経過などから得られた最終的な診断を記載

最終診断 前交通動脈動脈瘤破裂によるくも膜下出血

解説

この症例は初診時の頭部CTの所見はマイナーリークであり，くも膜下出血（subarachnoid hemorrhage：SAH）を念頭においていないと見逃しやすい．文献を調べると，頭部CTによるSAHの誤診は意外と多いことが判明した[1][2]．また，その後当院では夜間帯はSAHが疑われた症例の頭部CTは，画像転送システムにより脳神経外科医が診断可能なシステムを構築している．

くも膜下出血診断の留意点
①多くは突然発症の頭痛で発症し，嘔吐を伴うが，軽症では麻痺などの局所症状は伴わない．
②頭痛の強さは今まで経験したことがない激しい痛みが多いが，そうでもない場合もある．
③頭痛の持続時間は最初が最も強く，その後は少し軽快するが，痛みが消失する時間帯がなく持続する．
④意識障害を伴う場合がある．

くも膜下出血診断のための検査
①髄膜刺激症状：項部硬直やケルニッヒ（Kernig）徴候は発症後数時間～24時間はないことが多い．24時間以上経過していれば，項部硬直が出現する可能性が高いので必ず確認する．
②頭部CT：CTがない施設であれば，診断できる施設に患者を紹介する．
③腰椎穿刺：水様透明であれば，SAHを否定できるが，侵襲を伴う検査である．再出

解説：なぜ最終診断に至ったかなどを適宜解説

vi　本書の読みかた

血を誘発する可能性があり，手技に自信がなければ，脳神経外科医に紹介する．

> **教訓**：各症例から得られた今後に生かしたい教訓を列挙

教訓

❶ 失神発作を伴う SAH があること，徒歩で受診する患者があること，頭痛は典型的でない症例もあることに留意すべきである．
❷ 疑わければ，脳 MRI, MRA 検査を実施し，脳神経外科医に早めにコンサルトすべし．

エラーのタイプ

認知エラー：①カテゴリー：不完全な知識，タイプ：不十分な，欠陥のある知識基盤，定義：関連疾患の知識不足　②カテゴリー：不完全な検証，タイプ：早期閉鎖，定義：一度，最初の診断がつくと，他の可能性を考えることができない
システムエラー：カテゴリー：組織的，タイプ：専門家の助言が得られない，定義：必要とされる専門家が時宜に即して不在である．

> **エラーのタイプ**：見逃しに至ったエラーの要因を記載（詳細は後述）

■ 文献

> **文献**：重要なものには解説を記載

1）菊池廣一：救急画像診断：見逃してはならないポイント集①くも膜下出血．臨床画像 25（suppl-2）: 6-13, 2009
　解説》動脈瘤破裂によるくも膜下出血の予後は不良である．誤診や診断の遅れは予後の悪化につながるため，初診時の的確な診断が要求される．典型的症状を呈さない軽症例ではくも膜下出血の可能性が想起されない．急性期に受診しても，"緊張性頭痛"，"片頭痛"，"風邪"，"肩こり"，"背腰炎"などと診断され頭部 CT も行われていることもある．症状が軽いため，発症から長時間経過して患者が受診することも多い．CT 所見は軽微なことが多く "異常なし" とされ見落とされる．これら軽症くも膜下出血の患者こそが再破裂予防手術後，神経脱落症状もなく，もとの生活に戻れる最も治療効果のある患者群である．最も的確な診断が必要な患者の診断が最も難しいのが，くも膜下出血の最大の問題である．
2）下田雅大：MRI first による頭痛診断．脳神経外科 37: 325-341, 2009
　解説》古くからマイナーリークまたは warning sign として，SAH の数日～数週間前の動脈瘤からの小出血の存在が知られ，その段階での診断の重要性が強調されてきた．このマイナーリークの画像診断は，注意深い CT 読影に加えて，FLAIR がきわめて有用であるのは間違いない．逆に，マイナーリークの時点での SAH の診断を目指すならば，頭痛時に対して，より積極的に MRI first とした画像診断を行うことが治療成績向上に必要かもしれない．
3）大熊洋揮：くも膜下出血の爆弾：見逃し症例から学ぶ．medicina 42: 992-994, 2005
4）西 徹：くも膜下出血 (SAH) だと思ったのに頭部 CT ではっきりしない．軽症 SAH の診断における pitfall. medicina 48: 579-583, 2011
5）Edlow JA, et al: Avoiding pitfalls in the diagnosis of subarachnoid hemorrhage. N Engl J Med 342: 29-36, 2000
6）Kowalski RG, et al: Initial misdiagnosis and outcome after subarachnoid hemorrhage. JAMA 291: 866-869, 2004

Memo　救急部における頭痛管理のピットフォール

SAH は「人生最悪の頭痛」と教えられているが，大部分の患者ではそうではない．頭痛発症の突発性，発症時の強度，過去の頭痛の性質と比べることがより有用である．

発症が突然で，すぐか，数分で強度が最大である頭痛はいわゆる雷鳴頭痛であり，重篤な病気をはらんでいる可能性が高い．前方視的研究では，重篤で突発症の頭痛をもつ患者の 44～71％が SAH または重篤な病態を有していた．American College of Emergency Physicians は雷鳴頭痛を有する患者は緊急神経画像検査をするか，または画像検査で診断ができない場合は髄液検査を推奨した．

SAH の最初の頭痛は自然に，または鎮痛薬で改善するに良性であると帰されていることが多い．症候性のマイナーリークが典型的であり，重篤な障害を起こし，生命を脅かす出血が数日～数週後に発生する．脳神経外科的介入が惨事を予防できるような診断がこの期間になされるのが一番よい．

CT 技術の進歩にもかかわらず，単純 CT 画像のみでは非外傷性 SAH を除外するには不十分である．腰椎穿刺は陰性の CT 後に SAH の診断をするために必要となる．最初のリーク後に少量のくも膜下出血は急速に吸収される（発症後 12 時間で CT の感度は時間とともに減少する）．

SAH 発症後数時間は，赤血球は髄液で多数検出できる．15％までの症例では腰椎穿刺は人工的出血を生じ，硬膜外血管からの赤血球が検体を汚染し，真の SAH を否定することが困難となる．よくある誤解は連続的な採取管で赤血球が進行性に減少することが SAH の可能性を除外するということである．SAH は人工的出血を伴う腰椎穿刺により発生する赤血球と共存することがあるので，SAH の可能性は，もし管の一つつの赤血球数がゼロになった場合は唯一安全に除外できる．もし，血液が腰椎穿刺の最初に見られたら，最初の 2～3mL の液を除て，髄液が透明にあれば，赤血球がゼロに近づく可能性が増加する．もしそうでない場合は，異なった椎間で腰椎穿刺を反復する必要がある．

人工的出血が赤血球数の解釈を困難にする症例では，真の SAH の存在の確認にキサントクロミアの存在が利用されている．キサントクロミアは黄色調の変色であり，SAH 数時間後に発生し，赤血球が生体内でビリルビンとオキシヘモグロビンに分解される．頭痛の疼痛症状発作後の患者では，キサントクロミアは髄液検査の SAH の残存する唯一のサインであり，典型的には 2 週間持続する．

> **メモ**：アドバンストな内容だが知っておきたい情報を記載

■ 文献

Swadron SP: Pitfalls in the management of headache in the emergency department. Emerg Med Clin North Am 28: 127-147, 2010

Memo　認知反応傾向の種類①

集計バイアス（aggregate bias）：診療ガイドラインを開発するために使用された集計データが，優々の患者（特に自分の）には適用されないと医師が考えたとき，集計誤謬を引き起こす．彼らの患者が非定型か，または何らかの形で例外的であるという考えは，**行為エラー（commission error）につながる**．例えば，ガイドラインでは何も必要でないと述べているのに，X 線や他の検査をオーダーすること．

神経内科診療の達人をめざすには

1. 患者から学ぶ姿勢を貫く．
2. 疾患の診断のポイントを覚えておく．
3. 神経所見はとるのに時間がかかるため，問診で鑑別すべき診断を頭に浮かべ，要領良く所見をとっていく．感覚障害は自覚的な訴えのため，検査ごとに反応が変化することがある．また，時間のかかる検査は要点のみチェックし，後で再度診察すること．
4. 診断が浮かばないときは，PubMed，Google Scholar，医中誌で適切なキーワードをいくつか入れることにより，文献を検索すること．アブストラクトを読み，関連文献をさがす．
5. 非常にまれな疾患，画像所見に遭遇する場合に世界初ということはほとんど皆無である．インターネット上で検索すると，世界のだれかが報告している．Google Scholar は文献が引用された数が多い順に並べられている．重要で最新の文献を探すときに便利である．
6. 報告すべき症例は，PubMed で引用される学術雑誌に投稿すべきである．そうすることは著者本人だけでなく，将来に同様患者を経験する医師，そして患者のためになる．
7. 教科書での知識は基本的なものであるが，患者から学び，研鑽していけば，知識レベルは飛躍的に増加していく．
8. 研究会や学会地方会などに参加し，耳学問をすべし．発表された演題内容に対して質問をしたければ，遠慮せずに質問しよう．発表者にとっても，質問した人にも質疑応答を聞いている聴衆にも勉強になる．気後れせずに質問をすべきである．よき質問をすれば，相手からも他の同僚からも注目される．
9. 講演内容のポイントはメモすべきであり，聞き流さないようにすべし．
10. 先輩の診察手技や問診の仕方を自分のものとすべし．
11. 本当に困っている症例については，その病気の専門家に学会の会場で直接相談するか，メールで相談すること．場合により，外国の専門家にもメールするとよい．
12. 文献は電子ジャーナルが完備していれば容易に入手可能であるが，そうでないところで勤務している神経内科医は論文の corresponding author に下記のメールを送るとよい．経験上，90％以上の著者が PDF を送付してくれる．非常に便利な時代になったものだ．

Dear Prof. ——— (e-mail address)
I would appreciate it very much if you send me the PDF of your paper entitled: "論文のタイトル" which was published in 雑誌名，巻，ページ，発行年．
Sincerely yours,
Mikio Hirayama, MD, PhD
所属
住所
E-mail address:

誤診（診断エラー）の原因と対策

誤診（診断エラー）は，診断遅延とも呼ばれるが，診断が遅れたために，適切な治療が遅れ，重大なアウトカムをきたすことが多い．Elsteinの臨床推論の古典的研究では，診断エラーは約15%であると推定した[1]．また，剖検所見は生前診断と20〜40%の不一致を示している[2,3]．

剖検の不一致，質保証活動，自発的報告により，内科医が関連する100例の診断エラーが同定された[4]．90例が33例の死亡を含む何らかの障害を生じた．7例が無過失エラーのみであり，残りの93例では548個の異なったシステム関連因子または，認知因子が診断エラーに関連した（5.9個/1例）．認知因子のみの症例は28%，システム関連因子のみの症例は19%であった．単独と混合症例を合わせると，システム関連因子は65%の症例で，認知因子は74%の症例で診断エラーと関連した．症例の46%では，システム関連と認知因子の両者が診断エラーに関連した．**無過失エラー**（表1）には，患者からの信頼できない情報，合併疾患の無症候性発現などがある[5]．**システム関連エラー**（表2）には，非効率的な過程（迅速経路の欠如），必要な情報やスキルの共有ができないなどのチームワークやコミュニケーションの問題などが取り上げられている[4]．心理学者のReasonのエラーの「Swiss cheese」モデルは，通常は障害を防御するはずの一連のバリアの複合的な機能停止により損害が発生することを示唆している[6]が，診断エラーも複数の要因が関与している．**認知エラー**（表3）には，不完全な知識，不完全な情報収集，不完全な統合（不完全な情報処理，不完全な検証）があり，一番頻度が多い認知エラーは，**早期閉鎖**（一度，最初の診断がつくと，他の可能性を考えることができない）である[4]．なお本書では，各症例がどのエラーに該当するかそれぞれ記載してある．

診断上の推論に関する**二重プロセス理論**によれば，問題解決法には**直観的思考法**（System 1：intuitive, heuristic）と**分析的思考法**（System 2：analytical, systematic）の2つがある[7]．直観的思考は，臨床経験が豊富な熟練した臨床医が潜在意識下で行う，経験則（heuristics）による診断であり，近道思考とも言われ，パターン認識が行わ

表1　無過失エラー[5]

1. 患者からの信頼できない情報
2. 病気について故意に誤った伝え方をすること（詐病）
3. 身体表現性障害
4. 虚偽性精神障害
5. 新しい疾患について入手可能情報が不十分である
6. 重要な診断検査・処置・コンサルテーションを患者が拒否する
7. 合併疾患の無症候性の発現

表2 誤診に対するシステム関連の寄与（システム関連エラー）[4]

タイプ	定義
	技術的
技術的失敗と設備問題	検査機器の欠陥，調整ミスまたは欠如
	組織的
集積	同じエラータイプを反復する例
指針と手順	ある状態の説明責任を負うことができない，またはエラーを起こしやすい状況を積極的に生み出す指針
非効率的な過程	標準化された過程が不要な遅延をもたらす（迅速経路の欠如）
チームワークまたはコミュニケーション	必要な情報またはスキルの共有の失敗
患者無視	必要なケアを提供することの失敗
管理	システム問題の監視の失敗
ケアの連携	介護者間の不器用な意思の疎通（患者の引き継ぎ問題）
監督	研修医の監視の失敗
専門家の助言が得られない	必要とされる専門家が時宜に即して不在である
訓練とオリエンテーション	正しい処理，指針または手順を臨床医が知らされていない
人材	臨床医の怠惰，無礼な態度，または，コミュニケーションやチームワークに関する反復性問題を持っていることが知られている
外部の干渉	法人や政府機関による適切なケアに対する干渉

れ，迅速的，効率的であるが，認知バイアスに陥りやすい．分析的思考〔フレームワーク，アルゴリズム，ベイズの原理，記憶術（意識障害のAIUEOTIPSなど）〕は初心者が行うことが多い，網羅的で論理的な思考であるが，時間と過剰な検査が必要となる．直観的思考で診断が思いつかない場合は熟練した臨床医も分析的思考を駆使しながら，鑑別診断を行っていく．臨床症状の進展にあわせて，最初の先入観にとらわれずに診療を行うことが重要であり，新たな情報が得られる場合には診断を再考，修正する．院内症例検討会（神経内科，内科，医師合同勉強会，CPCなど）や回診時の同僚との討論を十分に活用し，また，難解な症例は病院外の専門医にコンサルトすることも必要となる．

　誤診に至る5つの厳選されたピットフォールと是正対策が，アメリカの神経内科医により具体例を提示して，述べられている（**表4**）[8]．神経学における臨床診断を定式化する間に集められた情報量と複雑さは莫大である．臨床医は意思決定において，複雑な臨床情報から選び出すのに役立つような経験則やショートカットを利用し，効率的に診断を形成する．経験則の利用なしでは，臨床は停止する．しかし，ある経験則の使用にはピットフォールが存在する．経験則に内在するバイアスを最小化する技術に

表3 誤診に対する認知的寄与(認知エラー)[4]

カテゴリー	タイプ	定義
不完全な知識	不十分な,欠陥のある知識基盤	関連疾患の知識不足
	不十分な,欠陥のある技能	関連疾患の診断的技能の不足
不完全な情報収集	無効な,不完全な,誤った精密検査	検査やコンサルトの計画・調整の問題
	無効な,不完全な,誤った病歴と理学的診察	最初の面接と診察で適切な情報を得ることができない
	スクリーニング検査の不履行	望ましいスクリーニング法をしない
	不得意な礼儀作法がデータの質を貧弱にする	患者との貧弱な意思の疎通のために必要な情報を収集できない
不完全な統合:不完全な情報処理	不完全な前後関係の形成	診断と関係がある患者状況の側面の認識・考慮の欠如
	所見の有用性や顕著性の過大評価または過小評価	臨床医は症状を知っているが,他を除外するほどそれに強く密接に焦点をあてすぎるか,またはその妥当性を正しく評価できない
	間違った検出または感知	症状,徴候,所見は注目すべきであるが,臨床医はそれを見逃す
	失敗した経験則	適切な経験則を適用できない,または,不適切・非典型的な状況下で経験則を適用しすぎる
	迅速に行動できない	適切なデータ解析活動の遅延
	誤った誘発	臨床医は現在のデータに基づいて不適切な結論を考えるか,またはデータから妥当な結論を考えることができない
	症状,徴候の誤認	一つの症状が他と間違えられる
	他の目標や問題により注意をそらす	患者治療(例:早期状態を扱う)の他の側面が現状の診断プロセスをあいまいにさせる
	検査結果の誤った解釈	検査結果は正しく読まれているが,不正確な結論がなされる
不完全な統合:不完全な検証	早期閉鎖	一度,最初の診断がつくと,他の可能性を考えることができない
	適切な検査をオーダーできないまたは,follow-up できない	臨床医は診断を確定するための適切な検査をしていない,または,検査後の次のステップをとらない
	コンサルトしていない	適切な専門医にコンタクトしていない
	状況を定期的に総括していない	最初の診断後に状況が変化したかどうかを決定する新しいデータを収集していない
	診断を確定するために他の有益な情報を収集していない	診断を確定するための適切なステップがなされていない
	他の人の所見または意見を過信する	現在の所見に対して前医の診断をチェックしない
	患者の所見を承認しない	診断を承認する/承認しないかもしれない追加の症状に関して臨床医はチェックしない
	確証バイアス	以前の診断を支持するように新しい結果を解釈する傾向

表4 誤診に至る厳選されたピットフォールと是正対策[8]

1. **フレーミング効果**(framing effects)
 ピットフォール：他のものよりも症例の特定の側面に焦点を当てる微妙な言い回しに振り回される．
 是正対策：別の視点から症例を調べ，臨床情報の異なる部分を再評価する．
 臨床的格言：意識的に別の角度から考える：「わざと反対の立場をとろう」または「再び病歴の要素を検討しよう」
2. **アンカーリング経験則**(anchoring heuristic)
 ピットフォール：最初の印象に頼ると，新しいデータで正しく診断確率を訂正しない．
 是正対策：新しいデータまたはセカンドオピニオンを考慮して，確率を正式に推定しなさい；PubMed 上で選ばれた確率データを調べなさい；セカンドオピニオンを行うときにあなたがするように，自分の患者でも行いなさい．
 臨床的格言：「もし，患者が治療に反応しないか，または悪化するなら，診断が間違っている可能性は？診断するのに鍵となる臨床データを適切に評価したか？」
3. **利用可能性経験則**(availability heuristic)
 ピットフォール：最近，または，インパクトに基づく過去の症例を思い出すことの容易さによる判定．
 是正対策：文献からの正統な統計で確認する．
 臨床的格言：「1 つの忘れがたい，または，最近の症例の経験により過度に影響されていないか？」
4. **代表性経験則**(representativeness heuristic またはパターン認識)
 ピットフォール：患者の症状発現のパターンと一致するように見える異なる診断の事前確率および基準確率頻度の無視．
 是正対策：正式に事前確率を組み入れる．病気の有病率と発生率に関する文献を調べる．
 臨床的格言：基準確率に注意を払う：「ひづめの音を聞いたなら，シマウマではなく，馬について考えよ．（If you hear hoof beats, think about horses not zebras.）」
5. **無批判な服従**(blind obedience)
 ピットフォール：権威またはテクノロジーへの過度の服従を示す．
 是正対策：PubMed か，他のソース用いた医療文献で，診断検査の性能特性を調べる．
 臨床的格言：「検査上の陰性値が決定的に疾患を除外するのか？偽陽性はどの程度に一般的か？」

より，意思決定を改善することが可能である．認知エラーを意識することが神経学教育の有益なツールであり，継続的な自己改善の生涯にわたるプロセスを促進する[8]．

認知エラーを導く**認知反応傾向**(cognitive disposition to respond：CDR)と**認知バイアスの矯正方略**については，各提示症例の空きスペースに紹介したので，参考にしてほしい[9-13]．

■ 文献

1) Elstein AS, et al：Clinical reasoning in medicine. Clinical Reasoning in the Health Professions. Woburn, Mass Butterworth-Heinemann 49-59, 1995
2) Graber M：Diagnostic errors in medicine：A case of neglect. Jt Comm J Qual Patient Saf 31：106-113, 2005
3) Lundberg GD：Low-tech autopsies in the era of high-tech medicine：Continued value for quality assurance and patient safety. JAMA 280：1273-1274, 1998

4) Graber ML, et al：Diagnostic error in internal medicine. Arch Intern Med 165：1493-1499, 2005
5) Graber M, et al：Reducing diagnostic errors in medicine：What's the goal? Acad Med 77：981-992, 2002
6) Reason J：Human error：models and management. BMJ 320：768-770, 2000
7) Croskerry P：A universal model of diagnostic reasoning. Acad Med 84：1022-1028, 2009
8) Vickrey BG, et al：How neurologists think：a cognitive psychology perspective on missed diagnoses. Ann Neurol 67：425-433, 2010
9) Croskerry P：The importance of cognitive errors in diagnosis and strategies to minimize them. Acad Med 78：775-779, 2003
10) Croskerry P：Achieving quality in clinical decision making：cognitive strategies and detection of bias. Acad Emerg Med 9：1184-1204, 2002
11) Graber ML, et al：Cognitive interventions to reduce diagnostic error：a narrative review. BMJ Qual Saf 21：535-557, 2012
12) Graber ML：The incidence of diagnostic error in medicine. BMJ Qual Saf 22：ii21-ii27, 2013
13) Dubosh NM, et al：Types of diagnostic errors in neurological emergencies in the emergency department. Diagnosis 2：21-28, 2015

目次

本書の読みかた ── v
神経内科診療の達人をめざすには ── vii
誤診（診断エラー）の原因と対策 ── ix

第1章　意識障害　　1

1. 一過性意識消失と頭痛，嘔気，その後めまいを呈した患者 ── 2
2. 意識障害で発症し，不穏，高次脳機能障害を呈した1型糖尿病の患者 ── 6
3. 意識障害，左顔面けいれんを認めた結核性髄膜炎後遺症患者 ── 9
4. 辺縁系脳炎症状を呈し，完全房室ブロックをきたした患者 ── 15
5. 意識消失発作，認知症，軽度の歩行障害を呈した患者 ── 18
6. 内頸動脈閉塞による広範囲の右脳半球梗塞の翌日に死亡した患者 ── 21
7. 嘔吐，四肢麻痺があり，意識障害が高度であるとされた患者 ── 24
8. 意識障害の変動がみられた重症筋無力症の患者 ── 27
9. しびれ，脱力，嘔気・嘔吐，嚥下障害が出現し，低Na血症がみられた患者 ── 33
10. 意識障害と右片麻痺を発症した患者 ── 36
11. 自宅の玄関で倒れていた患者 ── 40
12. 意識レベル低下と右不全麻痺を呈した患者 ── 45

第2章　頭痛　　49

13. 腹痛，下痢，嘔吐，頭痛があり，来院時に過換気症候群を呈し，夜間に神経症状が悪化した患者 ── 50
14. 頭痛，発熱と，単核球優位の髄液細胞増多を呈し，無菌性髄膜炎が疑われた患者 ── 54
15. 頭痛，発熱，難聴で初発し，その後に著明な不随意運動を呈した患者 ── 57
16. 急激な後頸部痛で目覚め，胸部以下のしびれが出現した患者 ── 63
17. 肝障害後に頭痛，発熱，構音障害を呈した患者 ── 67
18. 近医にて高血圧性脳症の診断を受け，頭痛が改善しなかった患者 ── 71

第3章 めまい　75

- 19　回転性めまい，嘔吐で初発し，入院翌日に急変した患者 ── 76
- 20　耳鼻科にて末梢性めまいにて入院した患者 ── 81
- 21　めまい，嘔吐，左耳鳴を呈した患者 ── 87
- 22　複視，めまいが出現した患者 ── 91

第4章 発熱　95

- 23　発熱，頭痛，嘔吐で初発し，その後意識障害や麻痺を呈した患者 ── 96
- 24　発熱と右眼が見にくいため救急車にて来院した患者 ── 101
- 25　食思不振，嚥下障害で初発し，その後に発熱，全身の筋肉痛を呈した患者 ── 105
- 26　発病初期に髄液多形核白血球の増加を呈した患者 ── 109

第5章 嘔気・嘔吐，不定愁訴　113

- 27　嘔気が1週間持続し，めまいがなかった患者 ── 114
- 28　急激な胸苦後に嘔吐，冷や汗を呈した患者 ── 117
- 29　嘔吐後に意識レベルが低下した患者 ── 123
- 30　不安神経様症状で発症，その後に異常行動，異常言動を呈した患者 ── 127

第6章 しびれ，痛み　131

- 31　両下肢の痛みと不定愁訴が多かった患者 ── 132
- 32　糖尿病に対するインスリン治療の開始後から下肢筋の硬直，痛みが出現した患者 ── 135
- 33　自前の味噌汁を飲んで，口唇のしびれと呼吸困難が出現した患者 ── 138
- 34　左下肢のしびれ感で発症し，その後，微熱，頭痛，高次機能障害を呈した患者 ── 141
- 35　両足底の感覚障害で発症し，近医で腰椎椎間板ヘルニアが疑われた患者 ── 145
- 36　高カロリー輸液と制酸薬投与中に多彩な神経症状を呈した患者 ── 149
- 37　足のしびれと脱力，尿失禁で発症した患者 ── 154
- 38　両下肢のしびれ，痛みを呈した患者 ── 159
- 39　背部痛があり，その後に両手のしびれが出現した患者 ── 163
- 40　左下腿腫脹と疼痛を呈したパーキンソン病患者 ── 166
- 41　腰痛で初発し，その後に軽度の意識障害と歩行障害が出現した患者 ── 169

第7章 けいれん，高次脳機能障害　173

42 A型劇症肝炎の経過中に脳浮腫をきたし，けいれん発作を呈した患者 ―― 174
43 めまい，けいれんで初発し，同日にけいれんが再発した患者 ―― 177
44 歩行障害，認知症が亜急性に進行し，経過中に急性小脳梗塞を発症した患者 ― 180
45 多彩な症状後に異常言動，行動を呈した患者 ―― 185
46 進行性に高次脳機能障害を呈した患者 ―― 189
47 逆行性健忘と微熱を呈した患者 ―― 193

第8章 脱力　197

48 短期間のうちに，脳卒中様発作の再燃を繰り返した患者 ―― 198
49 一過性に右片麻痺と意識障害を呈した患者 ―― 203
50 一側の手指の脱力を急にきたした患者 ―― 206
51 心原性脳塞栓症で入院し，ヘパリンを中止した5日後に著明な血小板減少をきたした患者 ―― 210

第9章 錐体外路症状　215

52 片側パーキンソニズムを呈し，その後，神経症状が悪化した患者 ―― 216
53 手のふるえ，感冒様症状で初発し，辺縁系脳炎症状を呈した患者 ―― 223
54 パーキンソン病の経過中に首下がりを呈した患者 ―― 227

第10章 脳神経症状　231

55 右視野狭窄と嘔気があり，その後に左後頭部痛が出現した患者 ―― 232
56 視野障害で初発し，脳梗塞が多発性に進行した患者 ―― 235
57 フェニトイン服用中に転倒，その後，構音障害が出現した患者 ―― 241
58 高血圧があり，構音障害，歩行障害を呈した患者 ―― 244
59 右小脳微小梗塞後に難聴が出現した患者 ―― 251
60 左耳鳴と頭痛で初発し，その後に複視が出現した患者 ―― 255
61 頸椎症手術前の頸椎MR画像にて異常が見逃されていた患者 ―― 258

索引 ―― 261

第 1 章

意識障害

第1章　意識障害

1 一過性意識消失と頭痛，嘔気，その後めまいを呈した患者

症例

48歳男性．既往歴は17歳髄膜炎．X年4月14日午後5時に台所で一過性意識消失があり，その後，頭痛と嘔気が少しあった．17日当科を徒歩で初診，頭部CT：正常と判定（図1）．

21日頭痛，嘔吐があり，時間外外来受診，頭部CTは撮影されなかった．

27日頭部MRIは正常と判定，5月3日午前7時に頭痛（眼の奥が痛い），めまい，構音障害があり，来院した．症状の持続があるため，入院した．

一般理学所見は特に異常なし．神経学的所見では，意識清明，脳神経：瞳孔正常，眼球運動制限なし，注視眼振あり，構音障害はなし，運動系：麻痺はなし，通常歩行は正常，ただし，継ぎ足歩行はやや右にかたよる．感覚系：正常，小脳症状：指鼻試験，踵膝試験は正常，深部腱反射は正常，病的反射はなし．

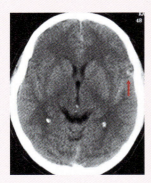

図1　外来初診時の頭部CT
左シルビウス溝に高吸収域（矢印）が軽度みられた．この所見が見逃されていた．

初期診断

椎骨脳底動脈循環不全症，あるいは小脳梗塞の疑い（一過性意識消失，頭痛，嘔気があり，徒歩で来院し，その後，めまい，構音障害，注視眼振がみられたため）

入院後の経過

5月5日（第22病日）頭重感軽度，浮遊感軽度，夕方に嘔吐1回あり，8日（第25病日）下を向くと，浮遊感があり，両眼の奥の痛みがあり，9日（第26病日）9時30分，

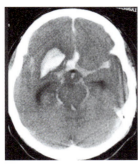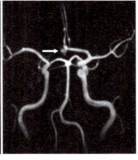

図 2 autopsy imaging(左：頭部 CT, 右：MRA)
脳内血腫を伴う SAH が認められた．また，MRA での前交通動脈の動脈瘤が見逃されていた(矢印)．

部長回診時に風呂場でシャワーの音が聞こえたため，回診が後回しになった．10 時 55 分浴槽に横向きの形で浮いているのが発見された．全身チアノーゼと死後硬直がみられた．死後，頭部 CT を施行したところ，くも膜下出血が発見された(図 2)．

最終診断　前交通動脈動脈瘤破裂によるくも膜下出血

解説

　この症例は初診時の頭部 CT の所見はマイナーリークであり，くも膜下出血(subarachnoid hemorrhage：SAH)を念頭においていないと見逃しやすい．文献を調べると，頭部 CT による SAH の誤診は意外と多いことが判明した[1-6]．また，その後当院では夜間帯は SAH が疑われる症例の頭部 CT は，画像転送システムにより脳神経外科医が診断可能なシステムを構築している．

くも膜下出血診断の留意点
①多くは突然発症の頭痛で発症し，嘔吐を伴うが，軽症では麻痺などの局所症状は伴わない．
②頭痛の強さは今まで経験したことがない激しい痛みが多いが，そうでない場合もある．
③頭痛の持続時間は最初が最も強く，その後は少し軽快するが，痛みが消失する時間帯がなく持続する．
④意識障害を伴う場合がある．

くも膜下出血診断のための検査
①髄膜刺激症状：項部硬直やケルニッヒ(Kernig)徴候は発症後数時間〜24 時間はないことが多い．24 時間以上経過していれば，項部硬直が出現する可能性が高いので必ず確認する．
②頭部 CT：CT がない施設であれば，診断できる施設に患者を紹介する．
③腰椎穿刺：水様透明であれば，SAH を否定できるが，侵襲を伴う検査である．再出

血を誘発する可能性があり，手技に自信がなければ，脳神経外科医に紹介する．

> **教訓**
> ❶ 失神発作を伴う SAH があること，徒歩で受診する患者があること，頭痛は典型的でない場合もあることに留意すべきである．
> ❷ 疑わしければ，脳 MRI, MRA 検査を実施し，脳神経外科医に早めにコンサルトすべし．

> **エラーのタイプ**
> **認知エラー**：①カテゴリー：不完全な知識，タイプ：不十分な，欠陥のある知識基盤，定義：関連疾患の知識不足　②カテゴリー：不完全な検証，タイプ：早期閉鎖，定義：一度，最初の診断がつくと，他の可能性を考えることができない
> **システムエラー**：カテゴリー：組織的，タイプ：専門家の助言が得られない，定義：必要とされる専門家が時宜に即して不在である．

■ 文献

1) 菊池陽一：救急画像診断；見逃してはならないポイント集 ①くも膜下出血. 臨床画像 25(suppl-2)：6-13, 2009
   解説▶ 動脈瘤破裂によるくも膜下出血の予後は不良である．誤診や診断の遅れは予後の悪化につながるため，初診時の的確な診断が要求される．典型的症状を呈さない軽症例ではくも膜下出血の可能性が想起されない．急性期に受診しても，"緊張性頭痛"，"片頭痛"，"風邪"，"肩こり"，"胃腸炎"などと診断され頭部 CT も行われないこともある．症状が軽いため，発症から長時間経過して患者が受診することも多い．CT 所見は軽微なことが多く"異常なし"とされ見落とされる．これら軽症くも膜下出血の患者こそが再破裂予防手術後，神経脱落症状なく，もとの生活に戻れる最も治療効果のある患者群である．最も的確な診断が必要な患者の診断が最も難しいのが，くも膜下出血の最大の問題である．

2) 下田雅美：MRI first による頭痛診断. 脳神経外科 37：325-341, 2009
   解説▶ 古くからマイナーリークまたは warning sign として，SAH の数日〜数週間前の動脈瘤からの小出血の存在が知られ，その段階での診断の重要性が強調されてきた．このマイナーリークの画像診断は，注意深い CT 読影に加えて，FLAIR がきわめて有用であるのは間違いない．逆に，マイナーリークの時点での SAH の診断を目指すならば，頭痛例に対して，より積極的に MRI first とした画像診断を行うことが治療成績向上に必要かもしれない．

3) 大熊洋揮：くも膜下出血の爆弾：見逃し症例から学ぶ. medicina 42：992-994, 2005

4) 西 徹：くも膜下出血(SAH)だと思ったのに頭部 CT ではっきりしない．軽症 SAH の診断における pitfall. medicina 48：579-583, 2011

5) Edlow JA, et al：Avoiding pitfalls in the diagnosis of subarachnoid hemorrhage. N Engl J Med 342：29-36, 2000

6) Kowalski RG, et al：Initial misdiagnosis and outcome after subarachnoid hemorrhage. JAMA 291：866-869, 2004

> **Memo** 救急部における頭痛管理のピットフォール

SAHは「人生最悪の頭痛」と教えられているが，大部分の患者ではそうではない．頭痛発症の突然性，発症時の強度，過去の頭痛の性質と比べることがより有用である．

発症が突然で，すぐか，数分で強度が最大である頭痛はいわゆる雷鳴頭痛であり，重篤な病態をはらんでいる可能性が高い．前方視的研究では，重篤で突然発症の頭痛をもつ患者の44〜71%はSAHまたは重篤な病態を有していた．American College of Emergency Physiciansは雷鳴頭痛を有する患者は緊急神経画像検査をするか，または画像検査で診断ができない場合は髄液検査を推奨した．

SAHの最初の頭痛は自然に，または鎮痛薬で改善後に良性であるとして帰されていることが多い．症候性のマイナーリークが典型的により重篤な障害を起こし，生命に脅威を与える出血が数日〜数週後に発生する．脳神経外科的介入が惨事を予防できるような診断がこの期間になされるのが一番よい．

CT技術の進歩にもかかわらず，単純CT画像のみでは非外傷性SAHを除外するには不十分である．腰椎穿刺は陰性CT後にSAHの診断をするために必要となる．最初のリーク後に少量のくも膜下血液は急速に吸収される(発症後12時間でCTの感度は時間とともに減少する)．

SAH発症後数時間は，赤血球は髄液で多数検出できる．15%までの症例では腰椎穿刺は人工的出血を生じ，硬膜外血管からの赤血球が検体を汚染し，真のSAHを同定することが困難となる．よくある誤解は連続的な採取管で赤血球が進行性に減少することがSAHの可能性を除外するということである．SAHは人工的出血を伴う腰椎穿刺により発生する赤血球と共存することがあるので，SAHの可能性は，もし管の一つでの髄液赤血球数がゼロになった場合は唯一安全に除外できる．もし，血液が腰椎穿刺の最初に見られたら，最初の2〜3mLの液を捨て，髄液が透明になれば，赤血球数がゼロに近づく可能性が増加する．もしそうでない場合は，異なった椎間で腰椎穿刺を反復する必要がある．

人工的出血が赤血球数の解釈を困難にする症例では，真のSAHの存在の確認にキサントクロミアの存在が利用されている．キサントクロミアは黄色調の変色であり，SAH数時間後に発生し，赤血球が生体内でビリルビンとオキシヘモグロビンに分解される．頭痛の疼痛発症数日後の患者では，キサントクロミアは髄液検査のSAHの残存する唯一のサインであり，典型的には2週間持続する．

■ 文献

Swadron SP：Pitfalls in the management of headache in the emergency department. Emerg Med Clin North Am 28：127-147, 2010

> **Memo** 認知反応傾向の種類①

集計バイアス(aggregate bias)：診療ガイドラインを開発するために使用された集計データが，個々の患者(特に自分の)には適用されないと医師が考えたとき，集計誤謬を引き起こす．彼らの患者が非定型か，または何らかの形で例外的であるという考えは，**行為エラー(commission error)につながる**：例えば，ガイドラインでは何も必要でないと述べているのに，X線や他の検査をオーダーすること．

第1章　意識障害

2　意識障害で発症し，不穏，高次脳機能障害を呈した1型糖尿病の患者

症例

　33歳男性．既往歴：20歳，1型糖尿病でインスリン治療．7月末，夕方に自宅で意識をなくして倒れていた．尿，便失禁を認めた．近医に救急搬送されたが，血糖値は70 mg/dL，20％ブドウ糖20 mLを5A静注，血糖値は160 mg/dLと改善したが，意識レベルは不変のため，当院に救急搬送された．
　一般理学所見：血圧143/79 mmHg，心拍数96/分，呼吸24/分，体温38℃，その他の所見は正常．神経学的所見：JCS 30，項部硬直は軽度陽性，脳神経；瞳孔正常，対光反射正常，病的反射はなし．検査：WBC 16,000/μL，CRP 0.1 mg/dL，Na 142 mEq/L，K 4.1 mEq/L，BUN 15 mg/dL，Cre 0.7 mg/dL，CK 998 IU/L．頭部CT：正常．

初期診断

髄膜脳炎（発熱，項部硬直，意識障害を認めたため．原因は不明）

入院後の経過

　入院当日に髄液検査を試みるも，不穏が出現し，検査は翌日に延期になった．ミダゾラム，セフトリアキソン，アシクロビルの投与が開始された．
　第2病日の検査：血清HSV-IgG 0.70（＋），HSV-IgM 1.17（±），髄液検査：初圧23 cmH₂O，終圧12 cmH₂O，細胞数2/3/μL，蛋白19 mg/dL，糖137 mg/dL（血糖326 mg/dL），IgG 2.1 mg/dL，HSV-DNA（－），ADA 1.0 U/L，Tb-PCR（－），HSV-IgG 0.28（±），HSV-IgM 0.34（－），血清抗GAD抗体7.7 U/mL，凝固・線溶系：正常，甲状腺：TPOAb 8.0 U/mL（0.3以下），サイロイドテスト100倍，マイクロゾームテスト400倍，サイログロブリン15 ng/mL，腫瘍マーカー：NSE 5.3 ng/mL，sIL-2R 277 U/mL，脳MRI：正常．
　第3病日ミダゾラムを中止，発熱39℃，自分の名前不能，見当識障害(時，人，場所)，計算不能，左右失認，手指失認あり，失読はなし，運動系：筋力低下はなし，反射：正常，病的反射はなし．脳波：slow wave burst (delta wave 2-4 Hz)，background：fast wave，造影脳MRI：正常，脳血流シンチ：左前頭葉，側頭葉，小脳，右頭頂葉，側頭葉，後頭葉皮質の血流低下．
　第4病日HDS-R21点，見当識障害(時間，場所，人)は改善，計算，数字の逆唱不可，感覚系正常，第5病日メチルプレドニゾロン1g開始，3日間使用し，解熱した．

計算可能だが，反応が遅い．第9病日 HDS-R 26 点，第12病日脳波 7～8 Hz，第17病日経口プレドニゾロン 50 mg 開始，以後漸減し，神経症状は改善した．

追加検査：後日に大学病院での検査：α-enolase の N 末端部位（NH_2-terminal of alpha-enolase：NAE）に対する自己抗体が陽性であることが判明した．

最終診断

橋本脳症（抗甲状腺抗体陽性，辺縁系脳炎症状，抗 NAE 抗体陽性，しかも，ステロイド反応性がみられた）

解説

発熱，項部硬直，意識障害を認め，当初は原因不明の髄膜脳炎と診断したが，髄液検査は正常であった．そこで，自己免疫性脳症が疑われたため，各種の自己抗体を調べたが，抗甲状腺抗体以外は陰性であった．以前に大学に在籍した頃の橋本脳症症例を想起した．その症例はミオクローヌスや認知症などのクロイツフェルト・ヤコブ病（Creutzfeldt-Jakob disease：CJD）類似の症状を呈していたが，担当医が一か八かの気持ちで，ステロイドを投与したところ，驚くべきことに神経症状が改善した．

1966 年 Brain らは，慢性甲状腺炎，8 年間に 12 回の意識障害や精神症状を繰り返した 48 歳男性の症例を報告した[1]．甲状腺ホルモンの補充と関係なく，症状の変動が認められ，甲状腺自己抗体と臨床症状が経過中に相関したことから，何らかの自己免疫的機序による脳症が推定された．1991 年 Shaw らは，橋本病で脳症を示す患者で，①抗甲状腺抗体が高値，②ステロイドが著効する一群が存在することを報告したが，以後は，橋本脳症として，一疾患単位として認知されるようになった[2-7]．誤診されやすく，治療可能な疾患として，意識障害，精神症状，認知症の鑑別診断として重要である[8-11]．

橋本脳症の検査所見[6]

甲状腺機能：正常から軽度異常，TGAb，TPOAb などの抗甲状腺抗体が陽性で増悪時に抗体価の上昇を認める．髄液：細胞増多はなく，蛋白上昇は正常か軽度上昇．脳波：基礎波の徐波化，周期性同期性放電（PSD）．MRI：画像変化に乏しい．脳SPECT：びまん性の血流低下．α-enolase の N 末端部位に対する自己抗体が陽性．

橋本脳症の病型[6]

①急性脳症型：58％，急性の非ヘルペス性辺縁系脳炎の臨床像（幻覚・せん妄，けいれん）を呈する患者も含まれる．②慢性のうつ症状や統合失調症様の症状を主体とした慢性精神病型 17％，③脊髄小脳失調症類似の慢性純粋小脳失調を呈する小脳失調型（歩行時のふらつきや呂律困難）16％，④ CJD に類似した特殊な臨床像（ミオクローヌス，振戦など）．

橋本脳症の精神・神経徴候[6]

①意識障害（66％），②精神症状（せん妄，幻覚）（53％），③認知症（38％）

教訓

❶ 脳症の鑑別診断には必ず橋本脳症を入れること．
❷ 血清抗甲状腺抗体の検査も必ず行うこと．

エラーのタイプ

認知エラー：なし
ピットフォール：有用性経験則（availability heuristic）；過去に経験した類似疾患を安易に想起するというものだが，本症例では，この経験則は役立った．逆に認知エラーになることもある

■ 文献

1) Brain L, et al：Hashimoto's disease and encephalopathy. Lancet 2：512-514, 1966
2) Shaw PJ, et al：Hashimoto's encephalopathy：a steroid-responsive disorder associated with high anti-thyroid antibody titers – report of 5 cases. Neurology 41：228-233, 1991
3) Fujii A, et al：Autoantibodies against the amino terminal of α-enolase are a useful diagnostic marker of Hashimoto's encephalopathy. J Neuroimmunol 162：130-136, 2005
4) Yoneda M, et al：High prevalence of serum autoantibodies against the amino terminal of α-enolase in Hashimoto's encephalopathy. J Neuroimmunol 185：195-200, 2007
5) 栗山勝，他：橋本脳症の臨床病態 —報告例127症例の臨床像を中心に．柳澤信夫，他編：Annual Review 神経，pp. 221-229, 中外医学社，2005
6) 米田誠：橋本脳症．分子精神医学 13：178-184, 2013
7) Castillo P, et al：Steroid-responsive encephalopathy associated with autoimmune thyroiditis. Arch Neurol 63：197-202, 2006
   解説▶ 20例，平均発症年齢56歳（27-84歳），最も高頻度の臨床特徴は振戦（80％），一過性失語（80％），ミオクローヌス（65％），歩行失調（65％），けいれん（60％），睡眠異常（55％）であった．すべての患者は発症時にほかの疾患と誤診されていた．最も多かったのはウイルス性脳炎（5例），クロイツフェルト・ヤコブ病（3例），変性性認知症（4例）であった．
8) Seipelt M, et al. Hashimoto's encephalitis as a differential diagnosis of Creutzfeldt-Jakob disease. J Neurol Neurosurg Psychiatry 66：172-176, 1999
9) Geschwind MD, et al：Rapidly progressive dementia. Ann Neurol 64：97-108, 2008
10) Wilcox RA, et al：Hashimoto's encephalopathy masquerading as acute psychosis. J Clin Neurosci 15：1301-1304, 2008
11) Afshari M, et al：Pearls & Oy-sters：Hashimoto encephalopathy. Neurology 78：e134-137, 2012

Memo　認知反応傾向の種類②

アンカーリング（anchoring）：患者の初発症状における顕著な特徴を診断プロセスにおいて，非常に早期に知覚的に閉じ込め，後の情報の観点からこの最初の印象を調整することができない傾向．この認知反応傾向は，確証バイアス（confirmation bias）によってひどく悪化する可能性がある．

第 1 章　意識障害

3　意識障害，左顔面けいれんを認めた結核性髄膜炎後遺症患者

症例

　52歳男性．3歳で結核性髄膜炎，水頭症，抗結核薬にて聴力喪失，症候性てんかんがあり，抗てんかん薬を服用していた．X年6月某日，午前8時に意識障害にて発見され，入院した．

　一般理学所見では，血圧 96/70 mmHg，心拍不整なし，体温 36.1℃．神経学的所見：JCS 200，項部硬直はなし，脳神経：左共同偏視，左顔面のけいれん，運動系：左上下肢弛緩性麻痺，右上肢硬直，両側バビンスキー（Babinski）徴候陽性．血液検査：WBC 19,900/μL，RBC 529万/μL，Hb 17.0 g/dL，PLT 16.9万/μL，AST 115 U/L，ALT 66 U/L，LDH 756 U/L，T-Bil 0.6 mg/dL，NH$_3$ 141 μg/dL，BS 117 mg/dL，BUN 32.3 mg/dL，Cre 2.2 mg/dL，Na 151 mEq/L，K 3.6 mEq/L，腹部エコー：脂肪肝，心電図：V1-5，STの低下，頭部CT：図1．

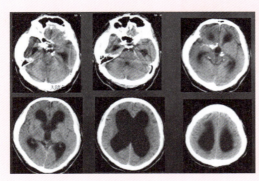

図1　頭部CT
水頭症，右内頸動脈近傍，第3脳室近傍実質の石灰化．

初期診断　①脳底動脈血栓症（左共同偏視＋左片麻痺＋両側バビンスキー徴候→テント下病巣），②結核性髄膜炎後遺症，③症候性てんかん，④肝機能障害，⑤腎機能障害

入院後の経過

　第1病日，抗てんかん薬の投与（ジアゼパム 5 mg，フェニトイン 250 mg），午後4時，頭位変換眼球反射（－），脳底動脈血栓症の疑いにて，アルガトロバンを開始した．

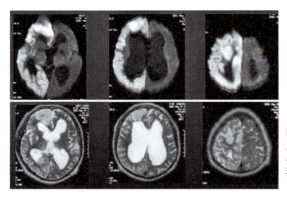

図2 脳MRI（第3病日）
上段はDWI，下段はT2WI；右大脳半球皮質の広範な高信号域，脳溝の狭小化，右前頭葉はほかの部位より，さらに高信号域．

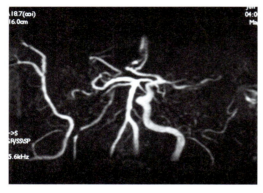

図3 MRA
右内頸動脈の血流低下，右中大脳動脈の血流途絶，右外頸動脈の血流増加．

　第2病日 JCS200，けいれんなし，発熱あり．第3病日口腔内出血，血性痰，右上下肢の自動運動あり，頭部MRI（図2）：右大脳半球皮質の広範な異常陰影を認めた．MRA（図3）：右内頸動脈の血流低下，右中大脳動脈の血流途絶などを認めた．第4病日横紋筋融解症，DIC，黄疸，血圧低下をきたし，死亡した．

　第4病日の検査所見は以下のとおり．CK 51,876 IU/L，LDH 7,777 IU/L，AST 3,905 U/L，ALT 6,204 U/L，T-Bil 11.8 mg/dL，D-Bil 6.8 mg/dL，ALP 222 U/L，γ-GTP 43 U/L，NH₃ 224 μg/mL，TC 68 mg/dL，BUN 89.2 mg/dL，Cre 5.8 mg/dL，CRP 1.7 mg/L，WBC 16,600/μL，RBC 510万/μL，Hb 16.2 g/dL，Plt 4.3万/μL，Fib 197 mg/dL，血中濃度：バルプロ酸ナトリウム 9.1 μg/mL，フェニトイン 4.7 μg/mL

　死亡時臨床診断は，右大脳半球皮質を広範に障害する原因不明の疾患，DIC，横紋筋融解症，多臓器不全がみられた．

　剖検では，①虚血性脳病変（脳1,610 g），水頭症（結核性髄膜炎後遺症），②高度のうっ血肝，脂肪肝（1,610 g），③心肥大（480 g），④肺うっ血，水腫（左535 g，右680 g），⑤肥満症がみられた．

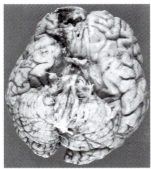
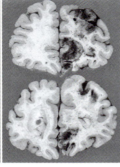

図4 肉眼的所見
右前頭葉前方部の上・中前頭回と直回・眼窩回皮質と直下白質に新鮮な出血性梗塞.

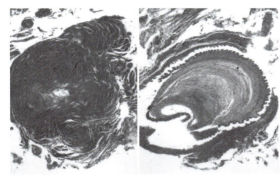

図5 組織学的所見
左：脳底部くも膜下腔の線維性結核結節，右：内頸動脈の内膜の肥厚，内腔の狭窄（HE染色）.

神経病理所見
肉眼的所見
①脳底部の第三脳室底や左大脳脚周囲のくも膜下腔の石灰化，堅い米粒大の結節形成を数個認める．
②脳底部の血管，特に右内頸動脈，左後大脳動脈の内腔狭窄．
③全体に脳は浮腫状で脳表面の静脈のうっ血が強い．
④割面では左右の側脳室の拡大が強い．
⑤前頭葉前方部の右上・中前頭回と直回・眼窩回の皮質と直下の白質には新鮮な出血性梗塞を認める（図4）．
⑥右被殻にはラクナ状態を認める．
⑦小脳に著変はない．
⑧脳幹部では，左大脳脚が結節により圧迫されている．

組織学的所見
①脳底部のくも膜下腔：石灰化を呈する陳旧性の線維性の結核結節病巣を認める（図5）．

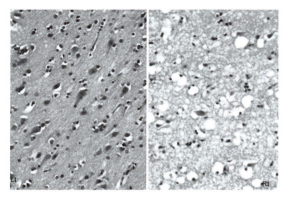

図6 組織学的所見
左：左大脳半球皮質(健側)，右：右大脳半球皮質(病側)．右では神経細胞の萎縮，神経細胞周囲間隙の拡大がみられた(HE染色)．

②右内頸動脈，左後大脳動脈の内膜の肥厚，内腔の強度の狭窄(これは通常の動脈硬化性変化と区別できない)(図5)．
③虚血性神経細胞障害：右大脳半球皮質神経細胞；細胞全体が好酸性，核が濃染し萎縮を認め，細胞周囲が拡張し，著明な虚血性障害をほぼ全体にわたって認める(図6)．基底核・視床の神経細胞にもみられるが程度は軽い．それに比して左側はよく保たれている．右側大脳半球の白質は皮質に比してよく保たれているが，髄鞘染色の染色性がやや低下し，oligodendrogliaの核が濃染している(通常の脳梗塞の所見とは異なる)．海馬の錐体細胞は右のみでなく左においても虚血性変化を認める．小脳のプルキンエ細胞も虚血性変化を示す．
④脳幹部は左大脳脚が結節により圧迫されているが，それ以外には左右差もなく著変はない．
⑤脳室壁には軽度の上衣グリオーシスを認める．

最終診断

病側大脳皮質に広範な神経細胞の虚血性変化を認めたが，虚血性変化の原因は不明であった．その後，神経放射線学の専門誌である『American Journal of Neuroradiology』に本例と同様のMRIと剖検脳所見を呈する症例報告を発見した．**てんかん重積(結核性髄膜炎後遺症による症候性てんかん)の超重症例**であった．

解説

左共同偏視，左片麻痺があり，テント下脳梗塞を疑い，しかも，頭位変換眼球反射が欠如，両側バビンスキー(Babinski)徴候がみられたことから，脳底動脈血栓症と診断してしまった．通常の脳梗塞の場合は血圧が上昇することが多いが，本例では低血圧がみられたことに留意すべきであった．顔面にけいれんがあったので，フェニトイン250mgを初回投与したが，てんかん重積による意識障害，左片麻痺と診断してい

たら，フェニトイン 15〜18 mg/kg を投与すべきであった．それでも，改善がみられない場合は，ミダゾラム 5〜10 mg を静注し，その後，2 mg/時で維持し，けいれんが再発する場合は増量するべきであった．

　この症例では，脳波検査をしていなかったが，意識障害時に検査すると，非けいれん性てんかん重積を示す脳波異常がみられたものと推測された．また，第 4 病日の血液検査データはてんかん重積が遷延したための結果であり，横紋筋融解から急性腎不全，多臓器不全，血管内皮障害がみられたと解釈され，非常にまれな重篤な障害であった[1]．

　脳 MRI 拡散強調像の所見の解釈がわからなかったので，ある大学の神経放射線医にコメントを求めたところ，「わからない」との返事であった．この画像所見が世界第 1 例の所見であるとは考えられなかったので，その後 PubMed で検索すると，全く同様の MRI 所見と病理像を呈する症例が報告されていた[3]．2004 年頃から，てんかん重積の脳 MRI 所見が多数報告されるようになり，その後はこの知見は常識化した．

　顔面のけいれんのみでも，意識障害があれば，てんかん重積と考えて，抗てんかん薬の急速飽和治療を行う．最近の『てんかん治療ガイドライン 2010』追補版（2012）のてんかん重積状態に使う薬剤として，フェニトインのプロドラッグであるホスフェニトインは生理的食塩液，5%ブドウ糖液などの輸液に希釈して投与でき，フェニトインと比較して，速い速度で静注が可能であり，組織障害も少なく，フェニトインに代わって使用することが望ましいと記載されている．ホスフェニトインは 22.5 mg/kg を 3 mg/分または 150 mg/分のいずれか低い方を超えない速度で静注，追加投与は不可．抗てんかん薬の少量投与ではてんかん重積の治療としては不十分であり，大脳皮質障害を非可逆的に発生させてしまうので注意しなければならない．

教訓

❶ 共同偏視の方向側と片麻痺側が同側の場合はてんかん重積を考える．
❷ てんかん重積は十分な抗けいれん薬でできるだけすみやかに抑制する[4-8]．
❸ てんかん重積では，脳 MRI 拡散強調像，FLAIR 像で大脳皮質が高信号域を呈する[1-3]．

> **エラーのタイプ**
>
> **認知エラー**：①カテゴリー；不完全な知識，タイプ；不十分な，欠陥のある知識基盤，定義；関連疾患の知識不足　②カテゴリー；不完全な情報処理，タイプ；症状，徴候の誤認，定義；一つの症状が他と間違えられる　③カテゴリー；不完全な検証，タイプ；早期閉鎖，定義；一度，最初の診断がつくと，他の可能性を考えることができない
> **システムエラー**：カテゴリー；組織的，タイプ；非効率的な過程，定義；標準化された過程が不要な遅延をもたらす（迅速経路の欠如）

■ 文献

1) 平山幹生，他：てんかん重積をきたし，MRI拡散強調画像にて右大脳半球皮質に広範な高信号域を認めた結核性髄膜炎後遺症の1剖検例．臨床神経 45：784, 2005
2) Lansberg MG, et al：MRI abnormalities associated with partial status epilepticus. Neurology 52：1021-1027, 1999
3) Men S, et al：Selective neuronal necrosis associated with status epilepticus：MR findings. Am J Neuroradiol 21：1837-1840, 2000
4) Jagoda A, et al：Refractory status epilepticus in adults. Ann Emerg Med 22：1337-1348, 1993
5) Lowenstein DH, et al：Status epilepticus at an urban public hospital in the 1980s. Neurology 43：483-488, 1993
6) Lowenstein DH, et al：It's time to revise the definition of status epilepticus. Epilepsia 40：120-122, 1999
7) Hocker S, et al：Refractory and super-refractory status epilepticus - an update. Curr Neurol Neurosci Rep 14：452, 2014
8) Betjemann JP, et al：Status epilepticus in adults. Lancet Neurol 14：615-624, 2015

> **Memo　認知反応傾向の種類③**
>
> **確認バイアス（ascertainment bias）**：医師の思考が事前の予想により形成される時に起こる；ステレオタイプ化と性バイアスは両方の良い例である．
> **利用可能性（availability）**：もし，それらがすぐに思い浮かぶならば，よりありそうであるか，しばしば起こることと判断する傾向．このように，ある疾患の最近の経験は，それが診断される見込みを増大させる．逆に，ある疾患を長期間みなかった場合には，それは過小診断される可能性がある．
> **基準確率の無視（base-rate neglect）**：基準確率を増減し，ベイズ推論を歪めて，疾患の真の有病率を無視する傾向．しかし，場合によっては，臨床医は（意識的であろうがなかろうが）まれではあるが，重要な診断を見逃すことを避けるために，「最悪のシナリオを除外する」戦略において，疾患の可能性を意図的に増大させる．

第 1 章　意識障害

4 辺縁系脳炎症状を呈し，完全房室ブロックをきたした患者

症例

　18歳女性．X年3月初旬に頭痛，感冒症状，不眠，8日意味不明の異常言動，10日感情失禁，破壊行為，拒食のため，近医の精神科病院に入院した．その後に傾眠，不穏状態，高熱，嚥下障害，および意識障害の悪化がみられたため，19日大学病院脳神経外科に入院した．

　意識は半昏睡，脳神経，運動系，感覚系などに局在性所見はなく，深部腱反射の異常，病的反射もみられなかった．両手にミオクローヌス様不随意運動，強直性，間代性けいれんをきたした．血液ガスは pO_2 50 mmHg，pCO_2 50 mmHg，気管挿管を施行した．頭部CT：正常，脳波：前頭優位の3〜6 Hzの徐波，聴性脳幹反応：正常．髄液検査：初圧22 cmH$_2$O，細胞数 0/3/mm^3，蛋白23 mg/dLであった．一般検査所見：WBC 10,600/μL，CRP ＋2，CK 6,215 U/L，LDH 1,272 U/L，AST 118 U/L，ALT 70 U/L（8日後には正常化した）

入院後の経過

　脳神経外科で脳炎として初期の治療が行われた．抗ウイルス薬としてビダラビン（ara-A），デキサメタゾン，グリセロール，フェニトインが使用された．3月23日神経内科に転科した．心電図で完全房室ブロック（夜間の心拍数30〜40/分）がみられ，イソプロテレノール，アトロピンを投与したが，改善が認められず，一時的に心臓ペースメーカーを挿入した．4月初旬頃より意識障害が改善，4月中旬には気管挿管チューブを抜管した．血清ウイルス抗体価の変動：単純ヘルペス，帯状ヘルペス，サイトメガロ，EB，インフルエンザ，パラインフルエンザの各ウイルス中和抗体価の有意の変動はみられなかった．

初期診断　急性非ヘルペス性辺縁系脳炎（原因不明）

その後の経過

　この症例は，1997年に若年女性に多発する予後良好な非ヘルペス性ウイルス性脳炎が提唱されるかなり以前の症例であった[1,2]．その臨床像は以下のとおりまとめられる．①若い女性に多発．②初期に異常言動，回復期に情動の変化がめだつ．③経過中

に意識障害が強く全身けいれんを伴い，気管切開を要するときもあり．④末梢血白血球増多，CRP 増加．⑤髄液の単核球優位の細胞増多（本例ではなし）．⑥脳波は徐波主体．⑦画像所見は脳浮腫あり，明確な巣所見はなし．⑧無菌性，非 HSV（単純ヘルペスウイルス）性．⑨アシクロビル，ara-A，ステロイドなどの併用に反応しやすい．⑩転帰は比較的良好である．

その後，亀井らは 89 例の解析から，このような症例群は従来知られている脳炎と異なる特徴を有する疾患であることを明らかにし，若年女性に好発する急性非ヘルペス性脳炎（acute juvenile female non-herpetic encephalitis：AJFNHE）として提唱した[3]．

本症例は完全房室ブロックを合併していた．当時，MEDLINE 検索が無料でできるようになったので，keyword として，encephalitis，myocarditis を入力して検索すると，コクサッキーウイルス感染症がヒットした．約 9 年前のペア血清が冷凍庫に保存してあったので，enterovirus 抗体価の外注検査を行った．コクサッキーウイルス B4 中和抗体価 X16（3 月 20 日），X64（6 月 3 日）と有意な増加を示した．ほかのウイルス抗体価（エコー 4，6，9，30，コクサッキーウイルス A4（補体結合抗体），A7，A9，A16，エンテロ 71）の有意な変動はなかった．

最終診断　コクサッキーウイルス B4 感染症による脳炎と完全房室ブロックを呈した心筋炎

解説

原因不明の貴重症例と思われる場合は血清や髄液を冷凍保存しておくべきである．一般病院においては検体の保存期間の制限があり，廃棄処分にならないようなシステムをつくっておいたほうがよい．

コクサッキーウイルス B4

本ウイルスは中枢神経系感染症として，新生児，小児に流行性に発生する．脳炎を引き起こす頻度の高いものは B5，時には B1，2，4，まれには B3 がある．

なお，コクサッキーウイルスを病原体に含む無菌性髄膜炎については，国立感染症研究所のサイトに詳しい（http://www.nih.go.jp/niid/ja/kansennohanashi/520-viral-megingitis.html）．

完全房室ブロック

本ウイルスの成人での心筋炎発症は頻度が低く，房室ブロックを併発するほどの症例はまれである．

> **教訓**
>
> 診断が確定していない症例の血清,髄液は保存せよ.将来に確定診断がつくことがある.

> **エラーのタイプ**
>
> 認知エラー:①カテゴリー:不完全な知識,タイプ:不十分な,欠陥のある知識基盤,定義:関連疾患の知識不足 ②カテゴリー:不完全な情報収集,タイプ:スクリーニング検査の不履行,定義:望ましいスクリーニング法をしない

■ 文献

1) 平山幹生,他:精神症状と意識障害で発症し,予後良好なコクサッキーウイルス B4 による脳炎の若年女性例.臨床神経 38:60-62, 1998
2) 西村敏樹,他:無菌性非ヘルペスウイルス性急性脳炎の病態—若年女性に起こり,強い意識障害と遷延性経過を示すが転帰比較的良好な 1 群について—. Neuroinfection 2:74-76, 1997
3) 亀井聡:若年女性に好発する急性非ヘルペス性脳炎(Acute juvenile female non-herpetic Encephalitis:AJFNHE).神経研究の進歩 48:827-836, 2004
4) 亀井聡:<シンポジウム 3-1>抗 NMDA 受容体抗体陽性脳症.若年女性に好発する急性非ヘルペス性脳炎(AJFNHE)との関係・異同.臨床神経 48:916-919, 2008
   解説▶ 抗 NMDA 受容体脳症と AJFNHE はほぼ同一であると考えられる.呼吸障害が高頻度で人工呼吸器管理が必要.急性期は重篤であるが,長期予後は良好.腫瘍合併が約 4 割で,卵巣奇形腫が最も多かった.
5) Cree BC et al:A fatal case of coxsackievirus B4 meningoencephalitis. Arch Neurol 60:107-112, 2003
6) 石井亘,他:片側性の SPECT 異常集積と,脳波上 PLEDs を呈したコクサッキーウイルス B4 と考えられる再発性脳炎の 1 例.信州医誌 51:149-152, 2003
   解説▶ コクサッキーウイルスによる脳炎はウイルス性脳炎としては非常にまれである.そのなかで脳炎を引き起こす頻度の高いものとしては B5 が報告されている.コクサッキーウイルス B4 による局所の重篤な炎症性変化に基づき PLEDs および局所脳血流の増加が起こったと考えられた.コクサッキーウイルスによる脳炎に特異的な病態,治療方法についての報告は過去になく,治療としては,ほかのウイルス性脳炎同様,入院・安静のうえ,けいれんに対し抗てんかん薬,脳圧亢進に対し抗脳浮腫薬などの対症療法が中心である.

> **Memo 認知反応傾向の種類④**
>
> **作為バイアス(commission bias)**:患者に対する危害が積極的な介入のみによって予防できることで,善行の義務から生じる.それは,行動をしないよりもむしろ行動に向かう傾向である.それは,自信過剰な医師で起こりやすい.作為バイアスは,不作為バイアス(omission bias)より一般的ではない.

第 1 章　意識障害

5　意識消失発作，認知症，軽度の歩行障害を呈した患者

症例

　70歳男性．X年1月某日17時50分テレビをみていたところ，急に眠っていくような感じで横たわってしまった．閉眼していて，1分後，呼びかけても返事がなく，18時35分救急車で来院した．

　既往歴：高血圧症．現症：血圧170/120 mmHg，心拍数108/分，整，傾眠傾向，脳神経：正常，麻痺はなし．検査：頭部CT：両側脳室の拡大，WBC 10,700/μL，CRP 8.5 mg/dL．2日後，神経内科初診：血圧160/80 mmHg，意識清明，項部硬直なし，脳神経：正常．脳MRI：水頭症の所見，髄液検査：細胞数2/3/μL，蛋白34 mg/dL，糖61 mg/dL，HDS-R12点，MMSE 16点，片足立ちは数秒可能，継ぎ足歩行障害：軽度〜中等度，脳波：遅いデルタ波，側頭部にspike．RISA cisternography：両側くも膜下腔のブロック，2時間後の側脳室は描出され，ブロックが継続している．

初期診断

特発性正常圧水頭症（両側脳室の拡大，認知症，歩行障害，RISA cisternographyにてisotopeの排出障害を認め，また，くも膜下出血，髄膜炎などの二次性正常圧水頭症をきたす疾患の既往がなかったため）

入院後の経過

　軽度の歩行障害，中等度の認知症があり，RISA cisternographyにて，髄液の移行障害を著明に認めたため，VPシャントの適応について脳神経外科にコンサルトしたところ，「認知症の進行はなく，自転車にも乗っていること，尿失禁がみられないことから，症状としての水頭症はないと思われるので，経過観察してください」とのコメントであった．特発性正常圧水頭症（iNPH）の3大徴候（認知症，歩行障害，排尿障害）のうち，尿失禁などの排尿障害がないこと，シルビウス裂の拡大があり，正常圧水頭症ではないといわれた．

　初診時の画像は廃棄されてしまったので，その後の経過を述べる．降圧薬と抗てんかん薬で経過観察した．認知症の悪化が軽度みられたが，歩行障害の進行はなかった．X＋4年7月開脚，不安定歩行あり，X＋5年8月よちよち歩き，11月髄液タップテストを施行したが，歩行の改善はなかった．頭部MRI：側頭葉の萎縮，円蓋部の脳溝の狭小化あり（図1，2）．特発性正常圧水頭症と診断したが，診断時期と治療のタイ

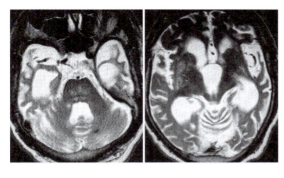

図1 脳 MRI-T2WI
側頭葉の著明な萎縮と側脳室，第三，四脳室の拡大．

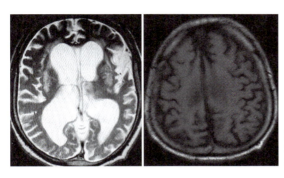

図2 脳 MRI
左；T2WI：側脳室の著明な拡大，
右；T1WI；円蓋部脳溝の狭小化．

ミングを逸してしまった．

最終診断 特発性正常圧水頭症（神経症状と脳 MRI 所見から診断したが，非可逆性の状態になっていた）

解説

初期診断時には，『特発性正常圧水頭症診療ガイドライン 2004』は公開されていなかった．この症例は特発性正常圧水頭症だと思っていたが，脳神経外科医に対する説得が不十分であったと反省している．

iNPH の画像所見の特徴を，**表1** に示す．

表1　特発性正常圧水頭症（iNPH）の画像所見の特徴

1. 著明な脳室の拡大（Evans index＞0.3：両側側脳室前角間隔最大幅/その部位における頭蓋内腔幅）
2. シルビウス裂と脳底部のくも膜下腔の拡大
3. 高位円蓋部のくも膜下腔（脳溝）の狭小化
4. 半球間裂のくも膜下腔の狭小化
5. 局所的な脳溝の拡大

(iNPHの画像所見は単に脳室拡大ばかりでなく，くも膜下腔全体の変化としてとらえ，くも膜下腔のアンバランスとしての特徴を備えている．この所見はDESH：Disproportionately Enlarged Subarachnoid-space Hydrocephalusとよばれる)

教訓

脳神経外科と定期的にカンファレンスを開催し，意見交換を行うこと．対立する場合はさらに文献を調べて最新の情報を得ておくこと．

エラーのタイプ

認知エラー：①カテゴリー；不完全な知識，タイプ；不十分な欠陥のある知識基盤，定義；関連疾患の知識不足　②カテゴリー；不完全な検証，タイプ；状況を定期的に総括していない，定義；最初の診断後に状況が変化したかどうかを決定する新しいデータを収集していない

文献

1) iNPH診療ガイドライン2011（http://www.nanbyou.or.jp/entry/281 から引用）

   解説▶ 日本ではSINPHONIの成績を受けて2011年7月にiNPHの診療ガイドラインの改訂版が発刊された．その概略を提示する．
   3徴候のいずれか1つあるいは複数を認め，頭部CTやMRIで脳室の拡大（Evans index 0.3以上）やiNPHとしての特徴的な画像所見が確認されれば，NPHを疑うことになるが，NPHでは腰椎穿刺で測定した脳脊髄圧は200 mmH$_2$O以下と正常範囲である．また，iNPHでは，髄液の細胞数や蛋白などの所見に異常を認めることはない．脳室拡大に関しては，老人性認知症でも脳萎縮に伴って脳室が拡大してくるので，NPHとの鑑別が問題になってくる．そこで，腰椎穿刺により約20〜40 mLの髄液を排除して，歩行障害などの症状が改善するかどうかを試す検査（髄液排除試験あるいは髄液タップテスト）を行う．髄液排除により症状が改善した患者（髄液排除試験陽性）では，シャント手術の治療効果を期待することができる．ただし，髄液排除試験が陰性であっても，そのなかにはシャント手術によって症状が改善する患者が潜在的に存在しており，いわゆる偽陰性例が問題となってくる．このような偽陰性例を少なくしようと，腰部くも膜下腔にドレナージチューブを挿入・留置して髄液排除を48〜72時間持続的に行い，症状の変化を観察する髄液ドレナージ試験を行う場合もある．

2) 森悦朗：V．トピックス　2．特発性正常圧水頭症．日内会誌 100：2187-2194, 2011

第1章 意識障害

6 内頸動脈閉塞による広範囲の右脳半球梗塞の翌日に死亡した患者

症例

40歳男性．既往歴は特記すべきことなし，喫煙40本/日．X年5月14日午前7時頃，自宅居間にて意識障害をきたしている患者を家族が発見した．様子をみていたが，意識が戻らないため，救急外来に搬送された．来院時に尿，便失禁を認め不穏状態であった．

一般理学所見：血圧113/66 mmHg，脈拍69/分，整，体温37.4℃，SpO$_2$ 100%（Room air），神経学的所見：JCS 30RI，瞳孔左右同大，右共同偏視，左片麻痺高度，左バビンスキー徴候陽性．検査：WBC 9,500/μL，RBC 462万/μL，Hb13.7 g/dL，Ht 41.1%，PLT 28.2万/μL，肝腎機能正常，CK 457 IU/L，Glu 105 mg/dL，CRP 0.57 mg/dL，PT-INR 1.08，APTT 28.7秒，Fib 291 mg/dL，FDP 2.3 μg/mL，D-dimer 0.6 μg/mL，ECG：心房細動はなし．頭部CT：右前大脳動脈，中大脳動脈領域に広範囲の低吸収域を認め，浮腫もみられた（図1）．脳MRI-DWI：右大脳半球広範囲に高信号域と浮腫がみられた（図2）．MRAでは右内頸動脈，中大脳動脈，前大脳動脈の血流の途絶がみられた（図2）．

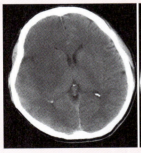 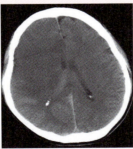

図1　入院当日の頭部CT
右前大脳動脈，中大脳動脈領域に広範囲の低吸収域と大脳皮質脳溝の消失を認め，右帯状回ヘルニアがわずかにみられた．

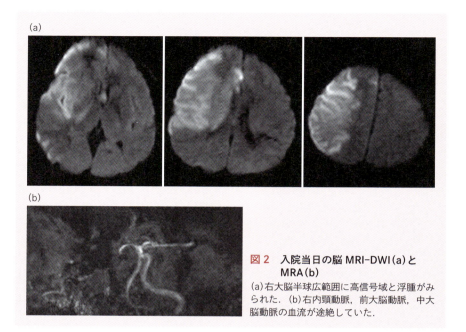

図2 入院当日の脳 MRI-DWI(a)と MRA(b)
(a)右大脳半球広範囲に高信号域と浮腫がみられた．(b)右内頸動脈，前大脳動脈，中大脳動脈の血流が途絶していた．

初期診断 右内頸動脈，前大脳動脈，中大脳動脈の閉塞による**広範囲脳梗塞**

入院後の経過

入院時よりグリセロール，エダラボン，フェニトインを開始した．入院翌日の頭部 CT にて右脳半球の浮腫の悪化を認めたため(図3)，脳神経外科にコンサルトした．

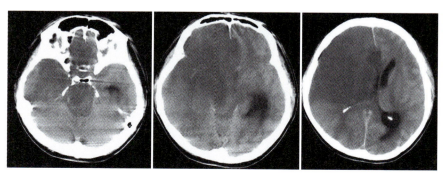

図3 入院翌日の頭部 CT
鉤ヘルニア，帯状回ヘルニア，左側へ大脳の正中偏位がみられた．

脳浮腫が強く，手術不能であり家族も治療を希望しなかったこともあり，DNR（do not resuscitate）となった．グリセロール 200 mL×6 本/日に変更したが，昼すぎに死亡した．

最終診断 著明な脳ヘルニアを伴った巨大脳梗塞（右内頸動脈，前大脳動脈，中大脳動脈閉塞）

解説

この患者の脳梗塞の唯一の危険因子は喫煙で 40 本/日であった．脳梗塞予防のための患者，家族への啓蒙教育にこの症例を紹介していた．また，EU でのタバコ警告表示についても説明していた．

発症時から頭部 CT で右大脳半球の広範な脳梗塞がみられたので，救命目的で開頭外減圧療法を施行すべきであった．発症当日に脳神経外科にコンサルトすべき症例であった．

教訓

脳ヘルニアが必発の巨大脳梗塞患者は迅速に脳神経外科医にコンサルトすべし．

エラーのタイプ

認知エラー：①カテゴリー；不完全な知識，タイプ；不十分な，欠陥のある知識基盤，定義；関連疾患の知識不足　②カテゴリー；不完全な検証，タイプ；コンサルトしていない，定義；適切な専門医にコンタクトしていない

■ 文献

1) 日本脳卒中学会脳卒中ガイドライン委員会編集：脳卒中治療ガイドライン 2015：1-5 開頭外減圧療法．p66, 協和企画，2015
2) 藤本康倫，他：大脳半球梗塞に対する開頭外減圧術の治療成績と予後．脳卒中の外科 37：167-172, 2009
   解説▶内頸動脈や中大脳動脈の閉塞による強い浮腫を伴った広範な半球梗塞は malignant cerebral hemispheric stroke や malignant middle cerebral artery（MCA）infarction とよばれ，保存的療法では死亡率が約 80％と高率であるとされている．
3) Wijdicks EF, et al：Recommendations for the management of cerebral and cerebellar infarction with swelling：a statement for healthcare professionals from the American Heart Association/American Stroke Association. Stroke 45：1222-1238, 2014

第 1 章　意識障害

7. 嘔吐，四肢麻痺があり，意識障害が高度であるとされた患者

症例

73歳女性．嘔吐，四肢麻痺のため，内科に入院した．意識障害が高度のため，内科からコンサルトを受けた．

初期診断

意識障害を認める**脳梗塞**（内科の診断）

その後の経過

神経学的所見：脳神経；眼球運動は水平方向には全くみられず，垂直方向は正常．両側顔面神経麻痺を中等度に認めたが，開閉眼の指示に正確に反応し，意識障害はないと判定した．構音，嚥下不能．運動系：四肢麻痺．病的反射はなし．検査：脳波；びまん性の遅い α 波．第5病日頭部 CT にて橋底部〜被蓋（図1），中脳下部の両側に低吸収域を認めた．

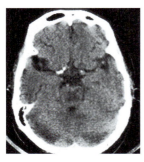

図1　頭部 CT
両側橋底部〜被蓋に低吸収域，脳底動脈の高吸収域を認めた．

最終診断

Locked-in（閉じ込め）症候群（両側橋梗塞による．脳底動脈血栓症疑い）

解説

Plum と Posner は『The Diagnosis of Stupor and Coma』の著書のなかで外見は無

動，無言であるが，意識や精神機能は正常で開閉眼と随意的な眼球の上下運動のみが保たれ，しかもそれを介して意思の疎通が可能な患者を記載し，Locked-in 症候群と呼称した．本例では頭部 CT にて典型的な病巣が認められた[1,2]．

本例は筆者が神経内科医になり立ての頃，代務先の市民病院で初めて経験した症例であった．内科医から意識がないといわれていた患者が実は意識があったことが，眼球運動検査で明らかになったので，非常に印象に残った．脳幹症候群は数が多くて記憶するのは大変であるが，病巣部位の臨床診断をしてから，CT 画像(現在では MRI)にて障害部位が確定できることが，神経内科診療の醍醐味である．Locked-in 症候群は，脳底動脈血栓症でみられることが多い．

一見，重度の意識障害があると思われる症例でも，Locked-in 症候群の可能性も考えて，眼球運動検査を行うべきである．また，水平方向に眼球運動が障害されていて，意識障害がある場合には，頭位変換眼球反射(oculocephalic reflex：OCR，人形の頭・眼現象)がみられるかを確認する．両側に異常がある場合は脳幹障害の有力な所見となる．

教訓

意識障害患者でも，眼球運動検査を行うべきである．

エラーのタイプ

認知エラー：①カテゴリー；不完全な知識，タイプ；不十分な，欠陥のある知識基盤，定義；関連疾患の知識不足　②カテゴリー；不完全な知識，タイプ；不十分な，欠陥のある技能，定義；関連疾患の診断的技能の不足　③カテゴリー；不完全な情報処理，タイプ；間違った検出または感知，定義；症状，徴候，所見は注目すべきであるが，臨床医はそれを見逃す　④カテゴリー；不完全な情報処理，タイプ；症状，徴候の誤認，定義；一つの症状が他と間違えられる

■ 文献

1) 平山幹生，祖父江逸郎：Locked-in 症候群の 1 例．内科 60：1333, 1987
2) Posner F, Plum JB：The Diagnosis of Stupor and Coma. FA Davis, 1969
3) 作田学：【連載】神経学を作った 100 冊　プラム『意識混濁と昏睡の診断』(1966). Brain Nerve 67：344-345, 2015
4) Saper CB et al：Plum and Posner's diagnosis of stupor and coma. 4th ed, Oxford University Press, 2007

解説▶ 閉じ込め症候群は，患者は遠心路を遮断され，四肢と下位脳神経すべての麻痺をきたしている状態を表している．この状態は少なくとも 19 世紀までさかのぼって認識されていたが，特徴的な名称はこのモノグラフの 1996 年の初版で用いられ，昏睡の診断と，このような患者が必要とする特別なケアのために，この状態の意義を反映している．意識消失ではないが，閉じ込め症候群患者は大部分の刺激

に対して反応できない．昏睡患者と閉じ込め症候群患者とを鑑別するために，高いレベルの臨床的な疑いが，検者の側に要求される．最もよくある原因は，運動機能の下行性皮質性制御を遮断する mid-pons の底部と被蓋病変である．こうような患者は通常は垂直性眼球運動と開眼を保持していて，反応性を検証するのに利用される．瞬きを暗号として利用することにより，検者に対して反応するように教育される．ギラン・バレー症候群のような亜急性運動性ニューロパチー患者でも，まれに完全に遠心路遮断となるが，亜急性麻痺の病歴が存在する．両者とも，脳波検査は反応性の後頭部 α リズムを示す．医療，看護スタッフによる適切な治療を受けるために，閉じ込め症候群患者を同定することは重要である．mid-pons の大きな病変を有する患者は大部分の時間は覚醒していることが多く，生理学的記録では睡眠がかなり減少している．もしも病院スタッフが，患者が無反応であるとして扱うと，閉じ込め症候群患者は大きな苦痛を感じる．

5）若林孝一：Locked-in 症候群．Brain Medical 22：5-7, 2010

> **Memo** 認知反応傾向の種類⑤
>
> **確証バイアス（confirmation bias）**：診断を論破する反証的証拠（しばしばより説得力があり，決定的であるにもかかわらず）を探すよりはむしろ，診断を支持する証拠を探す傾向．
>
> **診断勢い（diagnosis momentum）**：一度診断ラベルが患者に付けられると，ますます粘着性になる傾向がある．仲介者（患者，救急救命士，看護師，医師）から，一つの可能性として始まったものが，それが明確になり，他の全ての可能性が除外されるまで，増加する勢いを集める．
>
> **フィードバック制裁（feedback sanction）**：無知の落とし穴と時間遅延の落とし穴 CDR（認知反応傾向）の型．エラーが発見される前にかなりの時間が経過するため，診断エラーをすることは，すぐに影響をもたらさないかもしれない，仮にあるとしても，または，貧弱なシステム・フィードバック・プロセスは意思決定者に戻ってくる決定に関する重要な情報を妨げる．患者の期待を裏切った特定の CDR は，これらの時間的な，システムの制裁のため，持続する．

第 1 章　意識障害

8　意識障害の変動がみられた重症筋無力症の患者

症例

　80歳女性．既往歴：X-2年眼瞼下垂，X-1年2月首下がりと嚥下障害が出現し，重症筋無力症（MG，抗ACh受容体抗体陽性）として加療中（胸腺腫合併あり，高齢のため手術は施行せず），プレドニゾロン15 mg/日，ピリドスチグミン180 mg/日を投与されていた．X年6月ネフローゼ症候群があり，内科にて加療中，当時は免疫抑制薬を使用していた．8月下旬から呂律が回りにくく，9月1日に脳MRIで小脳梗塞の疑い，軽度の頭痛があり，CRP 1.8 mg/dL，構音障害の悪化のため入院した．

　現症：血圧153/60 mmHg，心拍数56/分，体温37.1℃，意識清明，脳神経；軽度の構音障害．運動系；麻痺はなし．指鼻試験は正常．感覚系は正常．検査：頭部CT：小脳に多発性低吸収域あり．胸腹部CT：前縦隔腫瘍（胸腺腫），甲状腺両葉石灰化，胆摘後，膵囊胞，S状結腸憩室．血液検査：CRP 8.11 mg/dL CA19-9 76.3 U/mL，CEA 5.6 ng/mL，FT3 1.1 Pg/mL，D-dimer 3.1 μg/mL，Alb 1.2 g/dL，Na 126 mEq/L，尿蛋白19 mg/dL，尿WBC 10-19/VF，脳MRI-DWI：両側小脳に高信号域の多発性小病変（図1），頸動脈エコー：右総頸動脈球部に2.2〜2.9 mm IIb plaque，左球部に1.7 mm IIa plaque．左椎骨動脈の軽度の流速低下．心エコー：ASR，MR，TR軽度，EF75%．

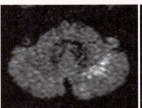
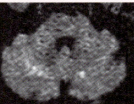
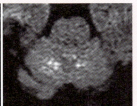

図1　入院時の脳MRI-DWI

初期診断　多発性小脳梗塞：トルソー症候群（D-dimerの軽度の増加のため），**心原性脳塞栓症**，のいずれか．

入院後の経過

　第1病日夜間帯に不穏あり，第2病日に見当識障害出現，開眼しているが，発語なし．指示動作は不能，項部硬直はなし．頭部CT：両側小脳に多発性低吸収域．第3

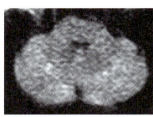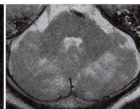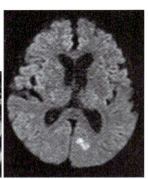

図2　脳 MRI（第8病日）　左：DWI，中央：T2WI，右：DWI

病日発語なし，麻痺はなし．食事不能．トルソー症候群の疑いあり，ヘパリンを点滴に追加した．血圧 178/89 mmHg，体温 38.1℃．

第6病日開眼しているが，発語なし．視覚反応もなし．瞳孔正常，OCR はやや制限．四肢：軽度浮腫，DTR 低下，病的反射なし．ネオスチグミン 0.5 mg 筋注×2/日，ネフローゼ症候群＋尿路感染症：尿培養；E.coli 10⁷，第7病日 JCS 100，第8病日脳 MRI：両側小脳の大小不整形の高信号域の拡大と左後頭葉の新たな病変が発現した（図2）．項部硬直がごく軽度のため，髄膜脳炎の除外が必要であった．プレドニゾロン 10 mg/日と抗菌薬の点滴投与にて CRP は改善した．

第10病日に意識レベル JCS 1桁に改善し，発語もあり，項部硬直はなく，発熱も改善し，CRP 0.60 mg/dL であったため，髄液検査を中止した．ステロイドが有効かと思われたため，副腎不全や橋本脳症などが考えられた．第12病日開眼し，食事が再開されたが，発語なし．瞳孔正常，OCR やや制限．DTR 低下，病的反射なし．プレドニゾロン 10 mg など経口薬を再開した．第20病日意識レベル：傾眠，よびかけに反応あり．意識レベルの変動がみられた．

脳 MRI（第22病日）：小脳病変は縮小，一部は消失していた（図3）．第31病日ネフローゼ症候群の治療として，内科よりシクロスポリン 100 mg/日が追加投与された．第36病日 WBC 12,800/μL（リンパ球4％，TLC 512），CRP 1.87 mg/dL，Alb 1.6 g/dL，LDH 352 U/L，ホルモン検査：GH 1.30 ng/mL，LH 0.3 mIU/mL，FSH 0.7 mIU/mL，ACTH 35.5 pg/mL，prolactin 16.0 ng/mL，cortisol 21.9 μg/dL，ADH 1.2 pg/mL，somatomedin C 97.7 ng/mL，TSHR 抗体陰性，第44病日意識レベル低下あり，絶食となった．

第46病日過眠あり．脳機能低下：視床下部炎症や視神経脊髄炎などが推定された．脳 MRI-DWI：右被殻に高信号域（図4），右後頭葉髄膜高信号域．頸髄 MRI：正常．第46病日に髄液検査：初圧 60 cmH₂O 以上，髄液墨汁染色にて多数のクリプトコッ

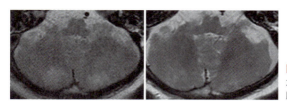

図3 脳MRI-T2WI
左が第6病日,右が第22病日;小脳病変は縮小,消失していた.

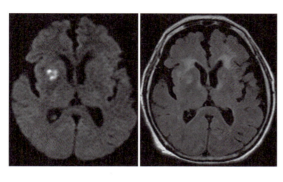

図4 第46病日の脳MRI
左がDWI,右がFLAIR:右大脳基底核の新たな病変が出現した.

カス(*Cryptococcus neoformans*)が検出された.細胞数134/3/μL(単核球/多形核球=89/11),蛋白127 mg/dL,糖5 mg/dL以下,IgG 54.4 mg/dL,NSE 88.8 ng/mL,ADA 10.2 U/L,Tb-PCR陰性.血液検査:WBC12,800/μL〔リンパ球4%(512)〕,CRP 1.87 mg/dL.

治療:第46病日L-AMB 5 mg/kg 1日1回+5-FC 4.5 g/日,夜間帯に心肺停止,救急蘇生,人工呼吸器装着,ドパミン,ノルアドレナリン使用,第48病日に死亡した.剖検は未施行.

最終診断 クリプトコッカス髄膜脳炎

解説

　意識障害と項部硬直の改善がみられたために髄液検査の施行を中止してしまったが,髄液検査は当然ながら必須の検査であった.意識レベルの変動があったために,下垂体,視床下部の障害を考えていた.小脳の多発性小梗塞はクリプトコッカスによる血管炎または,髄膜脳炎が推定された[1-3].また,内科から難治性ネフローゼ症候群の治療のために免疫抑制薬が追加使用されていたことが免疫機能低下に伴う真菌感染症をさらに悪化させたとものと推定された.治療可能な感染症なので適切な時期に髄液検査をすべき症例であった.

鑑別診断[4]

　1)クリプトコッカス以外の真菌性髄膜炎:カンジダ,ムコール,ノカルジア,アス

ペルギルスなどによるものがあり，髄膜炎とともに脳膿瘍を形成することが多い．末期患者の感染症や日和見感染症として起こる．

2) 結核性髄膜炎：肺結核の既往の有無，髄液糖の減少(同時に血糖も測定したほうがよい)，トリプトファン反応陽性，髄液の頻繁な結核菌の培養により確診が可能．Tb-PCR(疑わしい場合は nested PCR)の検査が有用．疑わしければ早期に抗結核薬の投与が望まれる．

3) 寄生虫による髄膜炎：まれなものであるが，血中好酸球増多と糞便に虫卵を証明し，しかも脳脊髄膜炎の症状を呈するときに疑われる．起炎寄生虫としては日本住血吸虫，肺吸虫，広東住血線虫などがある．

4) 細菌性髄膜炎：急激な高熱で発症し激しい頭痛，髄膜刺激症状，意識障害がみられ，髄液は混濁し好中球の著明な増加がみられる．菌の同定は髄液の塗抹，培養によりなされる．肺炎球菌，髄膜炎球菌，大腸菌などが起炎菌である．

5) 無菌性髄膜炎(ウイルス性髄膜炎)：ウイルスによる髄膜炎で，一般に髄膜刺激症状は軽度で髄液の糖の減少はなく，リンパ球の増多がみられ，数週で治癒する予後良好の疾患である．

6) 髄膜癌腫症：基礎疾患として癌が存在し(特に原発巣が肺，胃，乳腺)，髄液中の糖の低下がみられ，脳神経および脊髄末梢神経の多発性障害を示すときに疑われる．確定診断は髄液中の癌細胞の同定により行われる．

7) 髄膜白血病：白血病，特に急性リンパ性白血病の末期に高率にみられる．症状は脳底部髄膜炎の型をとることが多い．

8) 梅毒性髄膜炎：髄膜血管型神経梅毒のうち，髄膜刺激症状(頭痛・嘔気・嘔吐)，けいれん，脳神経障害を呈し，髄液の梅毒反応陽性により診断する．

9) 頭蓋内圧亢進症状を示す疾患：脳腫瘍，脳膿瘍，慢性硬膜下血腫など．

10) 脳血管障害：くも膜下出血は突発する激しい頭痛．CT により大部分はかなり明確に診断できるが，誤診が起こりうる．疑わしい場合は髄液検査を行うか，MRI 検査を施行する．

11) 精神病(薬剤性または特発性)：全身性エリトマトーデス患者で大量の副腎皮質ホルモンを使用したときに，人格変化，夜間せん妄などがみられる場合に鑑別が必要となる．髄液検査が診断のポイントとなる．

教訓

❶ 意識障害の変動と微熱がある場合は髄膜脳炎を除外するために，髄液検査を行うこと．

❷ 中枢神経系感染症に伴う脳梗塞について留意せよ．

❸ せん妄をきたす疾患(表1)を鑑別すべし．

表1 せん妄とは

原因
　せん妄は急性の脳機能障害であり，準備因子，促進因子を背景に，直接因子が引き金を引いて発現すると考えられる．

準備因子
　脳の老化や慢性的な脆弱性を示し，加齢，器質性脳疾患の既往（脳血管障害，認知症疾患など），動脈硬化性疾患（高血圧，糖尿病など），せん妄の既往などが含まれる．

促進因子
　心理的負荷や状況要因であり，環境の変化や身体疾患などによる身体的拘束，精神的ストレス，睡眠不足，感覚遮断または感覚過剰などが含まれる．

直接因子
　中枢神経系に影響を与えて急性の意識障害を生じさせる器質的要因であり，中枢神経疾患（脳血管障害，脳炎，脳腫瘍，癌性髄膜炎，頭部外傷など），二次的に脳機能に影響を及ぼす全身性疾患（肺炎などの感染症，心不全，心筋梗塞，不整脈，肝・腎機能障害など），薬物や化学物質中毒，アルコールや睡眠薬の離脱などが挙げられる．せん妄を起こしやすい薬物としては，向精神薬（抗不安薬，抗けいれん薬，抗うつ薬，睡眠導入薬），抗パーキンソン病薬，抗コリン薬，鎮痛薬，循環器薬（抗不整脈薬，ジギタリス製剤，降圧薬），消化器薬（鎮痙薬，H_2ブロッカー），制吐薬，抗ヒスタミン薬，ステロイドなどがある．高齢者では多くの薬物が使用されていることが多く，特に複数の薬物で抗コリン作用が相加されることなどにより，せん妄の危険度が高くなる．

（宇高不可思：せん妄．脳科学辞典より）

エラーのタイプ

認知エラー：①カテゴリー：不完全な知識，タイプ：不十分な，欠陥のある知識基盤，定義：関連疾患の知識不足　②カテゴリー：不完全な情報収集，タイプ：無効な，不完全な，誤った精密検査，定義：検査やコンサルトの計画・調整の問題　③カテゴリー：不完全な検証，タイプ：適切な検査をオーダーできない，または，follow-up できない，定義：臨床医は診断を確定するための適切な検査をしていない，または，検査後の次のステップをとらない

■ 文献

1）梅村敏隆，他：AIDSに合併したクリプトコッカス髄膜脳炎の1剖検例 ―基底核および小脳病変のMRI画像と病理所見の対応．Brain Nerve 59：623-627, 2007
2）Fickweiler W, et al：Cryptococcal cerebellitis after chemotherapy and autologous stem cell re-infusion in a patient with multiple myeloma. J Neurol 256：145-146, 2009
3）第10回信州NeuroCPC症例1 臨床診断：クリプトコッカス髄膜炎，水頭症．信州医誌 61：351-358, 2013
　　解説▶ 剖検例で後頭葉白質，尾状核，被殻，視床，中脳，延髄，小脳半球などに黄色調に混濁した軟化病巣を認め，病理学的には小梗塞巣であった．多発する小梗塞巣は脳底部くも膜の小動脈閉塞による虚血性障害が推定された．病理学的に小動脈の内皮増生が著明で内腔狭窄を認め，閉塞性動脈内膜炎が原因であるとした．小動脈の変化は動脈壁へのクリプトコッカスの直接障害を認めないことから，血管周囲の炎症細胞が放出する液性因子により生じたことが推測された．
4）平山幹生，他：クリプトコッカス髄膜炎．臨床成人病 9：315-319, 1979

> **Memo** 認知反応傾向の種類⑥
>
> **フレーミング効果(framing effect)**：診断者がどのように物事を見るかは，問題が組み立てられる方法により強く影響される．例えば，患者の転帰が死ぬか生きるかという可能性によって表されるかどうかによって，患者に対するリスクの医師の認識が強く影響される．診断に関して，患者，看護師と他の医師がどのように臨床的問題の潜在的な転帰と不測の事態を組み立てるかについて，医師は自覚すべきである．
>
> **基本的帰属エラー(fundamental attribution error)**：責任があったかもしれない状況(状況因子)を調べるよりもむしろ，批判的となり，病気(素質的な原因)で患者を非難する傾向．特に精神病患者，少数民族，および他の主流から取り残された集団は，この認知反応傾向に苦しむ傾向がある．文化的な違いは，素質的な，状況の原因に起因する個別の重要性の観点から存在する．

第1章　意識障害

9 しびれ，脱力，嘔気・嘔吐，嚥下障害が出現し，低Na血症がみられた患者

症例

57歳女性．X-3年頃より高血圧，蛋白尿．X年5月不眠，熱感，前胸部痛，嘔気を訴え，近医を受診した．不安定高血圧，神経症，自律神経失調症と診断され，外来経過観察となった．

X+2年1月下旬より血圧が上昇し（170〜190/100〜110 mmHg），3月初旬より咳・痰などが出現，13日受診時からサイアザイド系利尿薬であるメチクロアジド 1.25 mg と鎮咳薬の投与を受けていた．18日下痢，軽度の息苦しさ，足の冷えが出現した．22日両足のしびれ，嗄れ声，頭痛があり，23日近所の病院に入院した．点滴や内服薬による治療が行われたが，軽度の傾眠があり，四肢のしびれや脱力や嘔気・嘔吐や嚥下障害が増強した．低Na血症によるものと診断された．検査：血清 Na 101 mEq/L．

初期診断　サイアザイド系利尿薬の副作用による低Na血症

入院後の経過

輸液にて Na 補正が行われた．3月26日血清 Na 101 mEq/L，ADH 14.0 pg/mL，27日 Na 125 mEq/L，28日 129 mEq/L，29日 132 mEq/L．28日頃より頭痛や嘔気は消失したが，脱力や嚥下障害は改善せず，両側顔面神経麻痺，手首の筋強剛が出現した．

4月13日往診依頼があった．神経学的所見：意識清明，脳神経；眼球運動，瞳孔は正常，両側性顔面神経麻痺軽度（前頭筋を含む），嚥下障害軽度．運動系；上肢遠位部の脱力が軽度〜中等度，筋強剛は頸部が軽度〜中等度，四肢は軽度．歩行は可能だが，動きが遅い．感覚系；振動覚は両足で軽度低下，深部腱反射；上肢は中等度亢進，下肢は軽度亢進，バビンスキー（Babinski）徴候は陰性．

4月中旬より嗄れ声は改善し，歩行は正常になった．左手の動きの改善がみられたが，右手の伸展は困難で，5月から右手の姿勢時振戦がみられ，書字困難となったため，30日に大学病院に転院した．

入院時現症：脳神経；嚥下障害，顔面神経麻痺なし．運動系；脱力はなし．筋強剛；手首で軽度あり．両手の姿勢時振戦，右優位．感覚系；自覚的な両手指のしびれ感以外はほぼ正常．深部腱反射；上肢で軽度亢進，下肢は正常．ホフマン（Hoffmann）

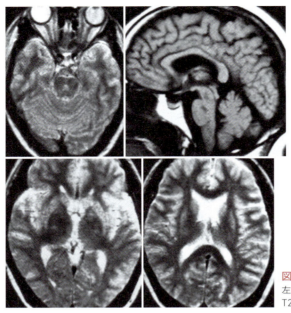

図1 脳MRI
左上；T2WI, 右上；T1WI, 下段；T2WI.

反射両側陽性，バビンスキー徴候は陰性．脳MRI：橋中央部にT2WIで高信号域，T1WIで低信号域を認めた．両側被殻にT2WIで高信号域を認めた（図1）．

最終診断
central pontine and extrapontine myelinolysis（橋中心・橋外髄鞘崩壊症）．サイアザイド系利尿薬により誘発された低Na血症に対して，Naの急速補正による医原性疾患で，パーキンソン症候群が後遺症としてみられた．

解説
筆者が大学に在籍していた頃に遭遇した症例である．低Na血症の急性補正による橋中心髄鞘崩壊症（central pontine myelinolysis：CPM）の典型例であったが，当時はわが国での橋外髄鞘崩壊症（extrapontine myelinolysis）によるパーキンソン症候群の報告はなく，この病態によるものとは考えていなかった．

低Na血症の急速補正に伴い，血液脳関門の透過性が変化し，補体介在性オリゴデンドロサイト障害が起こると推定されている（その名称にかかわらず，CPMは脳全般に起こりうる）．低栄養のアルコール中毒患者，サイアザイド系利尿薬を服用している閉経前，高齢女性，低K血症を有する患者，熱傷患者はCPMのリスクが増加している[1-11]．CPMの神経障害は典型的には，Na濃度の上昇後2～6日で遅れて発症するが，構音障害，嚥下障害，痙性不全麻痺，混迷，けいれん，昏睡，そして死亡する場

合があり，通常は非可逆的であり，予防がキーとなる．

> **教訓**
> 低 Na 血症の補正は専門医に依頼するか，緩徐に行え．

> **エラーのタイプ**
> 認知エラー：①カテゴリー：不完全な知識，タイプ：不十分な，欠陥のある知識基盤，定義：関連疾患の知識不足

■ 文献

1) Laureno R：Central pontine myelinolysis following rapid correction of hyponatremia. Ann Neurol 13：232-242, 1983
2) Messert B, et al：Central pontine myelinolysis：considerations on etiology, diagnosis, and treatment. Neurology 29：147-160, 1979
3) Sterns RH, et al：Osmotic demyelination syndrome following correction of hyponatremia. N Engl J Med 314：1535-1542, 1986
4) Reynolds RM, et al：Disorders of sodium balance. Brit Med J 332：702-705, 2006
5) Adams RD, et al：Central pontine myelinolysis：a hitherto undescribed disease occurring in alcoholic and malnourished patients. AMA Arch Neurol Psychiatry 81：154-172, 1959
6) Tomlinson BE, et al：Central pontine myelinolysis：Two cases with associated electrolyte disturbance. QJM 45：373-386, 1976
   解説▶ 脱髄性病変は橋中央部に限局するだけではないことに注目した．髄鞘の破壊と神経細胞が障害されない同様の非炎症性病変は皮髄境界部，前障，外包，被殻，尾状核頭部，視床に存在する．
7) Wright DG, et al：Pontine and extrapontine myelinolysis. Brain 102：361-385, 1979
8) Norenberg MD：Central pontine myelinolysis：historical and mechanistic considerations. Metab Brain Dis 25：97-106, 2010
9) 井林雪郎，他：低ナトリウム血症の急速補正後に発症した central pontine and extrapontine myelinolysis の 1 剖検例．脳神経 36：575-581, 1984
10) Ashraf N, et al：Thiazide-induced hyponatremia associated with death or neurologic damage in outpatients. Am J Med 70：1163-1168, 1981
11) Tomita I, et al：Extrapontine myelinolysis presenting with parkinsonism as a sequel of rapid correction of hyponatraemia. J Neurol Neurosurg Psychiatry 62：422-423, 1997

第1章 意識障害

10 意識障害と右片麻痺を発症した患者

症例

　62歳男性．既往歴は高血圧症，脂質異常症．生活習慣：飲酒歴なし，喫煙歴なし．12月25日夕より頭痛が出現した．19時夕食後に嘔吐，頭痛が悪化した．26日3時にトイレに行く途中に意識レベルの低下，階段より転倒した．転落後に意識障害と右片麻痺の出現を認めたために入院した．

　緊急頭部CTでは脳出血はなかった（図1）．現症：血圧205/66 mmHg，脈拍72/分，整，呼吸20/分，体温35.9℃，胸腹部異常なし，明らかな外傷はなし．神経学的所見：JCS 100，脳神経：瞳孔；右2.5 mm 左4.0 mm，対光反射 +/−，弛緩性右片麻痺，右チャドック（Chaddock）反射陽性．検査所見：ECG；洞調律，採血：AST 47 IU/L，ALT 68 IU/L，LDH 256 IU/L，CK 112 IU/L，BUN 14.7 mg/dL，Cre 0.8 mg/dL，Na 138 mEq/L，K 3.5 mEq/L，Cl 97 mEq/L，TP 8.8 g/dL，Alb 5.2 g/dL，BS 167 mg/dL，WBC 9,800/μL，Hb 15.4 mg/dL，PLT 26.2万/μL．

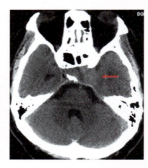

図1　頭部CT
トルコ鞍〜左鞍上部に腫瘤（矢印），その他は異常なし．

初期診断　下垂体腫瘍を合併した**アテローム血栓性脳梗塞**（高血圧症，脂質異常症があり，右片麻痺を認め，不整脈を認めなかったため）

入院後の経過

　頭部MRI：拡散強調像で左中大脳動脈領域の大脳半球深部白質に高信号域，MRAでは左内頸動脈，中大脳動脈の血流の途絶を認めた（図2）．トルコ鞍〜左鞍上部に腫瘤，左海綿静脈洞浸潤による左内頸動脈圧迫を認めた〔図3，4（矢印）〕．第2病日の検

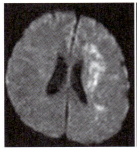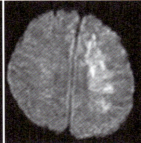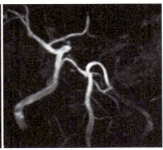

図2 脳 MRI-DWI, MRA

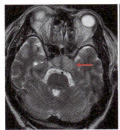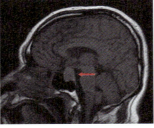

図3 脳 MRI-T2WI(左), T1WI(右)
トルコ鞍〜左鞍上部に腫瘤(矢印).

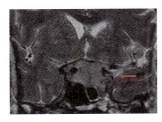

図4 脳 MRI-T2WI
coronal view：腫瘤の左海綿静脈洞浸潤による左内頸動脈圧迫(矢印).

査：WBC 10,800/μL, CRP 17.02 mg/dL, Cre 3.6 mg/dL と感染症と急性腎不全(原因不明)が出現し，バイタルサインが急変して第4病日に死亡した．なお，血中ホルモン検査は，プロラクチン 2.9 mg/mL, コルチゾール 2.2 μg/dL と軽度の低値を示した以外は正常範囲であった．

最終診断　脳下垂体腫瘍による内頸動脈閉塞性脳梗塞

解説

　高血圧，脂質異常症の危険因子をもつ患者の脳梗塞であったので，当初はアテローム血栓性脳梗塞と診断した．頭部 CT/MRI 検査で下垂体腫瘍が見つかり，それによる内頸動脈閉塞が疑われた．脳神経外科へのコンサルトが遅れてしまったのが致命的

だった．通常は下垂体卒中によるものが報告されているが，早急の腫瘍摘出術をすべき症例であった．また，当初にみられた頭痛は下垂体腫瘍による頭痛であることに気づくべきであった．左瞳孔散大，左対光反射の消失は，眼球運動や三叉神経障害の記載はなかったが，下垂体腫瘍による海綿静脈洞症候群の特徴のひとつである動眼神経麻痺によるものであると推定された．

> **教訓**
>
> ❶ 下垂体腫瘍による内頸動脈閉塞が起こり，脳梗塞を起こしうることを知っておくべし．
> ❷ 下垂体腫瘍による脳梗塞が疑わしい場合は，直ちに脳神経外科医にコンサルトすべし．

エラーのタイプ

認知エラー：①カテゴリー：不完全な知識，タイプ：不十分な，欠陥のある知識基盤，定義；関連疾患の知識不足 ②カテゴリー：不完全な知識，タイプ：不十分な，欠陥のある技能，定義：関連疾患の診断的技能の不足 ③カテゴリー：不完全な検証，タイプ：コンサルトしていない，定義：適切な専門医にコンタクトしていない

■ 文献

1) Rey-Dios R, et al：Pituitary macroadenoma causing symptomatic internal carotid artery compression：Surgical treatment through transsphenoidal tumor resection. J Clin Neurosci 21：541-546, 2014
   解説▶ 下垂体巨大腺腫は海綿静脈洞を侵し，内頸動脈(ICA)閉塞をまれに起こす．下垂体腫瘍による症候性のICA閉塞を呈する大部分の患者は，下垂体卒中の結果として報告されている．48歳男性：TIAで発症し，脳梗塞に至った．画像検査は床突起レベルで巨大腺腫のmass effectによる左ICAの完全閉塞と右ICAの重大な狭小化を示した．経蝶形骨洞ルートによる腫瘍の外科的切除とICAの除圧がさらなる症状の予防をもたらした．組織病理学的分析では，出血や腫瘍内梗塞の証拠はない非機能性下垂体腺腫を確認した．下垂体腺腫は分泌過剰，下垂体機能低下症，隣接する神経組織に対するmass effectの結果として，通常は臨床的に症候性である．mass effectに関連したよくある症状は鞍隔膜の伸張により生ずると推定される頭痛や視器の圧迫による二次的な視野欠損，視力低下である．トルコ鞍上へのさらなる進展は視床下部の機能障害と閉塞性水頭症を起こす．側頭葉への外側への進展はまれにけいれんを起こす．海綿静脈洞の障害はよくあり，浸潤は患者の最大10%まで起こる．海綿静脈洞の症候性障害は，下垂体卒中のイベントに関連して脳神経の機能低下を生じる．

2) Yaghmai R, et al：Nonhemorrhagic pituitary macroadenoma producing reversible internal carotid artery occlusion：Case report. Neurosurgery 38：1245-1248, 1996
   解説▶ 下垂体腫瘍による内頸動脈閉塞はとくに下垂体卒中がない場合にはまれな出来事である．非出血性の下垂体腺腫による右内頸動脈の閉塞症例を報告する．3か月の頭痛の病歴があり，右眼の進行性視力障害が入院時に突然の完全な失明になった．視神経以外は患者の臨床検査は特記すべきことはなかった．緊急の経蝶形骨洞の腫瘍摘出の施行後に内頸動脈血流の完全な回復がみられた．手術後まもなく患者の視力も大幅に改善された．種々の画像検査を施行し，神経診断との関連性が提示されている．障害血管の完全な閉塞や血栓症を明示するためにMRIの単純，造影検査の重要性を示している．

3) Alentorn A, et al：Stroke and carotid occlusion by giant non-hemorrhagic pituitary adenoma. Acta Neurochir 153：2457-2459, 2011

解説▶ 65歳男性，急性発症の失語症と右上肢の麻痺を呈した．頭痛はなし．32年前に両耳側半盲があり，非機能性下垂体腺腫と診断された．亜全摘手術と放射線療法が施行された．放射線療法後にはトルコ鞍以外には腺腫の残存はみられなかった．入院時の血管系の危険因子は高血圧だけであった．神経学的検査では両耳側半盲，運動性失語，軽度の右上肢麻痺がみられた．MRI では 4.2×3.3×4.2 cm の mass が下垂体部位にあり，左海綿静脈洞内の左内頚動脈(ICA)を囲む GPA(giant pituitary adenoma)が疑われた．MRA では海綿静脈洞内での ICA 血流の欠損が明らかになった．

Memo　海綿静脈洞症候群

海綿静脈洞は解剖学的に，動眼・滑車神経，三叉神経第一枝・第二枝，外転神経，内頚動脈を含む(図1)．外転神経はほぼ中央を走る内頚動脈とともに外側壁に接して海綿静脈洞内を走行し，動眼・滑車神経，三叉神経第一枝・第二枝は外側壁内を通り，三叉神経第二枝以外の脳神経は上眼窩裂に向かう．これらの脳神経を巻き込む海綿静脈洞の病変により症状が出現する．原因疾患：①腫瘍(鼻咽頭腫瘍，転移性腫瘍，下垂体腫瘍，髄膜腫，頭蓋咽頭腫など)，②血管疾患(海綿静脈洞部内頚動脈瘤，内頚動脈・海綿静脈洞瘻，海綿静脈洞血栓症)．症状：Ⅲ，Ⅳ，Ⅵ麻痺，Ⅴの第一枝(前部型；V1，中部型；V1,2，後部型；V1,2,3)麻痺，眼球突出，眼瞼浮腫．

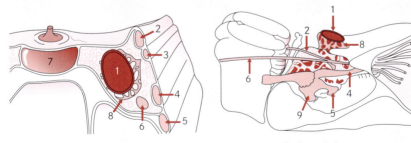

A. coronal view　　　　B. lateral view

図1　海綿静脈洞の解剖図
1. 内頚動脈，2. 動眼神経(Ⅲ)，3. 滑車神経(Ⅳ)，4. 眼神経(V1)，5. 上顎神経(V2)，6. 外転神経(Ⅵ)，7. 脳下垂体，8. 交感神経，9. 下顎神経(V3)
(Lee JH, et al：Cavernous sinus syndrome：clinical features and differential diagnosis with MR imaging. Am J Roentgenol 181：583-590, 2003 から引用，一部改変)

第 1 章　意識障害

11　自宅の玄関で倒れていた患者

症例

　67 歳男性．既往歴：X 年脳梗塞，X+3 年低 K 血症で入院歴あり．アルコール依存あり．10 月 18 日午前 7 時頃に自宅の玄関で倒れているのを近所の人が発見した．一人暮らしで普段の ADL は自立していた．

　現症：血圧 138/80 mmHg，脈拍 104/分，体温 35.5℃，GCS：E2V2M1，痛み刺激にて開眼あり，名前不能，脳神経：EOM 不能，DTR 低下，病的反射なし．検査：SpO_2：99％（酸素 6L 投与下），モニター上 160〜176/分の AF tachycardia，ベラパミル 3 mg 使用し，洞調律に改善．ECG：AF，完全右脚ブロック，左脚前枝ブロック，胸部誘導 ST 低下．頭部 CT：異常なし．血液検査：以前から認める肝障害に加え，腎機能悪化，脱水の所見．Na 158 mEq/L，K 3.1 mEq/L，CK 474 U/L，Cre 2.33 mg/dL，BUN 78.4 mg/dL，UA 18.9 mg/dL，心エコー：IVC 9 mm，呼吸性変動あり．

初期診断　脱水症と心房細動があり，**脳梗塞**の疑い

入院後の経過

　脳 MRI-DWI：ウェルニッケ脳症の典型的画像（中脳水道周囲灰白質，乳頭体，視床内側部，第三脳室周囲灰白質の高信号域）を認めた（図 1）．ビタミン B_1 100 mg/日点滴にて投与した．経口可能になってからチアミン 150 mg/日．第 2 病日意識レベルは改善，よびかけに開眼あり，「あー」という発声のみ，指示動作不可．第 3 病日構音障害は軽度〜中等度，眼球運動：水平性中等度障害，垂直性不能．第 10 病日麻痺はなし，注視眼振軽度，指示に対し一部可能．

　第 15 病日見当識：場所・時，不能，年齢不能，誕生日は正解，計算不能．第 21 病日の神経心理学的所見：自己の生活史の多くを含め，エピソード記憶，意味記憶は低下．記銘力低下は視覚系および聴覚系ともにかなり低下していた．MMSE15 点，HDS-R 7 点．第 22 病日失調性歩行だが，歩行可能．見当識障害は継続．

　第 35 病日よりコルサコフ症候群に対してビタミン B_1 大量療法 150 mg/日から 300 mg/日を試みた．第 36 病日 48 歳と誤答，生まれた場所は正解，子どもが 2 人いるが，名前はわからない．第 38 病日場所に対する見当識障害が改善した．失調性歩行は軽度．ただし，退院になったため，チアミン 150 mg/日にて経過観察となった．

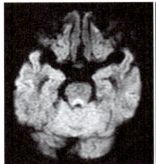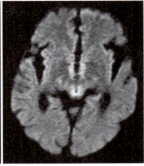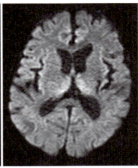

図1 脳 MR-DWI
左；両側橋上部被蓋，中央；中脳水道周囲灰白質，第三脳室周囲灰白質，右；両側視床内側部が高信号域を呈した．

最終診断　ウェルニッケ・コルサコフ(Wernicke-Korsakoff)症候群

解説

　コルサコフ症候群(Korsakoff syndrome：KS)に対して，ビタミン B_1 大量療法を試みた理由は，下記の症例報告を見つけたためである〔Paparrigopoulos T, et al.: Complete recovery from undertreated Wernicke-Korsakoff syndrome following aggressive thiamine treatment. In Vivo 24：231-233, 2010(積極的なチアミン治療により，治療不十分のウェルニッケ・コルサコフ症候群が完全に改善した症例)〕．

　既存のガイドラインがあっても，系統的な研究が欠如するため，ウェルニッケ脳症の治療に関する一般的な合意はない[1-6]．エキスパートオピニオンでは，経静脈的または筋注によるチアミン補充治療；臨床的改善が停止するまで250 mg/日を数日間，その後はチアミン補充の経口投与の継続を数か月，30 mg×2/日を示唆している．特に英国のガイドラインでは，ウェルニッケ脳症の治療として最初は500〜700 mg筋注8時間ごと，そして250 mg/日で継続する[5,6]．

　しかしながら，本例(上記論文)は持続的な症状を有する症例では500〜600 mgの高用量のチアミン投与の延長を考慮すべきであることを示している．眼球運動障害と運動失調は最初のビタミン投与により，迅速に改善した．一方，混迷とウェルニッケ・コルサコフ症候群の認知障害は2か月以上持続したが，その後は改善した．

> **教訓**
> ❶ ウェルニッケ脳症は臨床的に診断可能であるが，脳 MRI にて典型的な画像がみられる．
> ❷ 初期のチアミンの大量投与がコルサコフ症候群の進展を予防し，また，改善をもたらす可能性がある．

> **エラーのタイプ**
> 認知エラー：①カテゴリー；不完全な知識，タイプ；不十分な，欠陥のある知識基盤，定義；関連疾患の知識不足　②カテゴリー；不完全な知識，タイプ；不十分な，欠陥のある技能，定義；関連疾患の診断的技能の不足　③カテゴリー；不完全な情報処理，タイプ；誤った誘発，定義；臨床医は現在のデータに基づいて不適切な結論を考えるか，または，データから妥当な結論を考えることができない

■ 文献

1) Thomson AD, et al：The natural history and pathophysiology of Wernicke's encephalopathy and Korsakoff's psychosis. Alcohol Alcohol 41：151-158, 2006
2) Sechi G, et al：Wernicke's encephalopathy：new clinical settings and recent advances in diagnosis and management. Lancet Neurol 6：442-455, 2007
3) Carota A, et al：Dramatic recovery from prolonged Wernicke-Korsakoff disease. Eur Neurol 53：45-46, 2005
4) Thomson AD, et al：The Royal College of Physicians report on alcohol：guidelines for managing Wernicke's encephalopathy in the accident and emergency department. Alcohol Alcohol 37：513-521, 2002
5) Galvin R, et al：EFNS guidelines for diagnosis, therapy and prevention of Wernicke encephalopathy. Eur J Neurol 17：1408-1418, 2010
   解説▶チアミンは 200 mg×3 回/日筋注よりは静注が望ましい．100 mL の生理食塩水で希釈して，30 分以上で投与する．
6) Thomson AD, et al：The evolution and treatment of Korsakoff's syndrome. out of sight, out of mind？ Neuropsychol Rev 22：81-92, 2012
   解説▶ウェルニッケ脳症の緊急治療：最初の 2～3 日チアミン 500 mg 静注 1 日 3 回，次の 3～5 日はチアミン 250 mg 毎日静注，50～100 mL の生理食塩水で希釈し，30 分以上で投与する．マルチビタミン剤も静注で投与する．その後の入院中，外来治療は経口で 100 mg を 1 日 3 回投与する．

> **Memo** 追加症例：食欲低下，ADLの低下をきたし，点滴治療により意識障害が出現したうつ病患者

59歳女性．既往歴：X−4年うつ病にて加療．X年3月下旬，食欲低下，4月25日よりADLの低下，28日近くの病院に入院した．10日間ビタミンB_1を含まない輸液が行われた．5月4日から意識混濁，5日より発熱，食事摂取不能．7日に転院した．現症：脈拍149/分，整，呼吸数24/分，39.2℃，胸腹部所見なし．神経学的所見：JCS 200，髄膜刺激徴候なし．瞳孔不同なし．対光反射やや遅延．OCR（人形の頭・眼現象）消失．深部腱反射低下，病的反射はなし．弛緩性四肢麻痺．感覚系；評価不能．検査：WBC 8,700/μL，CRP 0.9 mg/dL，BS 215 mg/dL，Hb 11.9 g/dL，PLT 34.1万/μL，AST 32 U/L，ALT 35 U/L，LDH 435 U/L，CK 658 U/L，Cre 1.1 mg/dL，Na 118 mEq/L，K 5.0 mEq/L，TP 5.8 g/dL，Alb 3.1 g/dL，TC 286 mg/dL，TG 290 mg/dL，ESR 57 mm/時，ECG：洞性頻脈，胸部XP：正常．髄液：細胞数 0/3/μL，蛋白 89 mg/dL，糖 88 mg/dL，脳波：全般的な5 Hzの徐波．

入院後の経過

第1〜2病日チアミン100 mg，第2病日頭部CT所見：小脳虫部，中脳水道周囲灰白質，乳頭体，視床内側部，第三脳室周囲の低吸収域がみられ，ウェルニッケ脳症が疑われ，第3病日脳MRIを施行した．上記の部位以外に両側前頭葉灰白質病変がみられた（図）．第3〜6病日チアミン300 mg，第7〜8病日は200 mg，第9〜10病日は100 mgを投与した．その後，細菌性肺炎を合併し，第28病日に死亡，剖検はなし．

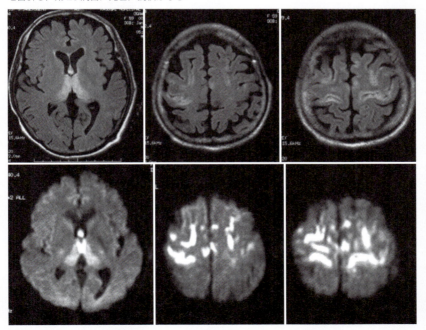

図　脳MRI　上段がFLAIR，下段がDWI.

最終診断

MRI にて両側大脳皮質病変を認めた医原性ウェルニッケ脳症[1,2)]

解説

1990 年代の大学勤務時代に医原性ウェルニッケ脳症患者を産婦人科からの紹介でみたことがある．妊娠中毒症による嘔吐を繰り返す患者にビタミン B_1 を含まない輸液が行われていたために発症した症例であった．典型的な 3 徴に加えて，すでにコルサコフ症候群も呈していた．直前の記憶ができなかった．1 か月後に診察したら，1 分間の記憶保持のみ可能になっていた．この当時は，ビタミン大量投与による治療は知られていなかった．

■ 文献

1) D'Aprile P, et al. Wernicke's encephalopathy induced by total parenteral nutrition in patient with acute leukaemia：unusual involvement of caudate nuclei and cerebral cortex on MRI. Neuroradiology 42：781-783, 2000
2) Zuccoli G, et al：Neuroimaging findings in acute Wernicke's encephalopathy：review of the literature. Am J Roentgenol 192：501-508, 2009

Memo　認知反応傾向の種類⑧

ギャンブラーの誤謬（gambler's fallacy）：ギャンブラーに起因する，この誤謬はコインが 10 回投げて決められて，毎回表であるならば，11 回目のコイン投げは裏（たとえ公正なコインには記憶がないとしても）である可能性がより多いという確信である．例として，クリニックまたは救急部で胸部痛を伴う一連の患者をみる医者で，患者すべてを急性冠動脈症候群と診断し，連続が続かないと仮定する．このように，患者が特定の診断を受けるという事前確率は，先行しているが，独立した事象により影響される可能性がある．

性バイアス（gender bias）：ある疾患の病態生理学的基礎が存在しないとき，性が特定の病気の診断の可能性における決定的要因であると思う傾向．通常，それは好まれている性の過剰診断と無視された性の過小診断をもたらす．

後知恵バイアス（hindsight bias）：結果を知っていることは，過去のイベントの認識に大いに影響し，実際に起こったことの現実的な評価を妨げる可能性がある．診断エラーの文脈では，それは意思決定者の能力の過小評価（失敗の錯覚）か，または，過大評価（統制感の錯覚）により学習を障害する可能性がある．

第 1 章　意識障害

12 意識レベル低下と右不全麻痺を呈した患者

症例

　61歳男性．既往歴：5年前より糖尿病，高血圧，脂質異常症，喫煙40本/日×40年．X年12月2日16時20分急にぼーっとして，右手のピンセットを落とした．歩行はかろうじて可能，娘の運転する車に乗って救急外来を受診した．
　現症：NIHSS 9点，JCS-II，構音障害，右不全麻痺中等度，病的反射はなし．検査：頭部CTは正常．19時8分t-PA投与を開始した．終了後，JCS-I(年齢，今月の月名の誤答)．麻痺は軽度になった．第6病日 NIHSSは0点になった．

初期診断
アテローム血栓性脳梗塞(脳梗塞の危険因子である糖尿病，高血圧，脂質異常症，喫煙の4つを有していて，アテローム性動脈硬化に起因すると判断した．血栓溶解薬であるt-PAの適応であり，NIHSSは9点から0点に改善を認めた)

入院後の経過

　患者の妻によると知人の名前が思い出せなくなったと伝えた．NIHSSで評価すると，血栓溶解療法の著効症例であったが，高次脳機能障害があることに気付いた．脳MRI：左視床前内側部梗塞がみられた(図1)．

最終診断
血管性認知症(左視床前内側部梗塞による意識レベル低下と記憶障害)

解説

　脳MRI画像を見てから，高次脳機能障害の検査を追加することになった症例である．ルーチンには改訂版長谷川式簡易知能評価スケール(HDS-R)をやっていないが，少しでも記憶障害がみられる場合は，その検査をして異常があれば，さらに詳細な高次脳機能検査を実施する．

血管性認知症[1-4]

　脳血管障害のサブタイプとそれらが侵しやすい脳部位によって，次のような3原型を区別すると理解しやすい[1]．
　1)連合野や辺縁系を侵す皮質梗塞：塞栓性あるいはアテローム硬化性脳梗塞で生

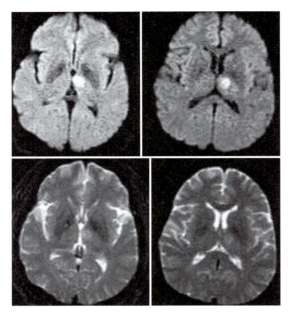

図1 脳MRI
上段；DWI，下段；T2WI；左視床前内側部の新規脳梗塞を認めた．
高次脳機能検査：HDS-R 14点，知的機能低下，言語性で低下が著しく，動作性との間に有意な差が認められた．記憶障害：記銘力低下あり，自己の生活史を含む意味記憶とエピソード記憶にも一部低下を認めた．

じ，通常脳卒中発作の形をとる．大脳巣症状が生じ，複数の認知ドメインが障害されていれば認知症の定義に合うようになる．

　2）皮質─皮質下回路を遮断する皮質下の小梗塞：穿通枝梗塞によって生じ，しばしば明確な脳卒中発作として認識されない，「無症候性」の形をとることもある．皮質下諸核は大脳皮質と機能的な回路を形成するが，皮質下の病変はその回路を分断し認知・行動障害をもたらす．小さな損傷でも回路は分断されるので，そのような場所を戦略的部位と呼ぶ．戦略的部位として認識しておく必要があるのは，大脳基底核（特に尾状核頭部），視床（背内側核，前核），神経束（乳頭体視床路，視床内髄板，視床脚）である．

　3）白質変化：高血圧で生じた細動脈病変による慢性虚血からもたらされるびまん性白質変化であり，梗塞を伴わなければ発作を欠き，慢性進行性の変化である．同じく高血圧による細動脈病変から生じるラクナ梗塞と併存し，2つを併せてsubcortical ischemic vascular dementia(SIVD)とよばれる．

教訓

❶ 超急性期脳梗塞の治療として，t-PA 治療が運動麻痺に著効していても，高次脳機能障害の存在をおざなりにするな．
❷ 脳 MRI 画像での病巣部位から認知機能障害が推定できることを忘れるな．

エラーのタイプ

認知エラー：①カテゴリー：不完全な知識，タイプ：不十分な，欠陥のある技能，定義：関連疾患の診断的技能の不足　②カテゴリー：不完全な情報収集，タイプ：無効な，不完全な，誤った病歴と理学的診察，定義：最初の面接と診察で適切な情報を得ることができない　③カテゴリー：不完全な情報処理，タイプ：間違った検出または感知，定義：症状，徴候，所見は注目すべきであるが，臨床医はそれを見逃す

■ 文献

1) 森悦朗：痴呆性神経疾患の画像診断．臨床神経 48：880-883, 2008
2) 渡辺正樹，他：視床内側部梗塞の成因と症候に関する検討．脳卒中 20：393-399, 1998
   解説▶ 視床内側部周辺の梗塞は認知症や急性健忘を呈することが多い．精神知的機能障害は reticulo-thalamic tract を巻き込む意識障害と乳頭視床束や扁桃体から視床背内側核への投射路を責任病巣とする記憶障害が混在したものと考えられる．発症原因は動脈硬化による血栓以外に塞栓が多い．視床の内側部を栄養する動脈として，後交通動脈より分岐する polar artery（PA；premammilary artery または tuberothalamic artery）と後大動脈起始部より分岐する paramedian thalamic artery（PTA；thalamo-perforating artery または posterior thalamo-subthalamic paramedian artery）がある．PA は視床前部（前枝，背内側核前側など），乳頭視床路を栄養し，この部位の梗塞は主に記憶障害の原因となる．PTA は PA と連続的にその後下方，すなわち背内側核より正中心核にかけての網様体賦活系の上端をなす諸核を栄養し，この部位の梗塞は意識障害をもたらすことが多い．
3) 新野直明，他：優位側前内側部視床梗塞により痴呆を示した 1 例．脳卒中 10：32-35, 1988
4) 冨本秀和：皮質下血管性認知症の診断と治療．臨床神経 50：539-546, 2010

第 2 章

頭痛

第 2 章　頭痛

13 腹痛，下痢，嘔吐，頭痛があり，来院時に過換気症候群を呈し，夜間に神経症状が悪化した患者

症例

　24歳男性．既往歴は特記すべきことなし．X年6月10日起床時，腹痛，下痢，頭痛があった．市販薬を服用したが，嘔吐したため，救急外来を受診した．来院時に過換気状態がみられた．頭部CT異常なし．体温36.5℃，WBC 10,700/μL，CRP 0.7 mg/dL と軽度の異常のため，何らかの心因反応を疑い，精神科にコンサルトした．投薬にて帰宅となったが，夜間に頭痛が増強したため，再度，救急外来を受診した．

初期診断　急性腸炎，過換気症候群，何らかの心因反応

入院後の経過

　血圧128/70 mmHg，脈拍70/分，整，呼吸数18回/分，体温36.7℃，JCS10，不穏あり，項部硬直あり．検査：WBC 26,700/μL，RBC 602万/μL，Hb 17.0 mg/dL，Ht 52.6％，PLT 20.9万/μL，AST 34 U/L，ALT 77 U/L，LDH 679 U/L，CK 386 U/L，BS 178 mg/dL，CRP 13.8 mg/dL，髄液検査：初圧41 cmH$_2$O，黄色混濁，膿性，細胞数 113,124/3/μL（多形核球99％），蛋白1,272 mg/dL，糖 0 mg/dL，IgG 31.0 mg/dL．

　項部硬直，頭痛，髄液多形核球と蛋白の著明な増加と髄液糖が0 mg/dLであることから，細菌性髄膜炎と診断した．アンピシリン4 g×2，セフトリアキソン1 g×2，メチルプレドニゾロン1 g×1，ガンマグロブリン5 g，グリセロール200 mL×4にて治療を開始した．髄液所見は改善，頭痛，意識障害も改善傾向であったが，第2病日より両側難聴が出現，聴性脳幹反応は右で誘発不能，左は高度難聴となった．第3病日，中耳・副鼻腔CT：異常なし，髄液：細胞数16,000/3/μL，蛋白321 mg/dL，糖24 mg/dL．第5病日，頭部MRI：左側頭葉，後頭葉髄膜にDWIで高信号域，髄液培養検査：*Streptococcus agalactiae* B群．第17病日，髄液：細胞数595/3/μL，蛋白118 mg/dL．第24病日，造影頭部MR：右内耳神経の造影効果を認めた．第26病日，髄液：細胞数254/3/μL，蛋白69 mg/dL．

最終診断　*Streptococcus agalactiae* B 群による細菌性髄膜炎[1-2]

解説

項部硬直は，頭部を左右に動かして硬くないことを確かめてから行う．パーキンソン病やパーキンソン病関連疾患（進行性核上性麻痺，大脳皮質基底核変性症など）では，左右に頭部を動かしたときにも，項部の硬さがみられる．また，頭部を左右に揺さぶる jolt accentuation の検査がより感度が高い（感度 97％，特異度 60％）[3]．

細菌性髄膜炎は，発症年齢により起因菌が異なる．新生児では，産道感染する菌種，*Streptococcus agalactiae*（B 群連鎖球菌）やマイコプラズマ等が起因菌となる．小児では，*Haemophilus influenzae*, *Streptococcus pneumoniae* が，成人では *Streptococcus pneumoniae* などが起因菌となる．

本症例のポイント

1. 初診時に発熱がなく，頭痛の評価が不十分であった（項部硬直の検査は必要であった）．
2. 急性腸炎の症状と過換気症候群があったため，神経学的評価が不十分であった．
3. 細菌感染症の初期では，CRP の異常は軽微であることがあり，安心してはいけない．
4. 細菌性髄膜炎の合併症として難聴がある[4-7]．
5. 造影 MR にて，難聴の病巣の把握が可能である．脳 MRI 画像を提示していないが，細菌性髄膜炎に伴う難聴の MR 造影画像は本邦では当時，報告されていなかった．

教訓

❶ 発熱がなくても，頭痛患者は項部硬直を検査すべし．
❷ CRP の値に惑わされるな．

> **エラーのタイプ**
>
> **認知エラー**：①カテゴリー；不完全な知識，タイプ；不十分な，欠陥のある知識基盤，定義；関連疾患の知識不足　②カテゴリー；不完全な知識，タイプ；不十分な，欠陥のある技能，定義；関連疾患の診断的技能の不足　③カテゴリー；不完全な情報収集，タイプ；無効な，不完全な，誤った病歴と理学的診察，定義；最初の面接と診察で適切な情報を得ることができない　④カテゴリー；不完全な情報処理，タイプ；誤った誘発，定義；臨床医は現在のデータに基づいて不適切な結論を考えるか，またはデータから妥当な結論を考えることができない　⑤カテゴリー；不完全な検証，タイプ；早期閉鎖，定義；一度，最初の診断がつくと，他の可能性を考えることができない　⑥カテゴリー；不完全な検証，タイプ；適切な検査をオーダーできない，または，follow-upできない，定義；臨床医は診断を確定するための適切な検査をしていない，または，検査後の次のステップをとらない

■ 文献

1) Dunne DW, et al：Group B streptococcal meningitis in adults. Medicine 72：1-10, 1993.
2) Sarmiento R, et al：Group B streptococcal meningitis in adults：case report and review of the literature. Scand J Infect Dis 25：1-6, 1993
3) Uchihara T, et al：Jolt accentuation of headache：the most sensitive sign of CSF pleocytosis. Headache 31：167-171, 1991
4) 原賢治, 他：両側感音性難聴で発症した肺炎球菌性髄膜炎の1成人例. 臨床神経 37：653-655, 1997
5) Dichgans M, et al：Bacterial meningitis in adults. Demonstration of inner ear involvement using high-resolution MRI. Neurology 52：1003-1009, 1999
6) 原直之, 他：高度難聴を合併した肺炎球菌性髄膜炎―内耳 MRI 画像所見と治療の試み―. 臨床神経 55：119-122, 2015
7) 細菌性髄膜炎の診療ガイドライン作成委員会：細菌性髄膜炎の診療ガイドライン 2014. http://www.neurology.jp.org/guidelinem/zuimaku.html
8) Brouwer MC, et al：Epidemiology, diagnosis, and antimicrobial treatment of acute bacterial meningitis. Clinical Microbiology Reviews 23：467-492, 2010
9) Attia J, et al：The rational clinical examination. Does this adult patient have acute meningitis? JAMA 282：175-181, 1999
10) van de Beek D, et al：Clinical features and prognostic factors in adults with bacterial meningitis. N Engl J Med 351：1849-1859, 2004
11) Durand ML, et al：Acute bacterial meningitis in adults：A review of 493 episodes. N Engl J Med 328：21-28, 1993
12) Fitch MT, et al：Emergency diagnosis and treatment of adult meningitis. Lancet Infect Dis 7：191-200, 2007

> **Memo** 発熱と意識障害を呈した 78 歳女性
>
> 【主訴】発熱,意識障害
> 【既往歴】特になし
> 【現病歴】X 年 11 月 12 日発熱,悪寒,14 日意識障害,15 日嘔吐,入院.
> 【現症】39℃,JCS10,見当識障害あり,項部硬直あり.瞳孔正常.運動麻痺,感覚障害,病的反射なし.
> 【検査】WBC 19,800/μL,PLT 12.7 万/μL,CRP 15.9 mg/dL,BS 153 mg/dL
> 【髄液検査】初圧 22 cmH$_2$O,黄色,軽度混濁,細胞数 2,092/3(多形核球 98%),蛋白 762 mg/dL,糖 1 mg/dL 以下
> 【髄液培養検査】*Streptococcus pneumoniae*
> 【最終診断】*Streptococcus pneumoniae* による髄膜脳炎

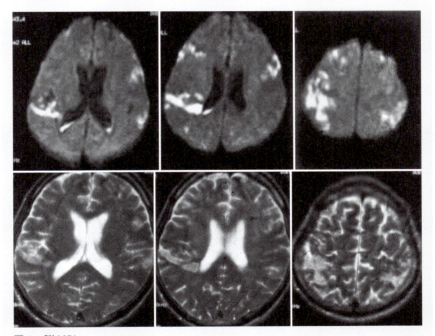

図 1 脳 MRI
上段;DWI,下段;T2WI:側脳室や大脳髄膜の高信号域病変があり,膿の存在が推定された.

第 2 章　頭痛

14　頭痛，発熱と，単核球優位の髄液細胞増多を呈し，無菌性髄膜炎が疑われた患者

症例

32歳女性．1月下旬，頭痛が出現，翌日より38℃台の発熱が出現，当院救急外来を受診した．インフルエンザ感染症は陰性であり，消炎鎮痛薬処方にて経過観察となった．その後も症状の改善はなく，翌日，髄膜炎の疑いにて入院した．

血圧106/66 mmHg，体温37.7℃，脈拍70/分，意識清明，項部硬直あり，ケルニッヒ（Kernig）徴候なし，脳神経，運動系，感覚系：異常所見なし，深部腱反射：正常，病的反射はなし．検査所見：WBC 10,400/μL，Hb 11.9 g/dL，PLT 29.5万/μL，CRP 3.5 mg/dL，髄液検査：蛋白45 mg/dL，糖47 mg/dL，細胞数1,236/3/μL（単核球/多形核球＝696/540）

初期診断　無菌性髄膜炎（単核球優位の細胞増多と蛋白の軽度の増加を認めたため）

入院後の経過（表1）

経験的治療としてセフトリアキソン2g/日，グリセロール200 mL×2にて治療を開始した．

表1　入院後の検査の推移

	第1病日	第4病日	第11病日	第12病日	第18病日	第23病日	第30病日
WBC（μ/L）	10,400	7,400		9,500	10,700	4,700	
CRP（mg/dL）	3.50	2.09		1.09	0.35	0.06	
髄液蛋白（mg/dL）	45	30	271		524	136	64
糖（mg/dL）	47	52	21		42	31	39
細胞数	1,236/3	2,360/3	4,420/3		3,520/3	815/3	258/3
単核球	696	1,928	2,740		2,077	774	245
多形核球	540	432	1,680		1,443	41	13

第11病日の髄液所見で，蛋白の著明な増加と単核球優位の細胞数のさらなる増加と糖の減少を認めたため，ヘルペス性髄膜脳炎を疑い，アシクロビル 1,500 mg/日を追加した．第16病日に，第11病日（3回目）の髄液培養で，*Campylobacter fetus* が検出されたため，アシクロビルを中止し，メロペネム 2.0 g/日を追加．以後は徐々に発熱や髄液所見は改善し，第31病日に退院した．

最終診断　*Campylobacter fetus* による細菌性髄膜炎

解説

　救急外来患者は頭痛，発熱を主訴とする場合が多い．冬季はインフルエンザが除外されると，本例のように消炎鎮痛薬のみでの帰宅の指示が出されることが多い．本例の問題点は髄膜刺激徴候の検査（項部硬直，ケルニッヒ徴候）や jolt accentuation も施行されていなかった．当初は髄液蛋白の軽微な増加と単核球優位の細胞増多を認めたため，無菌性髄膜炎と診断した．初回の髄液細菌培養検査は陰性であった．2回目の髄液検査で細胞数の増加を認めた．3回目の髄液所見はさらに悪化し，髄液糖の低下と蛋白の著増を認めた．このときの髄液培養にて，*Campylobacter fetus* が同定された．この菌の培養は1回だけで陽性になることが少なく，また，髄液では単核球優位の細胞増多を示すため，最初は無菌性髄膜炎と誤診されやすい[1-5]．

　細菌性髄膜炎は髄液蛋白，多形核白血球の増加，糖の減少が典型的所見であるが，単核球増加を優位に示す例外的な細菌性髄膜炎が存在することはこの症例を経験するまで知らなかった．髄液の培養を繰り返し行うことにより，細菌を同定することが可能であった．また，この患者は生肉や生レバーを好んでおり，嗜好については，海外渡航歴とともに問診すべきであった．

教訓

❶ 髄液単核球優位の細菌性髄膜炎があることを知っておくべきである．
❷ 生のレバーを食べる食事の嗜好がないかを問診すべし．

エラーのタイプ

認知エラー：①カテゴリー：不完全な知識，タイプ：不十分な，欠陥のある知識基盤，定義：関連疾患の知識不足　②カテゴリー：不完全な情報収集，タイプ：無効な，不完全な，誤った病歴と理学的診察，定義：最初の面接と診察で適切な情報を得ることができない

■ 文献

1）Inoue Y, et al：A case of Campylobacter fetus subspecies fetus meningitis. Kansenshogaku Zasshi 67：66-70, 1993
解説▶40歳男性，頭痛と発熱にて入院．細胞数2,633/μL，単核球優位の上昇あり（髄液：蛋白76 mg/dL，糖54 mg/dL（対血糖比が0.47）），当初は結核またはクリプトコッカス髄膜炎が疑われた．第27病日に，*Campylobacter fetus* が検出され，イミペネム/シラスタチン1g/日，ミノサイクリン200 mg/日，ホスホマイシン4 g/日使用し，有効であった．その後の聞き取りで生の牛肉の嗜好歴が判明した．

2）矢部博樹，他：免疫抑制療法中に *Campylobacter fetus* 髄膜炎を合併しガンマグロブリン大量療法が著効した特発性血小板減少性紫斑病の1例．医学と薬学44：975-978, 2000
解説▶56歳男性，ITP，脾摘後の免疫抑制療法中に発熱あり，髄液検査で細胞数1,424/μLと上昇し単核球優位，髄液培養にて *C. fetus* が検出され，同菌による髄膜炎と診断，静注用ガンマグロブリン製剤の大量投与と抗菌薬を併用し有効．

3）尾関俊彦，他：早期診断が困難であった *Campylobacter fetus* subsp. *fetus* による脊椎椎間板炎，髄膜脳炎の1例．臨床神経42：38-41, 2002
解説▶49歳男性，大量飲酒歴とアルコール性肝障害の既往．発熱と腰痛から意識障害を呈した．髄液は単核球優位の細胞増加あり，無菌性髄膜脳炎を疑った．菌の同定に苦慮したが，血液，髄液から *Campylobacter fetus* subsp. *fetus* が培養された．腰椎MRIから同菌による脊椎椎間板炎を認め，髄膜脳炎を併発したと診断．ミノサイクリン，ラタモキセフ，エリスロマイシンで炎症所見の改善が不良．イミペネム/シラスタチン，ホスホマイシン，エリスロマイシンに変更し改善した．

4）塩山実章，他：慢性経過を示したCampylobacter fetusによる髄膜炎の1例．臨床神経46：699-701, 2006
解説▶健常成人に発症し，細菌性髄膜炎としては症状が軽微で慢性の経過をとり，髄液でも糖の低下が軽度で単核球優位の髄液細胞増多を認めるなど，細菌性髄膜炎としては非典型的な経過．当初は菌の同定困難．このためさまざまな抗菌薬を使用するも難治性，最終的にはメロペネムが奏効した．

5）金山政作，他：*Campylobacter fetus* subspecies *fetus* による髄膜炎に両側硬膜下膿瘍を併発した1例．Brain Nerve 60：659-662, 2008
解説▶51歳男：バンコマイシン，アンピシリン，セフトリアキソン併用したが，メロペネム単独に変更，のちに感受性のあるアンピシリンを使用し，有効であった．

6）内原俊記：Jolt accentuation再考　髄膜炎のより適切な診断のために．医学界新聞 第3086号 2014年7月28日 http://www.igaku-shoin.co.jp/paperDetail.do?id=PA03086_02

7）Uchihara T, et al：Jolt accentuation of headache：the most sensitive sign of CSF pleocytosis. Headache 31：167-171, 1991

8）Attia J, et al：The rational clinical examination. Does this adult patient have acute meningitis? JAMA 282：175-181, 1999

9）Tamune H, et al：Absence of jolt accentuation of headache cannot accurately rule out meningitis in adults. Am J Emerg Med 31：1601-1604, 2013

第2章　頭痛

頭痛，発熱，難聴で初発し，その後に著明な不随意運動を呈した患者

症例

29歳女性．既往歴：5歳，髄膜炎．海外渡航歴はなし．2007年3月某日頭痛，37℃，その2日後に頭の中で反響音がする，左頬のしびれ感，味覚低下，難聴が出現した．翌日に近医を受診．頭部CT正常，その2日後に歩きにくくなったため，当院を受診した．

神経学的所見：意識清明，項部硬直なし，見当識：場所の障害があり，人は正常，脳神経：味覚低下，左顔面のしびれ感，難聴，運動系：麻痺はなし，感覚系：左手のしびれ感，深部腱反射：PTR，ATR軽度亢進，病的反射はなし．

一般検査：正常，感染症関連検査：正常，脳MRI：DWI正常，髄液：細胞数415/3/μL（単核球/多形核球＝97/3），糖56mg/dL，蛋白47mg/dL，IgG 6.0mg/dL．

初期診断　単純ヘルペス脳炎

入院後の経過

精神症状，見当識障害，発熱，難聴，味覚低下，および髄液単核球優位の細胞増多，糖の正常値より，単純ヘルペス脳炎が疑われ，アシクロビルの投与を開始した．髄液検査後に点滴を自己抜去し，廊下をうろうろし，興奮状態で，怖い表情となり，大声を発したため，ミダゾラム1mg/時を使用した．

第2病日よびかけにうなずくが，発語はなく，グリセロールを追加した．また，デキサメタゾンを第3病日より16mgより漸減投与した．第3病日開眼しているが，よびかけに反応なし．体温38℃，各種のウイルス抗体価正常，造影脳MRI：右被殻造影増強あり，第5病日JCS 300，右足クローヌス陽性，唾液分泌過多を認めた．第6病日，舌，口，下顎の不随意運動が出現した．30秒間の全身けいれん，その後に2回のけいれんが出現した．ジアゼパム5mgを使用し，ミダゾラム2mg/時に増量，フェニトインを追加した．第7病日，口部ジスキネジアが中等度に出現し，歯ぎしりが強くなり，前歯が2本脱落した．

脳MRI（FLAIR）：両側頭葉内側部が高信号域を呈した．脳血流シンチ：両側側頭葉に血流増加，両側前頭葉に血流低下がみられた．第8病日，右上肢，顔面けいれん，第9病日，左手，左上肢，左顔面，右上肢へと60秒間のけいれんがあり，5分ごとに出現した．SpO₂ 80％，気管挿管，人工呼吸器を装着した．口舌の不随意運動が顕著と

なった．第 11 病日，両側対称性顔面筋と左手足の不随意運動がみられた．第 15 病日ミダゾラム 7 mg/時に増量した．第 16 病日フェノバルビタールを追加，両手，両足のけいれんが持続したため，チアミラールを追加した．フェニトイン 300 mg，フェノバルビタール 200 mg，バルプロ酸 1,200 mg，ミダゾラム 10 mg/時，血圧の低下（82/45 mmHg）があり，ドパミンを使用した．第 17 病日 CK（8,765 IU/L）の増加があり，ICU に移動，チアミラールを再度追加し，ガバペンチンを追加した．第 18 病日，けいれんが 1 時間に 1 回は出現，フェニトインをカルバマゼピンに変更した．チアミラール 2 mL/時と多種類の抗てんかん薬を使用したが，けいれんが頻発し，高熱が持続した．第 27 病日気管切開，約 2 か月間人工呼吸器を施行した．

専門家からのアドバイス

その年の学会で神経感染症を専門とする医師に相談した．卵巣奇形腫に伴う辺縁系脳炎が疑われるので，検査を勧められた．

骨盤 CT，MRI

卵巣奇形腫の有無について検査を施行したが，放射線科医の診断は正常との判定だった（図 1）．

学会の症例呈示

この年の日本パーキンソン病・運動障害疾患学会（MDSJ）のイブニングビデオセッションで，若年女性で激しい不随意運動を呈する卵巣奇形腫に伴う脳炎が呈示された．このビデオ症例と全くよく似た顔と不随意運動であったため，再度，骨盤 CT，MR 所見（入院 3 か月後）を自施設の放射線科部長にみてもらったところ直径 3 cm 大の卵巣奇形腫の診断であった．また，自施設の産婦人科部長にもみてもらったが，同意見であった．

治療

米国ペンシルベニア大学の Dalmau 教授に髄液検体を送付したが，入院時の髄液抗 NMDA 受容体抗体は強陽性であった．この抗体を除去する目的で，入院 7 か月後に単純血漿交換（PE）を 6 回施行したが，一時的に全身けいれんが増加した．PE 施行 20

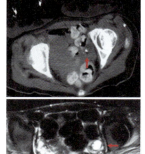

図 1 入院 3 か月後の卵巣奇形腫の CT（上段）と MR-T2WI 画像（下段）
上段：左卵巣に石灰化像（矢印）を認める，下段：左卵巣内に高信号域病巣（矢印）を認める．

日後，感情失禁が出現し，50日後に音楽に対する反応が出現した．入院10か月後，左卵巣，付属器摘出術を施行した（成熟卵巣奇形腫3cm大）．術後に一時的に舌・両手の不随意運動が増強した．7日後に音楽に合わせてリズムをとるような動きがみられた．2週後に視覚反応，3週後に後弓反張や全身けいれんが一時的にみられた．8週後に母親の声に反応あり，12週後に上肢挙上時にカタレプシー様反応がみられたが，その後全身けいれんは消失した．

最終診断　卵巣奇形腫を伴った抗NMDA受容体脳炎

解説

1997年Nokuraらは，卵巣未熟奇形腫切除後に著明に改善した可逆性辺縁系脳炎の症例を報告した[1]．その後，散発的に卵巣奇形腫に随伴した傍腫瘍性辺縁系脳炎が報告されてきた．2005年Dalmauらのグループは，精神症状，けいれん，記憶障害，遷延性意識障害，中枢性低換気を特徴とする脳炎を発症し，卵巣奇形腫を合併した9例の臨床所見と血液，髄液に新規の抗神経抗体が存在することを報告した[2]．2007年彼らは，抗体が認識している抗原は神経細胞膜上に発現したNMDA受容体（NMDAR）NR1/NR2 heteromerからなるepitopeであり，卵巣奇形腫関連傍腫瘍性抗NMDAR脳炎であるとして，12例を報告した[3]．さらに，彼らは100例の抗NMDAR脳炎の臨床的研究と抗体の効果について検討した[7]．卵巣奇形腫は非常に小さいものから巨大なもの（1〜22cm）まである．われわれの経験した患者は当初は正常卵巣であると解釈されたが，CT上の卵巣の石灰化病巣に留意しなければならない．

治療と予後

免疫療法として，ステロイドパルス療法，大量免疫グロブリン静注療法（IVIg），血漿交換が選択される．卵巣腫瘍が存在する場合は早期の腫瘍摘出術が施行されるべきである．

当院で経験した2例とも卵巣奇形腫の存在に気づくのが遅く，切除が発症1年以上経過してから施行された．このような場合は予後がよくないことが報告されている．また，腫瘍が切除されずに経過した症例では非常に回復が遅かったと報告されている．腫瘍が検出されない患者，再発性腫瘍の患者，合併する腫瘍がない患者では症状が再発しやすい．さらに上記の治療に反応しなかった17例中13例は中枢神経系の免疫介在性疾患に有効なシクロホスファミド，リツキシマブまたは両者に反応した[7]．

> **教訓**
>
> ❶ 放射線科医の画像診断はすべて正しいとは限らないので，疑問画像については，放射線科責任者に問い合わせる（現在は神経内科，脳神経外科，放射線科合同で，定期的に神経放射線カンファレンスを開催し，問題症例を提示し，討議を行っている）．
>
> ❷ 辺縁系脳炎を呈する女性患者に遭遇したときには，必ず卵巣奇形腫の存在を検索しなければならない．卵巣奇形腫が小さくて見逃されることがあり，注意を要する．
>
> ❸ 早期の免疫療法と腫瘍摘出により神経症状の回復が期待できる．認知機能の回復は非常に緩やかであるため，患者の長期のケアが必要となる．

エラーのタイプ

認知エラー：①カテゴリー：不完全な知識，タイプ：不十分な，欠陥のある知識基盤，定義：関連疾患の知識不足　②カテゴリー；不完全な情報収集，タイプ：無効な，不完全な，誤った精密検査，定義：検査やコンサルトの計画・調整の問題
システムエラー：放射線科読影システムの問題

■ 文献

1) Nokura K, et al：Reversible limbic encephalitis caused by ovarian teratoma. Acta Neurol Scand 95：367-373, 1997
2) Vitaliani R, et al：Paraneoplastic encephalitis, psychiatric symptoms, and hypoventilation in ovarian teratoma. Ann Neurol 58：594-604, 2005
3) Dalmau J, et al：Paraneoplastic anti-N-methyl-D-aspartate receptor encephalitis associated with ovarian teratoma. Ann Neurol 61：25-36, 2007
4) Sansing LH, et al：A patient with encephalitis associated with NMDA receptor antibodies. Nat Clin Pract Neurol 3：291-296, 2007
5) Iizuka T, et al：Anti-NMDA receptor encephalitis in Japan：long-term outcome without tumor removal. Neurology 70：504-511, 2008
6) 飯塚高浩，他：抗NMDA受容体脳炎－臨床徴候とその病態生理．Brain Nerve 60：1047-1060, 2008
7) Dalmau J, et al：Anti-NMDA-receptor encephalitis：case series and analysis of the effects of antibodies. Lancet Neurol 7：1091-1098, 2008
8) Dalmau J, et al：Clinical experience and laboratory investigations in patients with anti-NMDAR encephalitis. Lancet Neurol 10：63-74, 2011
9) https://www.youtube.com/watch?v=Juwtf3lJErY
   YouTubeで患者の不随意運動のビデオを見ることができるが，本症例と比べると，不随意運動は軽度である．

> Memo　発熱，性格変化を呈し，その後に著明な不随意運動を呈した患者

　上記症例を経験した翌年に同様症例を経験したが，早期の IVIg，卵巣奇形腫を含む付属器摘出手術を施行し，完治した．一般病院にいると，新しい海外文献を読むという機会は少ないので，学会で新しい情報を得たり，専門家に相談したりしている．なお，ホラー映画『エクソシスト』に出てくる「悪魔憑き」少女は，抗 NMDA 受容体脳炎患者がモデルになったと考えられている[1,2]．また，ニューヨーク在住の女性新聞記者がこの疾患に罹患し，闘病記が書かれ，和訳本も出版されている[3]．当初は卵巣奇形腫が多かったが，症例が増すにつれ，卵巣奇形腫が約 40%となった．てんかん，統合失調症，単純ヘルペス脳炎でも陽性になる場合が報告されている．

■ 症例

　27 歳女性．1997 年某日発熱 38〜39.0℃，数日間あり，発症 4 日後何度も同じことを聞くようになった．翌朝より落ち着きがなく，性格変化が出現したため，入院した．入院時現症：一般理学的所見は発熱以外に特記すべきことなし．神経学的所見：精神状態：急に笑う，大声を出す，暴れる．見当識障害（時，場所）あり，計算不可，項部硬直は軽度，脳神経：特に異常なし，運動系：麻痺はなし，感覚系：正常，病的反射はなし．一般的検査：特に異常なし，髄液：初圧；22 cmH$_2$O，細胞数 1,029/3/μL，蛋白 50 mg/dL，脳 MRI は正常．

■ 初期診断

　原因不明の脳炎：単純ヘルペス脳炎が最も疑われた．

■ 入院後の経過

　入院第 1 病日奇声を発し，口頭指示に対する反応はなかった．グリセロール，アシクロビルを投与し，メチルプレドニゾロンパルス療法を施行した．第 2 病日，てんかん重積状態となり，ミダゾラムを投与した．第 5 病日，免疫グロブリンを 1 g×5 日間投与した．下顎の不随意運動，左右に歯ぎしり様運動がみられ，呼吸状態が悪化したため，気管挿管を施行し，人工呼吸器管理となった．両上肢のジストニア様不随意運動がみられた．第 14 病日，口をもぐもぐする，ねじれるような両手の動き，全身けいれんと不随意運動が顕著となった．第 50 病日，髄液は正常化した．第 410 病日まで，フェニトイン，ミダゾラムを併用，その後に不随意運動は消失し，全身けいれんも消失した．

■ 追加検査

　脳波：sporadic θ wave が初期に認められたが，入院 1 年 2 か月後には速波に変化した．脳 MRI は前頭葉，側頭葉中心に萎縮が進行した．

【卵巣腫瘍】発症 6 か月後，卵巣腫瘍を CT にて検出した．経過観察のみであったが，入院 1 年 2 か月後の CT では卵巣腫瘍は増大し，尿路や消化管の圧迫がみられた．第 459 病日に卵巣腫瘍付属器摘出術を施行した．卵巣腫瘍は，20×20×15 cm（2.5 kg）大の巨大な腫瘍であり，病理では卵巣成熟奇形腫であった．

【術後経過】術後，ウィーニング後に抜管できた．第 474 病日（手術約 2 週後），表情が出てきた．第 475 病日うなずきがあり，離握手は右手が可能，上肢挙上が可能となった．第 481 病日（1 年 4 か月）発語，名前可能，歩行は短距離，監視レベルで可能となった．知的機能低下は高度であった．入院後 2 年 1 か月後頃より失語症状はかなり改善し，生活状態も以前の生活に近くなってきた．

■ 最終診断
卵巣奇形腫に伴う辺縁系脳炎（抗 NMDA 受容体脳炎：抗体は未測定）

■ 解説
　当時は，原因不明の脳炎であり卵巣奇形腫を合併していた．非常に残念なことには，この症例の学会発表はされていなかった．2 例目を経験したときに，その患者を担当していた看護師が同様症例を以前に受け持っていたことに気づき，患者名を教えてもらい，紙カルテを探した．廃棄直前のカルテが見つかり，なんとか医療情報を得ることができた．特異な症例は少なくとも学会発表しておくべきであると肝に銘じておくべきである．

■ 文献
1) 鈴木重明，他：辺縁系脳症の新たな展開：抗 NMDA 受容体脳炎の進歩を中心に．日本臨床免疫学会誌 36：86-94, 2013
2) Sébire G：In search of lost time from "Demonic Possession" to anti-N-methyl-D-asparate receptor encephalitis. Ann Neurol 67：141-142, 2010
3) スザンナ・キャハラン：脳に棲む魔物．KADOKAWA, 2014

Memo　認知反応傾向の種類⑨

　複数の代替バイアス（multiple alternatives bias）：鑑別診断に関する多数の選択肢は，かなりの対立と不確実性につながる可能性がある．そのプロセスは，医者がよく知っている，より小さな小集団に戻ることにより単純化されるかもしれないが，他の可能性の不十分な検討をもたらすかもしれない．一つのそのような戦略が，3 つの診断鑑別である：「それは多分 A でしょう，しかし，それは B であるかもしれない，または，私は C を知りません．」．このアプローチは若干の経験則的な価値を持っているが，疾患が C カテゴリーに入り，十分に追及されなければ，いくつかの重大な診断がなされることができるという機会を最小限にするだろう．

第2章 頭痛

16 急激な後頸部痛で目覚め，胸部以下のしびれが出現した患者

症例

　60歳男性．糖尿病，高血圧症，高尿酸血症，慢性心房細動の治療で通院中で，ワルファリン3mgを服用していた．X年10月20日午前4時頃，後頸部痛で目覚めた．胸の辺りから下でしびれ感が出現し，両下肢が時々ピクッと動くようになり，入院した．現症：血圧154/98mmHg，脈拍68/分，不整，ほかは異常なし．神経学的所見：意識清明，項部硬直はなし，脳神経は正常，運動系は脱力はなし，両下肢にミオクローヌス，深部腱反射：両下肢で軽度亢進，両バビンスキー徴候陽性，感覚系：Th4以下で触覚軽度低下，両下肢の振動覚軽度低下，冷覚はTh4以下で軽度から中等度低下，痛覚は異常なし，異常感覚はTh10以下，後頸部～後頭部の自発痛，排尿障害あり．

初期診断

　下部頸髄～上部胸髄の**脊髄血管障害**．後頭部痛，両側錐体路徴候，Th4以下の冷覚低下，下肢の振動覚障害のため，脊髄梗塞のうち，**後脊髄動脈症候群**が考えられた．

入院後の経過

　脊髄梗塞として治療を開始した．第1病日の頸椎CTにてC3レベルの脊柱管後部で高吸収域を認めた（図1）．第2病日には後頸部痛以外の神経症状はほぼ改善した．第3病日での頸椎MRI（図2）にて脊髄硬膜外血腫が診断され，抗凝固薬は中止した．

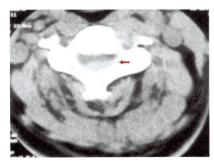

図1　頸椎CT（第1病日）
C3レベルで脊柱管後部の高吸収域を認めた（矢印）．

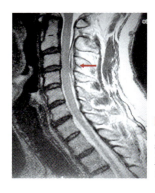

図2　頸椎 MRI-T2WI（第3病日）
C3 から C4 にかけて，高信号域（一部は低信号域）を呈した脊髄硬膜外血腫を認めた（矢印）．髄内病変は明らかではなかった．

最終診断　後脊髄動脈症候群症状を一過性に呈した特発性脊髄硬膜外血腫（SSEH）

解説

　神経学的所見での病巣部位は Th4 以下であり，実際の病巣部位はかなり上の上部頸髄であった．深部覚障害，冷覚障害を呈し，下肢の運動麻痺はなかったが，深部腱反射の軽度亢進があり，錐体路徴候と解釈され，脊髄梗塞による後脊髄動脈症候群であると臨床的に診断した[1-3]．頸椎 CT にて，C3 レベルで脊柱管後部に高吸収域を認めたが，脊髄硬膜外血腫とは診断しなかった．

　病歴から心房細動に対する抗凝固療法が症状の発現に関与した可能性が推定された．特発性脊髄硬膜外血腫（spontaneous spinal epidural hematoma：SSEH）の症状として本例は非典型的であり，当初は脊髄梗塞として治療を開始した．実際は出血であり，治療法が異なるので，後脊髄動脈症候群類似の症状を呈する場合には鑑別診断として，SSEH も考慮する必要がある．幸いなことには，抗凝固薬の治療にかかわらず，血腫の増大もなく，神経症状も一過性であった．本例の頸髄の硬膜外の腫瘍性病変は明らかな外的侵襲がなかったため，SSEH と推定された．

　SSEH はまれな疾患であると考えられていたが，MRI の普及とともに症例の報告例は増加している[4-7]．典型的な症状は弛緩性麻痺，全感覚障害，膀胱直腸障害などをきたす．本例では主に感覚障害を認めた．痛覚は正常だが，冷覚に異常を認め，後索の圧迫の程度の差によるものと推定された．運動麻痺は認めなかったが，時に出現した両下肢のミオクローヌスや深部腱反射の亢進，病的反射の出現は錐体路障害を示唆した．排尿障害も認めた．これらの症状は一過性であり，発症翌日には消失した．以上より SSEH の症状としては後脊髄動脈症候群様の症状を一過性に呈していたと推定された．機序としては血腫が後脊髄動脈を圧迫したことによる血流不全のために一過

性の虚血が生じたと推定された．

> **教訓**
>
> ❶ ワルファリンを服用している場合は，特発性脊髄硬膜外血腫を含む出血性の脊髄疾患も鑑別診断に入れておく．
> ❷ 後脊髄動脈症候群を呈した場合には，特発性脊髄硬膜外血腫も念頭におき，緊急頸椎〜胸椎 MRI 検査を施行すべきである．

> **エラーのタイプ**
>
> 認知エラー：①カテゴリー：不完全な知識，タイプ：不十分な，欠陥のある知識基盤，定義：関連疾患の知識不足　②カテゴリー：不完全な情報処理，タイプ：間違った検出または感知，定義：症状，徴候，所見は注目すべきであるが，臨床医はそれを見逃す

■ 文献

1) Hamano T, et al：Posterior thoracic spinal cord infarction：complication of thoracoabdominal aortic aneurysm. Eur Neurol 44：59-60, 2000
2) 守谷新，他：後脊髄動脈症候群の2例．臨床神経 51：699-702, 2011
   解説▶ 後脊髄動脈症候群とは後脊髄動脈支配域の閉塞性血管障害により起こり，後索や後角を主病変とする急性脊髄症候群である．基本的な症候として以下が挙げられる．
   (i) 後索病変による病変レベル以下の深部感覚障害
   (ii) 後角病変による病変髄節レベルの全感覚脱失
   (iii) 病変が後側索にまで波及すると，錐体路障害による種々の程度の運動麻痺
   (iv) 早期からの膀胱直腸障害
   これらの症状が突然疼痛とともに出現するのが特徴である．
3) 井戸川美帆，他：拡散強調画像が診断に有用であった頸髄梗塞の1例．北海道脳神経疾患研究所医誌 19：65-68, 2008
   解説▶ 脊髄梗塞の早期診断において拡散強調画像，ADC mapの検討が有用であった．前脊髄動脈症候群の臨床的特徴として，①急速に発現する対麻痺または四肢麻痺，②障害部以下の解離性感覚障害，③早期から出現する膀胱・直腸障害などが挙げられる．従来，前脊髄動脈症候群の臨床的診断には解離性感覚障害の存在が必須とされていた．しかし，近年 MRI など画像診断の向上により，脊髄梗塞の診断が容易になってからは，解離性感覚障害を欠くなど非定型例の報告が増えている．
4) 原直之，他：特発性脊髄硬膜外血腫の16症例の臨床分析 —脳卒中との類似点を中心に—臨床神経 54：395-402, 2014
   解説▶ 初診時に片麻痺を示す症例が10例(62.5%)で，ホルネル症候群を4例(25%)，無痛性の発症を1例(6.3%)認めた．また激痛発症で迷走神経反射による意識障害をきたし，くも膜下出血様の症例も認めた．MRI 画像が確定診断に有用であり，好発部位は頸髄下部であった．横断像では血腫は，左右どちらかに偏った楕円形が多く，偏在性の脊髄圧迫が片麻痺出現の要因である．発症は活動時に多く，関連要因は，抗血栓薬内服，C型肝炎，慢性腎不全などを認めた．急速進行例は，緊急手術の適応になるが，保存的治療も可能であり，予後も良好であった．
5) Liu Z, et al：Spontaneous spinal epidural hematoma：analysis of 23 cases. Surg Neurol 69：253-260, 2008

解説▶ 特発性脊髄硬膜外血腫の最初の神経学的状態と進行する間隔が予後と相関し，12時間以内の進行例では予後が悪いことを予測する．MRIでの脊髄浮腫は悲観的な予後を予測する．長大な血腫は予後が悪い．主要な治療は外科的介入であり，神経学的状態の悪化を避けるためにできるだけ早く手術すべきである．患者の神経学的障害が初期に改善する場合以外は，保存的治療は考慮されない．

6) 堀紀生，他：後脊髄動脈症候群様症状を一過性に呈した特発性脊髄硬膜外血腫の1例．臨床神経 43：237, 2003
7) 香川賢司，他：頸部痛ならびに片麻痺で発症し自然治癒した特発性脊髄硬膜外血腫の1例：MRIでの血腫の経時的変化．脳卒中 34：89-93, 2012

Memo　認知反応傾向の種類⑩

不作為バイアス(omission bias)：無為の方への傾向，そして，無害の原理に根ざしている．後から振り返って考えれば，疾病の自然な進行で発生したイベントは，医師の行為に直接的に起因するかもしれないものよりは，より許容できる．バイアスはしばしば何もしないことと関連した強化により維持されている可能性があるが，致命的であると判明するかもしれない．不作為バイアスは，作為バイアスより典型的に多い．

順序効果(order effects)：情報移動はU関数である：私達は，開始部分（初頭効果）または終わりを覚えている傾向がある（新近性効果）．初頭効果は，アンカーリング(anchoring)によって増大する．患者，看護師，または他の医師から移行される情報が評価される介護の移行において，それが提示された順序に関わらず，すべての情報に対する十分な配慮をするように注意を払うべきである．

アウトカムバイアス(outcome bias)：悪い結果と関連する悔しさを避け，それと関連した診断よりも，よい結果をもたらす診断の決定を選択する傾向．医師はそれらが起こるかもしれないと本当に考えているものよりも，起こることを期待しているものを，意思決定において，より強い可能性を表すという，価値バイアスの一型である．これは重大な診断が最小限に評価される結果になる可能性がある．

第 2 章　頭痛

17 肝障害後に頭痛，発熱，構音障害を呈した患者

症例

　36歳男性．既往歴は特になし，海外渡航歴なし．X年8月19日微熱，24日A病院受診，肝障害（AST 214 IU/L，ALT 198 IU/L，CRP 2+）を指摘された．9月10日高熱，頭痛，嘔吐，12日B病院入院，髄液：細胞数 46/3/μL（多形核球（P）/単核球（M）= 25/31），蛋白 43 mg/dL，無菌性髄膜炎と診断され，アシクロビルが投与された．16日夕方，構音障害，全身状態が悪化した．髄液検査：細胞数 165/3/μL（P/M=16/149），蛋白 50.8 mg/dL，18日に当院に転院した．

　一般理学所見：異常なし，体温 36.9℃，神経学的所見：意識清明，項部硬直なし，脳神経：眼球運動正常，瞳孔正常，構音障害なし，運動系：麻痺なし，感覚系：正常，病的反射：なし．検査：WBC 6,500/μL，CRP 陰性，ESR 28 mm/分，AST 29 IU/L，ALT 44 IU/L，ALP 291 IU/L，甲状腺機能：正常，髄液検査：細胞数 114/3/μL（P/M=0/100），蛋白 36 mg/dL，糖 61 mg/dL，IgG 5.2 mg/dL，IgG index 0.99，ADA 1.5 U/L，Herpes simplex IgM（−），EBV-PCR（−），Tb-PCR（−）

初期診断　原因不明の**無菌性髄膜炎**（単核球優位の細胞増多を呈し，発熱，頭痛があるが，意識障害を認めなかった）

入院後の経過

　9月21日（第34病日）嘔気，24日（第37病日）ふらつき感，座位でふらつきあり，26日（第39病日）構音障害軽度，眼球運動；saccadic，指鼻試験：正常，踵膝試験：左軽度低下，閉脚歩行軽度，ロンベルグ徴候（−），27日（第40病日）指鼻試験，踵膝試験の悪化あり．髄液検査：細胞数 170/3/μL（P/M=0/100），蛋白 33 mg/dL，糖 68 mg/dL，29日（第42病日）継ぎ足歩行困難，脳血流シンチ（SPECT）：両側小脳半球〜虫部の中等度の血流増加から小脳炎と判断した（図1），30日（第43病日）ステロイドパルス療法開始（3日間），血清抗サイトメガロウイルス（*Cytomegalovirus*：CMV）抗体 IgM 陽性が判明した．10月4日（第47病日）髄液：抗 CMV 抗体 IgM 陽性が判明したため，CMV の初感染と診断し，初期の肝障害は CMV による肝炎と診断した．ガンシクロビル 500 mg/日投与開始した（14日間）．髄液：CMV-IgM 1.99，IgG（−），白血球 CMV 抗原（−），抗 HIV 抗体（−），17日（第60病日）小脳症状の悪化はなし．髄液検査：細胞

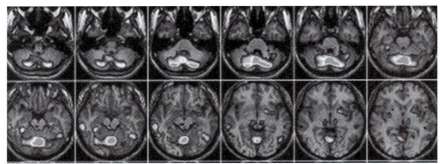
9月29日(第42病日)

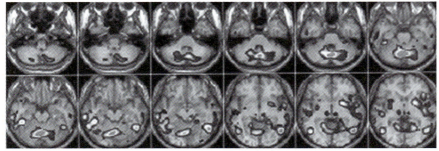
10月25日(第68病日)

図1 脳血流シンチグラフィ(SPECT)
第42病日でみられた両側小脳血流増加が第68病日では改善していた．

数 39/3/μL(P/M＝3/97)，蛋白 27 mg/dL, 糖 61 mg/dL, 25日(第68病日)SPECT：両側小脳半球〜虫部の血流増加の減少(図1)．体幹失調，構音障害は軽度になった．翌年1月体幹失調はごく軽度となったが，軽度の構音障害，手の姿勢時振戦がみられた．第267病日に撮影した脳MRI画像で，驚くべきことに両側小脳萎縮がみられた(図2)．また，血清CMV-IgM抗体は数年間高値を示したが，原因不明であった．

最終診断　サイトメガロウイルスによる小脳炎

解説

　当初は通常の無菌性髄膜炎と診断していた．初期の肝障害はサイトメガロウイルス(CMV)肝炎であり，その後に髄膜炎，小脳炎をきたしたものと解釈された．文献を調べると，健常成人におけるCMVによる小脳炎の報告は非常にまれであった[1]．一般にウイルス感染症による急性小脳炎は予後がよいが，本例では感染1か月後から小脳症状が出現し，SPECTにて小脳の血流増加を認めた．ステロイドパルス療法，ガンシ

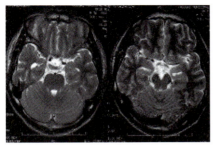
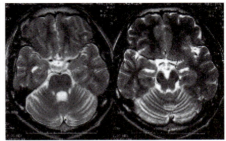

X 年 9 月 20 日（第 33 病日）　　　X＋1 年 5 月 12 日（第 267 病日）

図 2　頭部 MR-T2WI
第 267 病日の画像で両側小脳萎縮が観察された．

クロビルを使用したが，症状の改善は緩徐であり，発症数年後でも軽度の体幹失調と構音障害を認めた．SPECT が病態把握に有効であった．約 9 か月後の脳 MRI にて両側小脳萎縮がみられたが，成人の小脳萎縮をきたす疾患として，インフルエンザによるものに加えて，まれではあるが，CMV によるものも頭に入れておく必要がある[2,3]．

教訓

❶ 病因はまず一元的に考えよ．
❷ サイトメガロウイルスによる小脳炎も起こりうる．
❸ ウイルス感染による小脳炎で萎縮がみられることがある．脳 MRI で異常所見がない場合には，脳血流シンチ（SPECT）検査が病態把握に有効である．

エラーのタイプ

認知エラー：①カテゴリー：不完全な知識，タイプ：不十分な，欠陥のある知識基盤，定義；関連疾患の知識不足

■ 文献

1）中島一夫，他：血清サイトメガロウイルス抗体価の上昇を認めた急性小脳失調症の成人例．神経内科 57：334-336, 2002
　解説▶ 16 歳男性，言語障害，書字障害，歩行障害で発症．髄液：正常．急性期の血清，髄液の CMV-IgM 抗体が陽性，脳 MRI：正常．ステロイドパルス療法は無効，徐々に失調性歩行は改善，神経症状発現 5 週後には完治した．
2）平山幹生，他：健常成人におけるサイトメガロウイルス性小脳炎の 1 例．神経治療 23：281, 2006

3）石川剛久，他：A型インフルエンザ感染後に急性小脳炎を呈し，MRIにて小脳皮質病変がみとめられた1成人例．臨床神経 46：491-495, 2006
解説 ▶ A型インフルエンザ感染後に急性小脳炎を呈した25歳女性．髄液では細胞数・蛋白とも増加し，4倍以上のH3N2抗体価変動を認めた．T2強調MRI画像では小脳皮質の高信号化を，SPECTでは小脳の血流低下を認めた．A型インフルエンザ感染に伴う急性小脳炎と診断した．ステロイドパルス療法後，症状は部分的に軽減したが，MRIの小脳皮質病変，体幹運動失調，髄液細胞増多については遷延した．

4）Arribas JR, et al：Cytomegalovirus encephalitis. Ann Intern Med 125：577-587, 1996
解説 ▶ 小脳炎の症例は記載されていない．676例：85%HIV，12%ほかの原因の免疫不全，3%（21例）健常，免疫不全でない患者の症状：発熱，頭痛，混迷症候群，けいれん，昏睡，失語，または不全失語，脳神経麻痺，髄液：リンパ球の軽度増多，蛋白の軽度増加，予後（11例）：2例；急性期に死亡（micronodule encephalitis, necrotizing encephalitis），1例；慢性期に死亡，6例；完全回復，2例；部分的改善（記憶障害，不全失語）

Memo　認知反応傾向の種類⑪

自信過剰バイアス（overconfidence bias）：自分が知っているよりも，もっと多くのことを知っていると思う普遍的な傾向．自信過剰は不完全な情報，直観力または予感で行動する傾向を反映する．慎重に集めた証拠の代わりに，過度の信念が意見に入れられる．バイアスはアンカーリング（anchoring）と利用可能性（availability）により増大され，そして，支配的な作為バイアス（commission bias）があるときには，悲惨な結末が起こる場合がある．

第2章 頭痛

18 近医にて高血圧性脳症の診断を受け，頭痛が改善しなかった患者

症例

　57歳男性．既往歴として，高血圧症，10年前に車の追突事故でむち打ち．8月5日から頭部〜頸部に張りがあり．目頭，首筋が痛くなり，1時間じっと座っていると，我慢ができなくなるが，横になるとおさまる．6日近くの病院に入院し検査を受けたが，異常はなかったため，高血圧性脳症の診断であった．12日退院したが，症状の改善はなかった．28日めまいがしたため，31日当院神経内科を受診した．現症：血圧 140/86 mmHg，意識清明，脳神経；左向き一方向性眼振以外は神経学的検査は正常．

初期診断　他院での診断は**高血圧性脳症**（ただし，詳細は不明）

当院での診察

　むち打ち障害の既往と座位になると，頭痛が増強し，横になると頭痛は改善する，起立性頭痛があることから低髄液圧症候群（脳脊髄液漏出症，脳脊髄液減少症）を疑った．

　脳MRI：軽度の慢性硬膜下水腫（図1），小脳テントなどの硬膜の造影増強，脳幹・小脳の尾側へ偏位が軽度（図2）．RI cisternography：明らかな漏出部位は同定できないが，トレーサーの排泄は亢進していた．

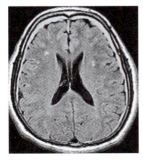

図1　脳MRI-FLAIR画像

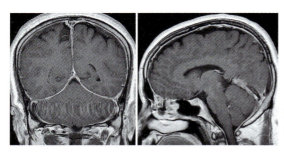

図2 脳MRI
造影T1WIにて硬膜の造影増強がみられる.

最終診断　特発性低頭蓋内圧性頭痛（脳脊髄液漏出症，低髄液圧症候群）

解説

　頭痛の鑑別診断として，低髄液圧症候群を見逃さないようにする．起立性頭痛と臥位にての頭痛の軽減・消失が特徴的である．MRI単純・造影検査が診断に有用である[1,2)]．

　『国際頭痛分類 第3版 beta版』によると，「脳脊髄液漏出性頭痛」の診断基準では，「C. 頭痛は手技または外傷の時期に一致して発現した」という項目があり，本例ではむち打ち損傷の既往があるものの，頭痛の発症は最近であるため，該当しない[2)]．また，「特発性低頭蓋内圧性頭痛」の診断基準では，「頭痛は低髄液圧もしくは髄液漏出の発現時期に一致して発現した，または頭痛がその発見の契機となった」のうち，後者が該当するので，最終診断となった[2)]．

教訓

❶ 頭痛の鑑別診断として低頭蓋内圧性頭痛を忘れるな．
❷ 起立性頭痛は問診が重要である．

エラーのタイプ

認知エラー：①カテゴリー；不完全な知識，タイプ；不十分な，欠陥のある知識基盤，定義：関連疾患の知識不足　②カテゴリー；不完全な情報収集，タイプ；無効な，不完全な，誤った病歴と理学的診察，定義：最初の面接と診察で適切な情報を得ることができない　③カテゴリー；不完全な情報処理，タイプ；間違った検出または感知，定義：症状，徴候，所見は注目すべきであるが，臨床医はそれを見逃す　④カテゴリー；不完全な検証，タイプ；早期閉鎖，定義：一度，最初の診断がつくと，他の可能性を考えることができない

■ 文献

1) 松本英之, 他：脳脊髄液減少症. 日内会誌 100：1076-1083, 2011
   解説▶ 脳脊髄液の減少により, 頭痛, 頸部痛, めまい, 耳鳴, 視機能障害, 倦怠・易疲労感などさまざまな症状を呈する疾患と定義される. 本疾患の診断に有用な画像診断法には, 頭部 MRI や RI 脳槽・脊髄腔シンチグラムが挙げられ, 治療は安静臥床, 輸液による保存的治療と硬膜外自家血注入療法が一般的である. 脳脊髄液減少症は未だ医療関係者の間でも十分に認識されているとは言い難く, しばしば誤った診断, 治療がなされている.
2) 日本頭痛学会：国際頭痛分類第 3 版 beta 版, p87-88, 医学書院, 2014
3) 日本頭痛学会：国際頭痛分類第 3 版 beta 版, p130, 医学書院, 2014
   解説▶ 高血圧性脳症は, 180/120 mmHg 以上の持続的な血圧上昇があり, 錯乱, 意識レベルの低下, 全盲状態を含む視覚障害やけいれんのうち少なくとも 2 症状を示す. 高血圧性脳症は, 代償性脳血管収縮がもはや血圧上昇による過灌流を防止できなくなった場合に発症すると考えられる. 正常な脳循環自動調節能がなくなると, 血管内皮の透過性が高まり, 脳浮腫が生じる. MRI ではこれはしばしば頭頂-後頭葉白質において顕著に現れる. 慢性高血圧を有する患者の高血圧性脳症では, 通常拡張期血圧が 120 mmHg を超え, キース・ワグナー(Keith-Wagner)分類にグレード III ないし IV の高血圧性網膜症を伴うが, 従来正常血圧であった人では 160/100 mmHg という低い血圧でも脳症の徴候を呈する場合がある. 高血圧性網膜症は, 発症時は発見できない場合がある.

Memo 認知反応傾向の種類⑫

賭けをすること(playing the odds)：(また, **頻度ギャンブル frequency gambling** として知られている)曖昧な, または, 不明瞭な症状において, 診断が重篤なものよりは, 可能性が極めて高いという根拠に基づいて, 良性の診断を選ぶ傾向. 多くのよくある, 良性疾患の徴候がより重篤でまれな疾患によく似ているという事実により, その傾向は一層ひどくなる. その戦略は無意識か, または意図的であり, 最悪のシナリオ除外戦略とは全く正反対である(基準確率の無視 base-rate neglect を参照).

第 3 章

めまい

第3章 めまい

19 回転性めまい，嘔吐で初発し，入院翌日に急変した患者

症例

　61歳男性．49歳時に心筋梗塞，50歳時に糖尿病の既往歴あり．12月中旬，夜間急に回転性めまいが出現し，気分が悪くなったため，救急外来を受診した．頭を動かすとめまいがひどくなった．耳鳴，難聴，頭痛はなかった．点滴にて少し嘔気が軽減した．翌早朝，点滴終了後に立ち上がろうとしたら，ふらつき感があり，立つことができなかったため，入院した．

　入院時の意識は清明，脳神経：眼球運動制限はなし，右向き一方向性水平性，回旋性眼振が中等度にあり，耳鳴，難聴，構音障害はなし．運動系：麻痺はなし，小脳系：指鼻試験，踵膝試験正常，立位・歩行不能．病的反射はなし．感覚障害はなし．

初期診断

　一方向性水平性回旋性眼振を認め，四肢の運動失調を認めなかったため，**末梢性前庭性めまい**と診断した．しかし，糖尿病があり，頭部CT(図1)で左椎骨動脈の石灰化を認めたため，オザグレルを投与した．

入院後の経過

　入院同日の午後，頭痛があり，めまいは軽度であった．入院翌日午前1時すぎに頭痛の悪化を訴えたため，鎮痛薬を投与した．午前7時すぎに急変，JCS 300，いびき様呼吸を認めたため，緊急頭部CT検査を行った．

　すると，閉塞性水頭症(図2)，両側小脳梗塞(図3)を認めた．脳神経外科にコンサ

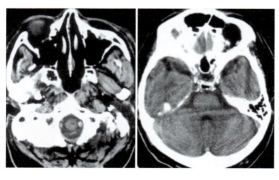

図1　頭部CT①
左椎骨動脈の石灰化を認めた．

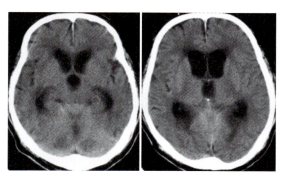

図2　頭部CT②
両側側脳室，第3脳室が拡大し，閉塞性水頭症を示した．

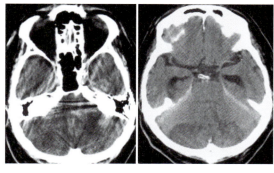

図3　頭部CT③
両側小脳梗塞[PICA(posterior inferior cerebellar artery)領域]，第4脳室が閉塞していた．

ルトしたが，経過観察となった．抗浮腫薬を投与したが，9時30分呼吸停止，心室細動出現，気管挿管したが，夕方に死亡した．

最終診断　両側小脳梗塞

解説

めまい患者は，めまいの点滴をしても歩けない場合，入院の適応となり，緊急脳MRI検査の適応である．この当時は時間外の緊急MRIをとることができなかった．この症例を経験してからは，夜間帯でもMRI検査ができるようにした．

めまい患者に対する脳血管障害鑑別のポイントは以下のとおりである．

❶ めまいの持続時間

めまいの持続時間(秒単位～1日単位)によって下記の疾患が疑われる．

- 秒単位 ➡ BPPV(良性発作性頭位めまい)
- 分単位 ➡ TIA(一過性脳虚血発作)，片頭痛
- 時単位 ➡ TIA，メニエール病，片頭痛
- 日単位 ➡ 前庭神経炎，脳血管障害(特に小脳，脳幹)

❷ めまいの随伴症状

さらに随伴症状も併せて診ることで，疾患を絞り込むことができる．
- 一定の頭位で誘発，蝸牛症状や中枢神経系症状はなし→ BPPV
- 耳閉塞感，聴力低下，耳鳴を伴う→メニエール病
- 聴力低下を伴わず，数時間かけて増悪→前庭神経炎
- 危険因子の存在や前庭系以外の神経脱落症状→脳血管障害

❸ 眼振による鑑別

末梢性眼振は眼位，注視方向に関係なく，一方向性の水平性，回旋性眼振を示す．

中枢性眼振は多くの場合，注視方向性の水平性眼振がみられる．ただし，小脳梗塞に特有の眼振はないが，末梢前庭疾患を思わせる方向一定性眼振が時にみられる[1,2]．眼振の向きは患側のことが多く，短時間のうちに所見が変化する．なお，めまいが強いわりには眼振を認めない例も多い．

❹ 頭痛がある場合

PICA（後下小脳動脈）領域で生じやすく，程度も強く，患側後頭部にみられる．

本例の場合，めまいが日単位で持続し（❶），糖尿病という危険因子もあり（❷），方向一定性眼振がみられた（❸）．入院日に強い頭痛もみられ（❹），小脳梗塞を疑うこともできた．

> **教訓**
>
> ❶ 小脳梗塞に特有の眼振はないが，一方向性の眼振は小脳梗塞でもみられる．
> ❷ 歩行失調がみられる場合は小脳梗塞が疑われるので，躊躇せずに緊急脳 MRI 検査を施行せよ．
> ❸ 両側小脳梗塞では急性閉塞性水頭症をきたし致命的となる場合もあるので，後頭下減圧開頭術も検討せよ[3]．

> **エラーのタイプ**
>
> **認知エラー**：①カテゴリー；不完全な知識，タイプ；不十分な，欠陥のある知識基盤，定義；関連疾患の知識不足　②カテゴリー；不完全な情報処理，タイプ；症状，徴候の誤認，定義；一つの症状が他と間違えられる　③カテゴリー；不完全な検証，タイプ；状況を定期的に総括していない，定義；最初の診断後に状況が変化したかどうかを決定する新しいデータを収集していない
>
> **システムエラー**：①カテゴリー；組織的，タイプ；非効率的な過程，定義；標準化された過程が不要な遅延をもたらす（迅速経路の欠如；緊急脳 MRI 検査が施行できない）　②カテゴリー；組織的，タイプ；チームワークまたはコミュニケーション，定義；必要な情報またはスキルの共有の失敗

■ 文献

1） 藤本正也，他：急性期小脳梗塞の MRI 画像と臨床神経学的所見に関する検討．臨床神経 37：580-586, 1997
2） Lee H, et al：Cerebellar infarction presenting isolated vertigo：frequency and vascular topographical patterns. Neurology 67：1178-1183, 2006
3） Pfefferkorn T, et al：Long-term outcome after suboccipital decompressive craniectomy for malignant cerebellar infarction. Stroke 40：3045-3050, 2009
　　解説▶ 悪性小脳梗塞患者に対する後頭下減圧開頭術（suboccipital decompressive craniectomy：SDC）の長期の転帰について検討している．手術後，最初の 6 か月以内に 28％が死亡した．40％の患者が，その後に死亡し，8％の患者が重度の身体障害を呈した．40％の患者は機能的に独立していた．生存者の QOL は健常者に比べて，中等度に低下していた．脳幹梗塞のない生存患者の長期の転帰は容認できることが示されている．

Memo 小脳梗塞診断のピットフォール

脳卒中患者の検査〜確定診断においては下記の点がピットフォールになりうる.

① 臨床的検査
- 従来の血管性危険因子のない若い患者に脳卒中が発症することを認識できていない.
- 小脳性脳卒中の主訴の範囲を理解できていない.特に嘔吐が顕著な主訴になりうることを認識できていない.
- 神経学的検査所見を適切に施行し,正確に解釈することができていない〔特に歩行(失調)検査,眼振〕.
- 以前の神経学的,その他の医学的状態に過度に固執してしまう(例として片頭痛,多発性ニューロパチー).

② 診断検査
- 脳画像検査を施行できていない.
- 脳画像の限界を認識できていない(特に急性脳虚血における CT,まれに MRI).
- 潜在的な血管性病変を明らかにする検査を施行できていない.

③ 確定診断
- 臨床データを十分に説明する特定の診断に到達できていない.
- 外来での不明瞭な症例で院内観察を考慮できていない(入院させて経過観察するのが望ましい).
- 神経学的コンサルトができていない(疑わしい症例は神経内科医にコンサルトすべし).

■ 文献
1) Savitz SI, et al : Pitfalls in the diagnosis of cerebellar infarction. Acad Emerg Med 14 : 63-68, 2007

Memo 認知反応傾向の種類⑬

事後確率エラー(posterior probability error):疾病の可能性に対する医師の推定が,特定の患者で以前に起こったものにより過度に影響を受ける場合に生じる.それは,連続が継続することに医師が賭けているという点でギャンブラーの誤謬とは反対である.例えば,患者が各受診時に片頭痛と正確に診断される頭痛で,病院を5回受診すれば,6回目の受診でも片頭痛を診断する傾向である.ほとんどの患者の一般的なものは引き続き一般的であり,そして,診断される非良性の頭痛の可能性は事後確率によって低下する.

第3章 めまい

20 耳鼻科にて末梢性めまいにて入院した患者

症例

61歳男性．10月28日左手のしびれ，30日回転性めまい，嘔吐，左手のしびれの悪化はなく，耳鼻科に入院した．難聴，頭痛はなし．既往歴として，同年に喉頭癌にて気管切開．喫煙歴：40本/日．神経学的所見：耳鼻科での神経学的所見の記載は不十分であった．

初期診断 回転性めまいと嘔吐があり，歩行可能であったので，**末梢性めまい**として，耳鼻科に入院した．

入院後の経過

入院3日目に脳MRIを施行した（図1）．右延髄背外側に病変がみられたため，神経内科にコンサルトがあった．神経学的所見：意識清明，脳神経：右眼裂狭小，瞳孔正常，左三叉神経第1，2枝領域の痛覚低下，嚥下障害軽度，運動系：麻痺はなし，右上下肢運動失調軽度，感覚系：四肢体幹の痛覚障害はなし．

最終診断 ワレンベルク（Wallenberg）症候群（早川分類Ⅵ型，表1，図3を参照：四肢体幹の痛覚障害はなく，病巣と反対側顔面の痛覚障害のみを認めたため）

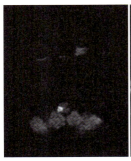
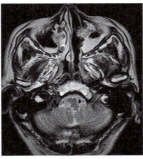

図1 脳MRI-DWI（左），T2WI（右）
右延髄背外側部に高信号域．

表 1 　早川らによるワレンベルク症候群の 6 分類[3-5]

Ⅰ型	背外側脊髄視床路，三叉神経脊髄根の障害によるもので病側顔面および対側体幹上下肢に解離性知覚障害が出現する．
Ⅱ型	背外側脊髄視床路，細径性三叉神経二次経路の障害によるもので対側顔面と対側体幹上下肢に解離性知覚障害が出現する．
Ⅲ型	背外側脊髄視床路，三叉神経脊髄根，細径性三叉神経二次経路の障害によるもので，両側顔面および対側体幹上下肢に解離性知覚障害が出現する．
Ⅳ型	背外側脊髄視床路の障害によるもので対側の体幹上下肢に解離性知覚障害が出現する．
Ⅴ型	三叉神経脊髄根の障害によるもので，病側顔面のみに解離性知覚障害が出現する．
Ⅵ型	細径性三叉神経二次経路の障害によるもので対側顔面に解離性知覚障害が出現する．

解説

　めまい患者では，ワレンベルク症候群を必ず除外しないといけないので，顔面・四肢・体幹の痛覚障害の有無を検査する．典型的な症候がある場合〔ホルネル（Horner）徴候，交代性解離性温痛覚障害，球麻痺症状など〕には診断は容易である．ワレンベルク症候群の非典型もあり，疑わしければ，脳 MRI 検査を施行すべきである[1-8]．初発症状の左手のしびれ感は痛覚異常であったかもしれない．第 5 病日の検査では異常はみられなかった．

教訓

❶ めまい患者の診察には顔面の痛覚障害とホルネル徴候の有無を検査すべし．
❷ 上下肢，体幹の痛覚障害がない場合がある．

エラーのタイプ

認知エラー：①カテゴリー；不完全な知識，タイプ；不十分な，欠陥のある知識基盤，定義；関連疾患の知識不足　②カテゴリー；不完全な知識，タイプ；不十分な，欠陥のある技能，定義；関連疾患の診断的技能の不足　③カテゴリー；不完全な情報収集，タイプ；無効な，不完全な，誤った病歴と理学的診察，定義；最初の面接と診察で適切な情報を得ることができない　④カテゴリー；不完全な情報処理，タイプ；症状，徴候の誤認

■ 文献

1）竹村考史，他：緊急入院を要しためまい症例 122 例の検討．耳鼻頭頸 81：627-631，2009
　解説▶ 神経学的所見を経時的に観察することは重要である．3 例は入院後に神経症状がみられた．耳鼻咽喉科の扱う症例は，当初は中枢所見のない例であるが，神経症状が遅れて発現することや嘔吐や強度のめまい感を呈する患者では全身的制約から症状・所見の把握が困難な場合がある．小脳の限局的梗塞ではめまいと眼振以外の神経症状を欠く isolated vertigo が存在することも報告されている．50 歳以上のめまい以外に神経学的所見のない急性の isolated vertigo のうち 25％は小脳梗塞であったとの報告もあり，MRI を行っていなければ見逃してしまう可能性を示唆している．7 例中残り 4 例は，神経症状

がみられず MRI を撮っていなければ中枢性病変を見逃した可能性があった．脳血管障害などの危険なめまいを見逃さないためには，頭部 MRI が必要となる．MRI を施行できる環境では，緊急入院を必要とするめまい症例に対して，スクリーニングとしての単純 MRI を考慮すべきかもしれない．

2) 伊藤彰紀：めまいの急患の取り扱いについて．高橋正紘（編）：めまい診療のコツと落とし穴，p12，中山書店，2005
3) 鶴岡延熹，他：Wallenberg 症候群の 3 症例．昭和医会誌，26：485-491, 1966
 解説▶ 早川らは表1の6型に分類している．
 以上の分類に従えば Wallenberg の記載した最初の症例はⅠ型に属し，最も定型的なものである．
4) 早川俊明，他：延髄疾患による知覚障害について．脳神経 7：200-207, 1955
5) 早川俊明：脳橋，延髄障害の臨床的研究．名古屋医学 76：381-403, 1958
6) 若山吉弘，他：糖尿病患者にみられた Wallenberg 症候群の 3 例 本邦 Wallenberg 症候群 213 文献例の検討．最新医学 28：336-343, 1973
7) 岩崎靖，他：目でみるトレーニング．medicina 41：1746-1751, 2004
8) 山田晋一郎，他：急性のめまいで発症する脳梗塞の初診時診断精度向上の試み—「めまいテンプレート」の有用性—．脳卒中 35：79-85, 2013
 解説▶ 名古屋第二赤十字病院神経内科，救急内科，総合内科合同の論文である．運動失調の検査として，単脚立位が開眼では不能であるという項目が取り入れられている．急性のめまいで発症する脳梗塞の初診時診断精度向上のため，非専門医向けの簡便な「めまいテンプレート」を作成・運用し，その有用性について検討した．急性発症のめまいを主訴に救急外来を受診した患者 487 例を対象として，その転帰などについて前向きに調査した．487 例のなかで，57 例（11.7％）が脳梗塞で，即日入院を指示された．脳梗塞 57 例のうち，6 例（10.5％）は入院時に頭部 MRI 拡散強調画像が陰性であったが，全例において初診時に脳梗塞を疑うことができた．救急外来で帰宅を指示された 394 例のうち 262 例（66.5％）は，後日，専門外来を受診し，脳梗塞でないことを再確認されていた．「めまいテンプレート」は，めまいで発症する脳梗塞の初診時診断精度を向上することができ，有用と考える．

「急性発症のめまい症で，以下の 1〜3 のいずれかを満たした場合」はコンサルトしてください
1. 感覚障害
 顔面や四肢体幹に自覚的な感覚障害がある　　　○無　　○有
 他覚的な温痛覚障害がある　　　　　　　　　　○無　　○有
2. 運動失調
 指鼻指試験，膝踵脛試験にて左右差がみられる　○無　　○有
 単脚立位が開眼では不能である　　　　　　　　○無　　○有
3. Horner 症候群
 眼裂の狭小化，左右差がある　　　　　　　　　○無　　○有
 暗所下で瞳孔に左右差がみられる　　　　　　　○無　　○有

【注意，確認事項】
・めまい症には vertigo, dizziness, floating sensation を含む
・めまい症の患者を帰宅させる際に脳画像検査（CT, MRI）は必須条件ではない．
・めまい単独で発症し，症状が消失し，脳画像（DWI 含む）で異常なく，帰宅可能と判断した患者に対しては，印刷される説明文書の内容を説明し，帰宅時に渡すこと

> **Memo** ワレンベルク症候群の病巣部位と神経症状

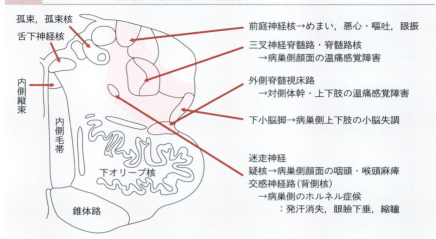

図1　典型的なワレンベルク症候群の病巣
〔藤島一郎：Wallenberg症候群における嚥下障害と付随する症候．耳鼻55(補2)：S129-S141, 2009より改変〕

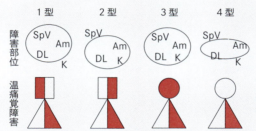

図2　後下小脳動脈閉塞症候群例にみられる温痛覚障害臨床像(障害側は延髄右側，楕円形の内側が障害部位，赤色部位が障害)
SpV：三叉神経脊髄根(障害側顔面温痛覚障害)，DL：背外側脊髄視床路(反対側上下肢体幹温痛覚障害)，Am：疑核，K：細径性三叉神経二次経路(反対側顔面温痛覚障害)
(早川俊明：脳橋，延髄障害の臨床的研究．名古屋医学76：381-403, 1958より改変)

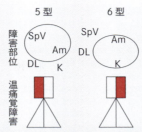

図3　後下小脳動脈閉塞症候群例にみられる温痛覚障害臨床像（障害側は延髄右側，楕円形の内側が障害部位，赤色部位が障害）

早川は一側脳橋下部障害による顔面神経核下麻痺に随伴する温痛覚障害出現型を6型に分類し，延髄一側障害の際，疑核または三叉神経脊髄根線維障害と考えられる症例において嚥下困難，嗄声に伴って出現する温痛覚障害を6型に分類した．5型は原著論文の脳橋下部障害の温痛覚障害の4型に該当し，SpVの障害を含み，6型は1型に該当し，Kの障害を含む．
（早川俊明：脳橋，延髄障害の臨床的研究．名古屋医学 76：381-403,1958 より改変）

Memo　オンディーヌの呪い（Ondine's curse）に要注意→ワレンベルク症候群で中枢性低換気をきたすことがあり！

　ワレンベルク症候群では低頻度ながらも，覚醒時の自発呼吸が保たれ呼吸困難などの自覚症状に乏しく，睡眠時に自律呼吸の障害が顕在化し中枢性の呼吸抑制をきたす例がある．物語になぞらえてオンディーヌの呪い（Ondine's curse）といわれることもある[1-4]．片側延髄梗塞による急性期中枢性低換気の報告[2-4]は散見されるが，亜急性期呼吸抑制の報告は少ない[1]．
　症例1）：46歳男性．頭痛，嘔気を訴え脳MRIで右延髄外側に右椎骨動脈解離による梗塞巣を認めた．第3病日右ワレンベルク症候群を呈しており，誤嚥性肺炎をきたしていたものの意識清明であった．その後不穏となり第9病日にCO_2ナルコーシスのため人工呼吸器管理となった．第10病日に抜管後も同様のエピソードがあり，気管切開が実施された．第39病日に人工呼吸器を離脱した．亜急性期を含め注意深いバイタルサイン観察が必要である．

■ 文献

1) 菅原恵梨子，他：片側Wallenberg症候群により亜急性期に中枢性低換気をきたした1例．臨床神経 54：303-307, 2014
2) 岩﨑靖，他：延髄外側症候群を呈し呼吸不全を繰り返した延髄梗塞の1治療例．神経治療 18：297-300, 2001
3) Terao S, et al：Rapidly progressive fatal respiratory failure (Ondine's curse) in the lateral medullary syndrome. J Stroke Cerebrovasc Dis 13：41-44, 2004
4) 寺尾心一，他：下部脳幹病変—延髄梗塞でみられる中枢性顔面麻痺と急性呼吸不全．総合リハ 34：1055-1060, 2006

解説▶ ヒトの中枢性呼吸調節は随意性呼吸と自律性呼吸の2つが関与する．随意性呼吸は覚醒時に随意的に換気運動を行う系で，脳幹や上部頸髄の皮質脊髄路が中枢となる．一方，自律性呼吸は，主に血液中の酸素や炭酸ガスの変化，肺や胸腔の動きの変化によって，自動的に換気運動を調整する．その中枢は延髄孤束核の腹外側にある背側呼吸中枢と，疑核，迷走神経背側核および延髄網様体を含み，下部脳幹から上位頸髄まで続いている腹側呼吸中枢の2つが関与する．

中枢性無呼吸を呈した延髄外側梗塞の病理学的検討にはいくつかの報告がある．Bogousslavskyらは片側の橋延髄網様体と疑核の障害により自律呼吸が障害され，孤束核に障害が加わるとさらに随意呼吸障害も加わると報告した．一方，竹原らは，片側の延髄上部梗塞で網様体，疑核の障害に孤束核の障害が加わっていても，自律呼吸障害のみが生じ随意呼吸障害は生じないと報告した．延髄外側症候群は一部に予後不良の例があり，呼吸モニタリングでは睡眠時無呼吸などの中枢性呼吸異常が観察される．

Memo　認知反応傾向の種類⑭

早期閉鎖（premature closure）：誤診の大部分を占める強力な認知反応傾向．意思決定プロセスに早期閉鎖を適用し，十分に確認される前に診断を受け入れる傾向である．バイアスの結果は格言に反映されている：「診断がなされると，思考は止まる．」

サイコアウトエラー（psych-out error）：精神病患者は認知反応傾向や管理における他のエラーに特に弱く，それらのうちのいくつかは彼らの状態を悪化させるかもしれない．彼らは基本的帰属エラーに特に弱くみえる．特に合併する病状は見落とされ，最小化される可能性がある．重大な病状（例えば低酸素症，せん妄，代謝異常，中枢神経系感染症，頭部外傷）が，精神病的状態として誤診される場合にサイコアウトエラーの異型が生じる．

第3章 めまい

21 めまい，嘔吐，左耳鳴を呈した患者

症例

18歳男性．X年1月8日午前中，ハンドボールをしていたところ，めまいが出現した．夕方になり，体が左に傾き，非回転性めまいが悪化し，頻回の嘔吐，左耳鳴を主訴に休日診療所を受診し，点滴にて帰宅した．

初期診断 末梢性めまい（点滴のみで，特に原因は特定されず，耳鼻科受診を勧められた．詳細は不明）

当院での経過

1月9日症状の改善はなく，当院耳鼻科を受診した．耳鼻科的疾患は否定的であるため，神経内科にコンサルトとなった．

神経学的所見：意識清明，脳神経では瞳孔，眼球運動正常，眼振なし，顔面感覚，筋力正常．運動系：麻痺はなし，指鼻試験は正常，両手回内・回外試験正常．検査：血液検査，心電図；異常なし．頭部CT：左小脳半球内側に低吸収域〔左 posterior inferior cerebellar artery（PICA）領域〕（図1），脳MRI-DWI，T2WI：同部の高信号域を認め，MRAにて左椎骨動脈血流途絶を認めた（図2）．

画像所見，若年発症の小脳梗塞，脳梗塞の危険因子がないこと，前日にハンドボール中，首を強い力でひねった可能性が高いこと，また，その直後から症状が起きていることより，左椎骨動脈解離と診断された．治療：アルガトロバン，エダラボン，ア

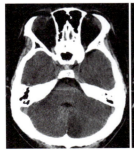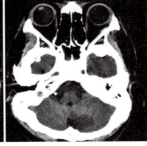

図1 頭部CT
左PICA領域に低吸収域．

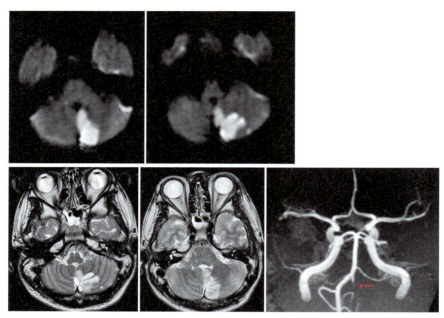

図2 脳MRI
上段；DWI，下段；左側，中央T2WI，右側，MRA〔左椎骨動脈の血流途絶(矢印)〕．

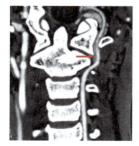

図3 造影3D-CT
頸椎C1-C2レベルの左椎骨動脈〔左V3(図4)〕で解離腔と推定される病変(矢印)がみられた．

スピリンを使用した．その後，めまいは改善した．

頭部3D-CT：左椎骨動脈V3レベルに8×6mmの拡張と，その周囲に偽腔と思われる増強域がみられた(図3)．椎骨動脈解離と診断した．

その後の経過は，アスピリン100mgの内服を継続し，1月20日症状は改善し退院した．

最終診断 左椎骨動脈解離による左小脳梗塞

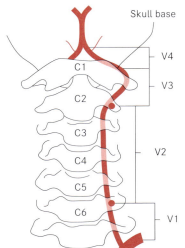

図4 椎骨動脈の4つの部位の模式図
(Khan S, et al : Imaging of vertebral artery stenosis : a systematic review. J Neurol Neurosurg Psychiatry 78 : 1218-1225, 2007 より)

解説

　若年発症のめまいが継続するときは，頭痛がなくても，椎骨動脈解離を除外しなければならない．特にスポーツなどの軽微な頸部の進展や回旋などのストレスが解離を誘発することがある[1]．虚血性脳梗塞となる場合と，頭蓋内の場合は動脈瘤形成からくも膜下出血を起こすことがある[2,3]．

教訓

運動中の若年発症のめまいは椎骨動脈解離を疑え．

エラーのタイプ

認知エラー：①カテゴリー；不完全な知識，タイプ；不十分な，欠陥のある知識基盤，定義；関連疾患の知識不足　②カテゴリー；不完全な知識，タイプ；不十分な，欠陥のある技能，定義；関連疾患の診断的技能の不足　③カテゴリー；不完全な情報収集，タイプ；無効な，不完全な，誤った病歴と理学的診察，定義；最初の面接と診察で適切な情報を得ることができない　④カテゴリー；不完全な情報処理，タイプ；症状，徴候の誤認，定義；一つの症状が他と間違えられる

■ 文献

1) 寺崎修司，他：ゴルフを契機に発症した椎骨動脈解離の1例．脳卒中 18：70-73, 1996
　　解説▶ 頸部回旋運動に伴い，回旋方向と反対の環椎と軸椎の間で椎骨動脈がV2とV3の部位で伸展さ

れ，その外力で解離すると考えられている．
2）Arnold M, et al：Vertebral artery dissection：presenting findings and predictors of outcome. Stroke, 37：2499-2503, 2006
解説▶ 解離は大部分が動脈の伸長や断裂により発生し，動脈壁内に出血を起こす．脳支配動脈の解離は頭痛やほかの型の疼痛を必ず伴う．内膜下の解離の大部分は脳や眼の虚血を起こすが，外膜下の解離は動脈瘤と仮性動脈瘤を形成し，頭蓋内の場合はくも膜下出血を起こす．動脈解離治療は無作為試験の方法では検討されていないが，多くの臨床医は予防として抗血栓薬を処方する．
3）Kuruvilla A, et al：Factors associated with misdiagnosis of acute stroke in young adults. J Stroke Cerebrovasc Dis 20：523-527, 2011
解説▶ 16～50歳の57例中(5年間)，8例が誤診された．7例が救急部から最初は帰された．35歳以下の患者と後方循環脳卒中(posterior circulation stroke)の患者は誤診されやすかった．誤診されたすべての患者は最初に一次脳卒中センターと認定されていない病院で診察を受けていた．椎骨脳底動脈領域の虚血を呈する患者は誤診の率が高い．救急部における"young stroke awareness"の増加するニーズをこの研究は示している．

Memo 認知反応傾向の種類⑮

代表性制約(representativeness restraint)：代表性経験則は疾病の原型症状を捜すように診断医を駆り立てる：「もし，それがあひるのようにみえる，あひるのように歩く，あひるのようにがーがー鳴く声ならば，それはあひるである．」けれども，意思決定をパターン認識路線により拘束することは非典型的な異型の見逃しを引き起こす．

検索満足(search satisfying)：何かが見つかると，検索を中止する普遍的な傾向を反映する．併存疾患，第二の異物，他の骨折，および中毒における併存経口摂取物はすべてを見逃される可能性がある．また，検索で何も得られない場合にも，診断者は彼らが正しい所に目を向けていると，自分自身を満足させるべきである．

第3章 めまい

22 複視，めまいが出現した患者

症例

63歳女性．既往歴は特になし．X年1月6日咽頭痛，14日下痢，16日複視，めまい，18日初診．意識清明，脳神経：瞳孔正常，眼振なし，左眼内転障害軽度，運動系：麻痺はなし，四肢協調運動障害はなし，体幹失調はなし，感覚系は正常，深部腱反射は消失，病的反射はなし．

初期診断

左MLF症候群(medial longitudinal fasciculus syndrome，内側縦束症候群)の疑い(ただし，輻輳反射の検査を施行していなかった)，あるいは脳幹梗塞の疑い(左眼内転障害とめまいを認めたため)．

入院後の経過

脳MR：DWI正常，一般血液検査は正常．髄液検査：細胞数3/3/μL，蛋白24 mg/dL．

脳MRIの拡散強調像の異常はなかったが，脳梗塞の疑いで，オザグレルを3日間投与した．1月19日右眼内転障害が出現，21日眼球垂直性運動，外転障害が軽度出現した．また，側方注視時に眼振が出現した．片足立ち数秒のみ可能な状態で体幹失調を中等度に認めた．ミラー フィッシャー症候群(Miller-Fisher syndrome：MFS)であると診断し，γ-グロブリン20 g/日×5日間投与した．29日眼球運動障害は軽減，片足立ちは正常化した．2月6日眼球運動障害は正常化し，退院した．退院後に血清抗ガングリオシドGQ1b-IgG抗体が陽性であることが判明した．

最終診断

ミラー フィッシャー症候群(MFS)

解説

MFSの三大徴候は，急性の①外眼筋麻痺，②運動失調，③腱反射消失である[1-7]．当初は軽度の左眼内転障害と深部腱反射の消失であったが，その後に体幹失調が明らかになり，また，特異的なガングリオシド抗体(抗GQ1b抗体)の存在にて，診断が確定した[4-6]（表1）．日々の臨床経過と正確な神経所見をとることにより，正確な診断が

表1 抗糖脂質抗体と関連する先行感染および臨床的特徴

	先行感染	臨床的特徴
抗 GM2 抗体	cytomegalovirus	脳神経・感覚障害が多い，若年
抗 GM1 抗体	C. jejuni, H.influenzae など	純粋運動型，軸索障害型
抗 GD1a 抗体	C. jejuni	純粋運動型，軸索障害型
抗 GalNAc-GD1a 抗体	C. jejuni	純粋運動型，軸索障害型
抗 GD1b 抗体	呼吸器感染＞消化器感染	感覚障害性失調性，もしくは脱髄型
抗 GQ1b 抗体	呼吸器感染＞消化器感染	Fisher 症候群，外眼筋麻痺 Bickerstaff 型脳幹脳炎
抗 Galactocerebroside 抗体	M. pneumoniae	脱髄型
抗 GT1a 抗体		Fisher 症候群，咽頭-頸部-上腕型
抗 LM1 抗体		脱髄型

(平川美菜子，他：Gullain-Barré 症候群・Fisher 症候群．篠原幸人監修：神経救急・集中治療ハンドブック．pp213-219, 医学書院, 2006 より)

可能になる．

MLF 症候群，または核間性眼筋麻痺 (internuclear ophthalmoplegia：INO) では，病側の眼球内転障害と健側の外転時の眼振がみられる．血管障害では一般に一側性のことが多いが，約30%は両側性である．

> **教訓**
>
> ❶ 左 MLF 症候群の診断が不正確であった．右側に注視時に左眼内転障害＋右眼の注視眼振がみられ，輻輳運動は正常で左眼は内転するのが典型的である．病巣は内転障害を示す側の橋にあり，動眼神経核と外転神経核を連絡する内側縦束(MLF)が障害されて起こる．
> ❷ 初期の神経症状は疾患の初発症状にすぎないことも多いので，患者の神経症状を経時的に観察していく必要がある．

> **エラーのタイプ**
>
> 認知エラー：①カテゴリー：不完全な知識，タイプ：不十分な，欠陥のある知識基盤，定義：関連疾患の知識不足　②カテゴリー：不完全な知識，タイプ；不十分な，欠陥のある技能，定義：関連疾患の診断的技能の不足　③カテゴリー：不完全な情報収集，タイプ：無効な，不完全な，誤った病歴と理学的診察，定義：最初の面接と診察で適切な情報を得ることができない　④カテゴリー：不完全な情報処理，タイプ；誤った誘発，定義：臨床医は現在のデータに基づいて不適切な結論を考えるか，またはデータから妥当な結論を考えることができない　⑤カテゴリー：不完全な情報処理，タイプ：症状，徴候の誤認，定義：一つの症状が他と間違えられる

■ 文献

1) Fisher M：An unusual variant of acute idiopathic polyneuritis(syndrome of ophthalmoplegia, ataxia and areflexia)．N Engl J Med 255：57-65, 1956
2) 松田太志，他：ふらつきを主訴に来院した Fisher 症候群の3例．耳喉頭頸 72：595-599, 2000.
3) 桑原聡：Fisher 症候群と Bickerstaff 型脳幹脳炎．臨床神経 53：1319-1321, 2013
4) Chiba A, et al：Serum anti-GQ1b IgG antibody is associated with ophthalmoplegia in Miller Fisher syndrome and Guillain-Barré syndrome：clinical and immunohistochemical studies. Neurology 43：1911-1917, 1993
5) Yuki N, et al：An immunologic abnormality common to Bicherstaff's brain stem encephalitis and Fisher's syndrome. J Neurol Sci 118：83-87, 1993
6) Odaka M, et al. Anti-GQ1b IgG antibody syndrome：clinical and immunological range. J Neurol Neurosurg Psychiatry 70：50-55, 2001
7) 福武敏夫：チャールズ　ミラー　フィッシャー―偉大なる観察者．Brain Nerve 66：1317-1325, 2014
　　解説▶「特集 神経症候学は神経学の"魂"である」の特集号に，彼に関する非常に優れた総説が書かれている．神経内科をめざす諸君に，ぜひ読んでいただきたい．また，この特集号でほかに感銘したのは，Wartenberg に関する総説であった（葛原茂樹：ワルテンベルク．Brain Nerve 66：1301-1308, 2014）．
8) Frohman TC, et al：Pearls & Oysters：The medial longitudinal fasciculus in ocular motor physiology. Neurology 70：e57-e67, 2008

第 4 章

発熱

23 発熱，頭痛，嘔吐で初発し，その後意識障害や麻痺を呈した患者

第4章 発熱

症例

25歳男性．主訴は発熱，頭痛，嘔吐．既往歴は特記すべきことなし．2月21日から40℃台の発熱が持続し，その後に頭痛，嘔吐を伴い，症状が悪化するため，第3病日に入院した．

緊急髄液検査を行ったところ，細胞数80/3/μL〔単核球/多形核球(M/P)＝96/4〕，蛋白45 mg/dL，糖67 mg/dL．入院時現症は血圧102/60 mmHg，脈拍88/分，体温39.1℃，意識清明，項部硬直あり，ケルニッヒ徴候なし，脳神経，運動系，感覚系，および深部腱反射は正常．血液検査ではCRP陰性，血清各種ウイルス抗体価の有意な上昇はなし．

髄液検査を第6病日に再検したところ，細胞数650/3/μL(M/P＝96/4)，蛋白155 mg/dL，糖51 mg/dL，IgG 19.1 mg/dL，抗HSV抗体-IgM(−)，抗VZV抗体-IgM(−)，抗CMV抗体-IgM(−)，HSV-DNA-PCR(−)，ADA 4.7 U/L，MBP 5.9 ng/mL，oligoclonal band(−)．脳血流シンチ(第7病日)では，脳梁膨大部に高集積像，脳波検査では，5〜7 Hz，50 μV，diffuse θ waveがみられた．脳MRI検査では，図1の所見が得られた．

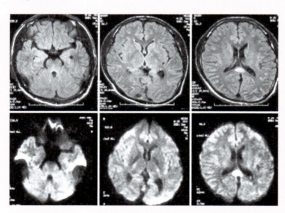

図1 入院時脳MRI(第6病日)
上段はFLAIR，下段はDWI，脳梁膨大部にDWI/FLAIRにて高信号域病変を認めた．

初期診断　意識清明であったので，脳炎とは診断しなかった．また，項部硬直を認め，髄液検査で単核球優位の細胞増多を示したため，**脳梁膨大部病変(可逆性)を呈する無菌性髄膜炎**と診断した．

入院後の経過

入院時からアシクロビル 250 mg×3/日 14 日間，第 6 病日から免疫グロブリン 5 g/日×3 日間，ステロイドパルス療法を 3 日間施行した．3 月初旬より意識レベルの悪化，呼吸不全となり，一時的に人工呼吸器を使用した．脳 MRI (第 27 病日)：両側中脳と大脳基底核の高信号域を新たに認めた(図 2)．3 月中旬には意識障害は改善したが，対麻痺，排尿障害，感覚障害が出現しため，2 回目のステロイドパルス療法を施行した．脳 MRI (第 60 病日)：中脳病変や脳梁膨大部病変は消失していた．その後，神経症状は徐々に改善し退院した．

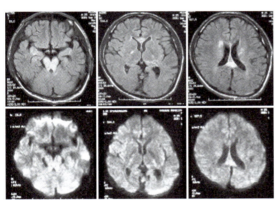

図 2　脳 MRI (第 27 病日)
両側中脳と大脳基底核の高信号域を認めたが，脳梁膨大部病変の高信号域はやや淡くなってきた．上段；FLAIR，下段；DWI．

最終診断　入院後に意識障害，呼吸筋麻痺，対麻痺が出現したことにより，**脳梁膨大部可逆性病変を呈した急性散在性脳脊髄炎(acute disseminated encephalomyelitis：ADEM)**と診断した．

解説

急性ウイルス性脳炎の場合は意識障害を初発とすることが多く，急性散在性脳脊髄炎(acute disseminated encephalomyelitis：ADEM)では，脊髄炎による対麻痺などが

表1 可逆性脳梁膨大部病変を呈する疾患

・ADEM	・脳炎
・多発性硬化症	・てんかん
・脳梗塞(前大脳動脈梗塞,後大脳動脈梗塞)	・diffuse axonal injury
・脳腫瘍(glioma, lymphoma)	・hemolytic uremic syndrome

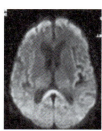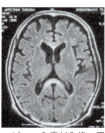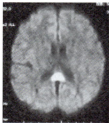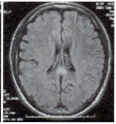

a. マルキアファーヴァ・ビニャミ病(62歳,男性)　　b. 熱中症(27歳,男性)

図4 可逆性脳梁膨大部病変を有する症例(脳MRI:左;DWI,右;FLAIR)

初発し,その後に意識障害が出現することが報告されている[1-3].本例は通常パターンと異なる発症だったため,ADEMの診断が遅れてしまった.MRI検査は人工呼吸器を外してから施行し,両側中脳と大脳基底核病変を認め,ADEMと診断し,ステロイドパルス療法を施行した.また,本例では脳MRIにて脳梁膨大部の病変を認めたため,ウイルス性脳炎によるものであろうと推測した[4-8].脳SPECTにて脳梁膨大部の高集積像がみられたことから,髄鞘内浮腫や白質線維の乱れなども考えられたが,脳梁膨大部では膝部に比べて比較的太い交連線維が多いとされ[9],障害を受けやすいのではないかと考え,脳炎による細胞性浮腫の可能性を推定した.

脳梁膨大部の可逆性病変を呈する疾患には多様なものが含まれるので,臨床経過を適切に把握し,慎重に鑑別診断を行うべきであった(表1).

われわれがほかに経験した可逆性脳梁膨大部病変を有する症例には,マルキアファーヴァ・ビニャミ(Marchiafava-Bignami)病(アルコール多飲者に生ずる脳梁の脱髄壊死を特徴とするまれな疾患.脳梁病変の分布はさまざまで,時に脳梁外病変を伴い,アルコール非乱用者にも生じうる.図4a),熱中症(図4b)があった.

> **教訓**
>
> 可逆性脳梁膨大部病変を呈する疾患は多数あり,臨床経過を慎重に見極め,悪化があれば,緊急にMRI検査を施行すべきである.

エラーのタイプ

認知エラー：①カテゴリー：不十分な知識，タイプ：不完全な，欠陥のある知識基盤，定義：関連疾患の知識不足　②カテゴリー：不完全な情報処理，タイプ：検査結果の誤った解釈，定義：検査結果は正しく読まれているが，不正確な結論がなされる　③カテゴリー：不完全な検証，タイプ：早期閉鎖，定義：一度，最初の診断がつくと，他の可能性を考えることができない

■ 文献

1) 道具伸浩, 他：神経内科地域基幹教育病院における，成人発症急性脳炎と臨床的に診断した症例の，臨床・画像・予後に関する検討．臨床神経 46：533-539, 2006
   解説▶ 急性ウイルス性脳炎（AVE）と急性散在性脳脊髄炎（ADEM）は臨床病理学的に異なる疾患であるが，実際の臨床では特に患者が意識障害を示した場合は，鑑別がしばしば困難である．本文献は AVE 型は病初期から意識障害が前景であったが，ADEM 型は痙性麻痺，排尿障害，運動失調などの局所神経症状が先行したあとに意識障害が進行する特徴を示したことを紹介している．
2) 喜多也寸志：急性散在性脳脊髄炎の臨床像．神経内科 71：11-18, 2009
3) 原寿郎：急性散在性脳脊髄炎（ADEM）の診断基準と治療．日本臨牀 71：887-892, 2013
4) Takanashi J, et al：Influenza-associated encephalitis/encephalopathy with a reversible lesion in the splenium of the corpus callosum：a case report and literature review. Am J Neuroradiol 25：798-802, 2004
5) Tada H, et al：Clinically mild encephalitis/encephalopathy with a reversible splenial lesion. Neurology 63：1854-1858, 2004
6) Takanashi J, et al：Widening spectrum of a reversible splenial lesion with transiently reduced diffusion. Am J Neuroradiol 27：836-838, 2006
7) Takanashi J：Two newly proposed infectious encephalitis/encephalopathy syndromes. Brain Dev 31：521-528, 2009
8) Takanashi J, et al：Differences in the time course of splenial and white matter lesions in clinically mild encephalitis/encephalopathy with a reversible splenial lesion（MERS）. J Neurol Scie 292：24-27, 2010
9) Aboitiz F, et al：Fiber composition of the human corpus callosum. Brain Res 598：143-153, 1992

Memo ADEMのMRI所見

　ADEMの診断を確立するのに神経画像はきわめて重要である．MRI異常はT2WIとFLAIR像で斑状，境界不明瞭な高信号域として最も頻繁に同定される．ADEMの病変は典型的に大きく，多発性で非対称的である．両側大脳半球，小脳，脳幹，脊髄の皮質下，中心部白質，皮質の灰白質-白質接合部を典型的に障害する．視床と基底核の灰白質が典型的には対称的パターンで頻繁に障害される．脳室周囲白質も頻繁に障害され，30～60％の症例でみられる．脳梁に局在する病変はあまりみられない．しかしながら，隣接する白質の大きな脱髄性病変が脳梁に進展し，反対側の大脳半球に入りこむことがある．脳障害の4つのパターンがADEMのMRI所見として提唱されている．

①小さい病変のADEM（5 mm以下）
②頻繁な広範な病変周囲の浮腫とmass effectを有する大きな，融合性，腫瘤性（tumefactive）病変
③さらに対称性両側性視床障害を有するADEM
④大きな脱髄性病変に出血の証拠が同定される，急性出血性脳脊髄炎

　多くの病変は経過の画像検査で消失するので，MRIパターンは特定の転帰や障害と関連しない．しかしながら，この分類は，ADEMの鑑別診断を考えるときに有用である．

■ 文献
1) Tenembaum S, et al：Acute disseminated encephalomyelitis. Neurology 68：S23-S36, 2007
2) 平山幹生，他：急性出血性白質脳炎（Hurst）．神経内科 71：50-60, 2009

Memo 認知反応傾向の種類⑯

　サットンのスリップ（Sutton's slip）：なぜ彼が銀行強盗をするかを裁判官に尋ねられた時，返答したと言われるブルックリン銀行強盗ウィリー・サットンの真偽の疑わしい話からその名前をつけている：「そこに金があるからさ！」．明白なものを選ぶ診断戦略はサットンの法則と呼ばれている．明白なもの以外の可能性が十分に考察されない場合，その見逃し（slip）が生じる．

第4章 発熱

24 発熱と右眼が見にくいため救急車にて来院した患者

症例

　35歳女性．既往歴はなし．乳児がおり授乳中，12月25日16時頃から発熱38.0℃のため寝ていた．18時に起きたところ右眼が見づらかった．右頬のしびれ感と前頭部痛もあり，来院した．
　現症：意識清明，脳神経：瞳孔，対光反射正常，眼球運動正常，顔面，舌正常，運動系：麻痺なし，感覚障害なし．検査：WBC10,500/μL，CRP 2.09 mg/dL，他の血液検査は正常，ECG：T波はV1，V3で陰性．頭部CTは異常なし．

初期診断　現在，授乳中であり，最近疲れがたまっていることから，**自律神経失調症**と考え，生理食塩水の点滴のみを施行した．症状の改善がなければ，明日神経内科を受診するように伝えた．

入院後の経過

　12月26日神経内科受診，左後頭部痛と右同名半盲が存在していたため，緊急MRIを施行した．体温は37.5℃あり，入院した．心雑音なく，心拍数72/分，整であった．脳MRI：拡散強調像で左後頭葉，左視床に高信号域を認め（図1），同部位はT2強調像，FLAIR像で高信号域，T1強調像で低信号域であった．MRAでは左後大脳動脈はP1からP2にかけて，やや拡大し，その遠位部では信号の低下とさらに遠位部では

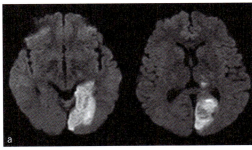
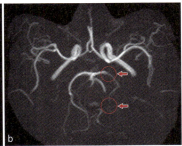

図1　脳MRI-DWIとMRA
a：左後頭葉領域に広範な高信号域（左視床の高信号域）を認めた．
b：MRAでは左PCAのP1〜P2の動脈解離が疑われ，血流低下と血流途絶がみられた（矢印）．

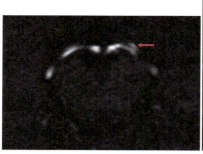 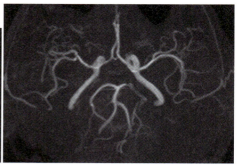

図2 脳MRI（第11病日）
左；左PCAの動脈解離（double lumen：矢印）がみられた．右：MRA；PCAの血流は一部改善を認めた．動脈解離部もみられた．

閉塞がみられた（図1）．MR venographyでは脳静脈洞の描出は良好で，信号欠損域を認めなかった．

　第2病日CRP 1.52 mg/dL，ESR 55 mm/時，心エコーは正常．2セットの静脈血培養は陰性．胸腹部骨盤CT：明らかな発熱の原因を疑わせる所見なし．脳MRI（第11病日）：MRAでは左後大脳動脈末梢の血流は一部改善し，元画像にて左後大脳脈に解離腔が認められた（図2）．

最終診断 左後大脳動脈解離に伴う左後大脳動脈閉塞による左後頭葉・視床の脳梗塞．発熱は左上顎洞炎によるものであった．

解説

　発熱がみられたことが，この症例を誤診する誘因になった．また，30代の女性であったので，脳梗塞を鑑別疾患に挙げていなかった．入院後は発熱，脳梗塞があり，感染性心内膜炎を考慮して検査を進めたが，異常は見いだされなかった．若年性女性の脳梗塞では後大脳動脈解離の報告は非常にまれであるが，注意することが肝要である[1-3]．

　右眼が見にくいという主訴なので，本来は視野検査を行うべきであった．視力障害を訴えた場合には，視力が低下した場合と，視野が障害された場合がある[4,5]．急性発症の場合には眼科的疾患として，視神経以外の原因である緑内障，硝子体出血，ぶどう膜炎，視神経系の障害によるものとして，網膜疾患である網膜動脈閉塞症，網膜静脈閉塞症，網膜出血，網膜剥離などがある．視神経の疾患としては，①うっ血乳頭〔頭蓋内占拠性病変，偽性脳腫瘍，頭蓋内炎症，中毒（鉛，タリウム，ビタミンAなど），甲状腺機能亢進症による眼窩内圧上昇などでみられる〕，②視神経炎，視神経症（視神

経乳頭炎では視神経乳頭の発赤，腫脹，境界不鮮明，網膜静脈の怒張・蛇行がみられる）がある．球後視神経炎では眼底異常はみられない．特に，急性視力障害として，頻度の高い視神経脊髄炎（neuromyelitis optica：NMO）や多発性硬化症を除外する必要がある．また，高齢者に多くみられる一側の高度の視力障害をきたす，視神経を栄養する小血管の閉塞による虚血性視神経症も鑑別する必要がある．動脈硬化症，側頭動脈炎，大動脈炎症候群などによるものである．

教訓

❶ 若年者の後大脳動脈解離による脳梗塞が存在することを認識すべし．
❷ 視力障害を主訴とした場合は必ず視野検査と眼底検査を実施すべきである．

エラーのタイプ

認知エラー：①カテゴリー；不完全な知識，タイプ；不十分な，欠陥のある知識基盤，定義；関連疾患の知識不足　②カテゴリー；不完全な知識，タイプ；不十分な，欠陥のある技能，定義；関連疾患の診断的技能の不足　③カテゴリー；不完全な情報収集，タイプ；無効な，不完全な，誤った病歴と理学的診察，定義；最初の面接と診察で適切な情報を得ることができない　④カテゴリー；不完全な情報処理，タイプ；症状，徴候の誤認，定義；一つの症状が他と間違えられる

■ 文献

1) Caplan LR et al：Dissection of the posterior cerebral arteries. Arch Neurol 62：1138-1143, 2005
   解説▶動脈解離の大多数は頸部の内頸動脈，椎骨動脈解離である．頭蓋内動脈では椎骨，脳底動脈の解離が大部分である．脳内の頸動脈，中大脳動脈の解離はよりまれに発生し，後部循環の頭蓋内の動脈解離の患者と比較して若年に発現する．後大脳動脈の解離は，非常にまれに報告されている．2例は動脈解離によるPCA病変を起こしたと考えられた．1例は慢性の解離性動脈瘤を有していた．

2) Sherman P, et al：Isolated posterior cerebral artery dissection：report of three cases. Am J Neuroradiol 27：648-652, 2006
   解説▶PCA解離はまれであるが，若い患者，特に女性の脳卒中の重要な原因である．3例はPCAのP2 segmentの解離であった．2例では軸性の頭部外傷の関連性が記載され，テントの自由端を通過するときのPCAのずれ損傷が考えられた．

3) 川原一郎，他：後大脳動脈解離—症例報告および文献学的考察．脳神経外科 31：671-675, 2003
   解説▶1984年-2001年の文献症例：男性7例，女性22例＝1：3.1，年齢：13～60歳（平均32.4歳），症状：虚血16例，SAH 11例，偶発的2例，処置：保存的12例，抗凝固薬8例，Guglielmi detachable coils 7例，近位部結紮1例，転帰：良好経過21例，半盲5例，再発1例，死亡2例（肺炎の合併，血管内治療のカテーテル操作による動脈瘤の破裂）．

4) 水野美邦（編集）：神経内科ハンドブック　鑑別診断と治療　第4版．2010年，医学書院

5) 秋口一郎：臨床神経学の手引き．1997年，南江堂
   解説▶眼底検査で視神経萎縮（乳頭蒼白や耳側蒼白）を認められれば，その視神経に病変があり，中心暗点が証明されれば，その中心部に病変がある．両耳側半盲があれば視交叉部の病変を示唆する．同名性半盲があれば，反対側の視索，外側膝状体，視放線または後頭葉視覚皮質のどこかに病変がある．ま

た，後頭葉の血管性病変では黄斑部解離を示す．両眼ともほとんど見えないのに，視神経萎縮がなく，対光反射が正常にみられる場合には，皮質盲の可能性が強く，その場合，病変は両側後頭葉に存在する．

> **Memo** 認知反応傾向の種類⑰
>
> **埋没費用(sunk costs)**：より多くの臨床医が特定の診断を賦与するにつれて，それを放棄し，別の選択肢を考慮する可能性はより少なくなる．これは認知反応傾向の落とし穴の一型であり，投資や財政的考慮と関連している．しかし，診断医のために，投資は時間，精神的なエネルギー，一部の人にとっては，自我は貴重な投資であるかもしれない．確証バイアス(confirmation bias)は，失敗診断を手放すことを嫌う姿勢の表れである可能性がある．
>
> **トリアージのきっかけを与えること(triage cueing)**：優先順に行動するプロセスが，患者の自己トリアージから委託医師による専門家の選択まで医療制度の全体にわたって生じる．救急部では，トリアージは患者が特別の方向に送られることになる正式な手続きであり，それは後の管理のきっかけを与える．多くの認知反応傾向がトリアージで始められ，格言に導く：「地理は運命である」

第 4 章　発熱

25 食思不振，嚥下障害で初発し，その後に発熱，全身の筋肉痛を呈した患者

症例

　69歳男性．54歳胃潰瘍の既往があり．X年1月23日食思不振，24日近医に入院，25日嚥下困難，一時全身硬直，27日発熱，全身の筋肉痛，血尿，28日CK 8,000 U/mL以上，Cre 1.9 mg/dL，ウイルス性筋炎の疑いにて，当院救急外来に搬送された．
　現症：JCS10，呼びかけに発語なく，開眼はあり，脳神経；眼球運動障害，開口障害：開口幅1 cm，頸部，四肢の硬直，後弓反張と思われる反応(1回)，深部腱反射：中等度亢進，病的反射はなし．
　追加所見：右足母指爪周囲に腫脹した黒ずんだ挫創，問診の追加：1月8日(入院20日前)鉄ブロック塊が右足に落下し，負傷し，近医にて消毒処置を受けた．
　外来での救急処置：呼吸困難が出現したため，ミダゾラムを投与後，気管挿管を施行した．
　検　査：CK 8,884 U/L，AST 268 IU/L，ALT 98 IU/L，LDH 1,085 IU/mL，Ca 7.9 mg/dL，P 7.3 mg/dL，Na 155 mEq/dL，K 3.4 mEq/L，BUN 52.3 mg/dL，Cre 2.5 mg/dL，CRP 10.5 mg/dL，WBC 10,500/μL，Hb 13.5 g/dL．

初期診断　　ウイルス性筋炎(発熱，筋痛があり，CKの高値を認めたため)

入院後の経過

　神経学的所見をとると，なんと開口障害がみられた．初めてみる所見であり，自信はなかったが，破傷風ではないかと思い，下肢の外傷の有無を調べた．また，1度だけ後弓反張が出現したようにみえた．
　CKの増加はウイルス性筋炎ではなく，破傷風による筋硬直のため，横紋筋融解をきたしたと解釈した．ICUに入院したが，担当の麻酔科医は破傷風では自律神経障害が強く出るはずだと主張し，脳炎の除外が必要であると，髄液検査を勧めた．1月29日髄液検査：検査中，何度も後弓反張と，易刺激性がみられ，破傷風の診断が確定した．
　髄液：細胞数 8/3/μL，糖 79 mg/dL，蛋白 17 mg/dL，IgG 1.8 mg/dL で正常．治療：抗破傷風ヒト免疫グロブリン 4,500 U，ペニシリンG 1,600万単位×11日，ミダゾ

ラム，ドパミン，バクロフェン，第 23 病日に人工呼吸器から離脱した．初日，無尿がみられたため，持続血液透析濾過法 (CHDF) を 2 日間施行，フロセミドを 2 週間投与した．後弓反張，筋硬直は第 7 病日より軽減，開口：第 8 病日 2 cm，第 13 病日 3 cm，第 31 病日には正常化した．眼球運動障害は第 23 病日に軽度，第 31 病日には正常化した．四肢麻痺は第 27 病日には軽度，第 35 病日には歩行可能となった．

最終診断　破傷風

解説

初めて経験する病気に対する正しい診断を心がけるため，日々研鑽を積む必要があることを痛感した症例であった．

初期診断で嚥下障害，特に開口障害がみられた場合はただちに外傷の既往がないかを調べる．ただし，外傷の既往がない症例も報告されているので，疑わしければ，治療を開始すべきである．破傷風の概要，開口障害および横紋筋融解の鑑別診断を表 1-3 にまとめる．

表 1　破傷風の概要

原因菌：*Clostridium tetani*（嫌気性桿菌）
外毒素：創傷部位は組織壊死などにより嫌気性状態になったとき，破傷風菌芽胞が発芽，増殖，毒素である tetanospasmin を産生する．毒素は神経終末に取り込まれ，運動神経内を逆行性に軸索内輸送され，脊髄，脳幹の運動ニューロンに達し，シナプスを越えて標的であるシナプス前ニューロンのシナプス前膜に到達し作用を発現する．抑制性神経伝達物質である GABA の分泌が抑制され，下位運動ニューロンの抑制や感覚刺激に対する反射の抑制が不能となり，拮抗筋相互の全身的なけいれんを引き起こす．副腎に対する神経支配が障害され，カテコールアミンが分泌され，交感神経優位状態になり，自律神経系が不安定になる．
潜伏期：数日〜3 週間
主症状：開口障害（咬痙 trismus），声門けいれん，呼吸けいれん，後弓反張，全身けいれん
背景：年齢別の破傷風抗体保有状況は 40 代を境に陽性率は大きく低下している．感染症発生動向調査における報告患者の年齢は 45 歳以上が 90％以上であり，破傷風への予防対策としては 40 歳以上に免疫をつけることが必要である．破傷風に対する免疫はワクチンによってのみ得られるので，DPT，DT および破傷風トキソイドワクチン歴のない 40 代以上の者には，基礎免疫として沈降破傷風トキソイドを初年度 2 回，翌年 1 回の追加接種を推奨する．
破傷風の病期
I．前駆期：罹患部の硬直感，肩こり，頸部痛などの不定愁訴→診断確定が困難な時期
II．発症期：開口障害，顔面筋緊張，発語・構音障害，嚥下障害→耳鼻咽喉科受診の可能性あり
　　（onset time：開口障害からけいれんが発症する期間）
III．けいれん期：項部硬直，後弓反張，自律神経反射亢進，呼吸障害，脈拍，血圧の変動→ICU 管理が必要
IV．回復期：上記症状がゆっくりと改善
破傷風の診断
　破傷風菌の培養は診断をするのに有意義ではない．診断は基本的に臨床症状による．

(IDWR：感染症の話　破傷風—国立感染症研究所などを参照)

表2 開口障害の鑑別診断

開口障害を生じる歯槽膿漏
ストリキニーネ中毒
ジストニアを呈する薬物中毒(フェノチアジン系,メトクロプラミド)
低カルシウム血性テタニー
髄膜炎,脳炎
狂犬病など

(Longo D, et al : Harrison's Principles of Internal Medicine. 18th ed, McGraw-Hill Professional, 2011)

表3 横紋筋融解の鑑別疾患

血清CK活性が異常となる疾患・病態
a. 高度上昇(2,000 U/L以上)
- 急性冠症候群,心筋炎
- 筋ジストロフィー症,皮膚筋炎,ウイルス性筋炎,横紋筋融解症
- 悪性高熱症

b. 中等度上昇(500〜2,000 U/L)
- 急性冠症候群,心筋炎
- 筋ジストロフィー症,多発性筋炎,皮膚筋炎,横紋筋融解症
- 甲状腺機能低下症,開胸術後,気管支喘息
- マクロCK,新生児,Reye症候群

c. 軽度上昇(200〜500 U/L)
- 急性冠症候群,狭心症
- 筋ジストロフィー症およびその保因者,神経原性ミオパチー
- 脳外傷,悪性腫瘍(主に腺癌)
- 薬剤(β遮断薬,クロフィブラートなど)
- 筋肉内注射,マクロCK

(高木康:CKの異常と病態.臨床検査 57:1491-1494, 2013)

教訓

開口障害をみたら,破傷風をまず疑え.

エラーのタイプ

認知エラー:①カテゴリー;不完全な知識,タイプ;不十分な,欠陥のある知識基盤,定義:関連疾患の知識不足 ②カテゴリー;不完全な知識,タイプ;不十分な,欠陥のある技能,定義:関連疾患の診断的技能の不足 ③カテゴリー;不完全な情報処理,タイプ:症状,徴候の誤認,定義:一つの症状が他と間違えられる

■ 文献

1) 金田浩太郎,他:横紋筋融解による急性腎不全を合併した重症破傷風の1救命例.日集中医誌 10:193-196, 2003
   解説▶ 47歳,男性,左足背挫創受傷後8日目開口障害,項部硬直にて発症.入院2日目後弓反張,全身けいれん,意識障害が出現,破傷風を疑い,ICUに入室した.CK 10,114 IU/L, BUN 48 mg/dL, Cre 4.60 mg/dL, 初発症状から全身けいれん出現まで24時間以内の重症破傷風に伴う横紋筋融解症と診断した.第2病日から第23病日まで,CHDFを施行した.

2) Shin DH et al: Recently occurring adult tetanus in Korea: emphasis on immunization and awareness of tetanus. J Korean Med Sci 18:11-16, 2003
   解説▶ 救急外来での暫定診断:破傷風53%(17例中9例),誤診病名(47%):oromandibular dystonia, 電解質異常,頸部ジストニア,髄膜炎,髄膜脳炎,高血圧性脳症,脳梗塞,顎関節炎,脳梗塞と脊髄障害

3) Weiss MF et al: Tetanus as a cause of rhabdomyolysis and acute renal failure. Clin Nephrol 73:64-67, 2010
   解説▶ 急性腎不全の病態生理として次の機序が推定されている.①コントロールされない破傷風性筋けいれんによる横紋筋融解,②不安定な血圧,頻脈性不整脈,著明に増加した尿中へのカテコールアミン排泄を特徴とする自律神経機能不全.

4) 武田明義,他:当初顎関節症と診断した破傷風の一例.新潟歯学会雑誌 24:59-63, 1994
5) 岡本充浩,他:外傷歴の不明な破傷風の2例.日口外誌 55:495-499, 2009
6) 高橋元秀:成人への破傷風トキソイド接種.IASR 30:71-72, 2009

第4章 発熱

26 発病初期に髄液多形核白血球の増加を呈した患者

症例

65歳女性．既往歴：X-9年全身性エリテマトーデス〔頭部脱毛，顔面紅斑，膝関節痛，抗核抗体（1,280倍）陽性〕．

X年5月幻聴，けいれん，近医にて抗てんかん薬が投与された．6月4日当科初診，脳波：左側頭葉にspikeがみられたため，バルプロ酸600mg/日を投与．X+1年1月末けいれんが頻発，抗SS-A抗体（111.7），抗ds-DNA抗体（84.3IU/mL）陽性，2月眼科にて，ドライアイ，シルマーテスト陽性と診断された．11月てんかん発作，12月口唇生検：唾液腺周囲の線維化，リンパ球浸潤，X+2年5月11日てんかん発作が頻発，12日入院．38℃台の発熱，全身紅斑，頭痛．現症：意識傾眠，項部硬直はなし，運動麻痺などはなし．検査：CRP 14.5mg/dL，WBC 14,400/μL（リンパ球5％），髄液検査：細胞数252/3/μL（多形核球/単核球：P/M=40/60），蛋白86mg/dL，糖105mg/dL，髄液細菌，結核菌培養陰性．抗菌薬，プレドニゾロン15mg投与にて，発熱，頭痛は改善し，24日に退院した．髄膜炎の診断だが，確定診断はなし．

6月薬の副作用を心配して，抗てんかん薬1週間服用せず，29日けいれん，30日頭痛，発熱があり，入院した．プレドニゾロン15mgは服用していた．再入院時現症：体温38.8℃，顔面紅潮あり，意識清明，項部硬直なし，脳神経，運動系，感覚系，深部腱反射正常，病的反射なし．検査：WBC 7,000/μL，CRP 0.1mg/dL，抗ds-DNA抗体52.4IU/mL，抗SS-A抗体100.3（+），髄液検査：細胞数5,600/3/μL（P/M=98/2），蛋白185mg/dL，糖85mg/dL，IgG 52.0mg/dL，IgG index 1.01，IL-6 26,489pg/mL，細菌培養（抗菌薬投与前の髄液）陰性．7月1日（第3病日）WBC 16,000/μL（好中球89％，リンパ球9％），CRP 26.3mg/dL．

初期診断

髄液糖の低下は認めなかったが，第3病日の血清CRP（26.3mg/dL）の著明な増加，髄液多形核白血球の中等度の増加（1,837/μL）を認めたため，**細菌性髄膜炎**と診断した．

入院後の経過

第3病日より，アンピシリン4g，セフトリアキソン2gを開始，10日間使用し，プレドニゾロン15mg/日を継続した．第4病日に体温は正常化した．第6病日 WBC 6,300/μL（好中球40％，リンパ球56％），CRP 2.7mg/dL，第7病日髄液：細胞数64/

3/μL(P/M=2/98),蛋白 59 mg/dL と著明に改善した.第 9 病日 CRP 0.7 mg/dL,第 13 病日 CRP 0.2 mg/dL と正常化した.第 14 病日髄液:細胞数 15/3/μL(P/M=13/87),蛋白 42 mg/dL,IgG 8.0 mg/dL,第 15 病日プレドニゾロン 30 mg/dL に増量した.

最終診断 シェーグレン(Sjögren)症候群に伴う無菌性髄膜炎(反復性髄膜炎と病初期に多形核球優位の髄液細胞増多を呈したため)

解説

2 回目入院時の髄液検査で,多形核球優位の細胞増多と蛋白増加を認めたため,細菌性髄膜炎と診断して治療を開始した.シェーグレン症候群に伴う無菌性髄膜炎の大部分では,髄液細胞数は多形核球優位であることが文献上報告されていた.本例は今まで報告されたなかで,髄液多形核白血球数が最も多く,当初は細菌性髄膜炎との鑑別は困難であった(表 1).なお,無菌性髄膜炎が疑われる症例では発病初期に多形核球が優位の場合は,翌日以降に再度,髄液検査をすると,単核細胞優位に移行してい

表 1 髄液多形核白血球の増加を呈したシェーグレン症候群に伴う無菌性髄膜炎の報告例

報告者		年齢	性	脳炎	再発	初圧 mm 水柱	細胞数 (P/M)	蛋白 mg/dL	糖 mg/dL
Alexander (1983)	1.	52	F	意識障害	あり	320	900 (60/40)	20	84
	2.	50	F	意識障害	なし	400	37 (82/18)	79	67
	3.	33	F	意識障害	あり	440	245 (100/0)	84	54
種市(1987)	4.	19	M	なし	あり	180	28 (70/30)	43	68
中嶋(1992)	5.	27	F	なし	あり	250	121 (70/30)	114	45
鈴木(1995)	6.	48	F	幻視	なし		352 (62/38)	146	33
清水(1999)	7.	26	F	あり	なし	320	603 (62/38)	120	49
Martinez-Salio (2002)	8.	29	F	なし	なし		55 (70/30)	440	44
Rossi(2006)	9.	58	F	なし	なし		192 (60/40)	64	76
平山(2006)	10.	65	F	てんかん	あり		1867 (98/2)	185	85

ることが多い[1,2]．

　シェーグレン症候群に合併する無菌性髄膜炎の特徴は ① 再発性である，② 髄液所見で糖の低下，IgG の上昇を認める，③ 皮膚血管炎，末梢神経障害を合併する，の 3 点である[3,4,6,7]．

　治療は下記のとおりである．

　① 神経症状を合併するシェーグレン症候群の治療として，パルス療法を含むステロイド中等量以上の投与や免疫抑制薬の併用が有用である．

　② 無菌性髄膜炎を呈した症例では自然治癒傾向を認め，ステロイドが不要か，投与しても，一時的で簡単に離脱するものが多い．

　③ 意識障害を呈する症例(髄膜脳炎)では，ほとんどステロイドが使用され，有効と判定されている．

教訓

❶ 髄液多形核球が増多している場合は数日後に髄液検査を施行すべし．
❷ シェーグレン症候群では細菌性髄膜炎と間違いやすい髄液異常を呈することがある．

エラーのタイプ

認知エラー：①カテゴリー；不完全な知識，タイプ；不十分な，欠陥のある知識基盤，定義：関連疾患の知識不足　②カテゴリー；不完全な情報処理，タイプ；検査結果の誤った解釈，定義：検査結果は正しく読まれているが，不正確な結論がなされる

■ 文献

1) Feigin RD, et al：Value of repeat lumbar puncture in the differential diagnosis of meningitis. N Engl J Med 289：571-4, 1973
　解説▶過去 5 年間(retrospective study)の 590 例の無菌性髄膜炎で，抗菌薬が投与されなかった 48 例について検討した．2 回目の髄液検査が，6〜72 時間後に施行された．唯一の有意な所見は，8 時間以内に 87%が多形核細胞から単核細胞に移行し，12 時間以内に 94%が移行した．

2) Varki AP, et al：Value of second lumbar puncture in confirming a diagnosis of aseptic meningitis. A prospective study. Arch Neurol 36：581-582, 1979
　解説▶16 例の無菌性髄膜炎患者：1 回目が多形核細胞優位であったが，18 時間〜48 時間後の 2 回目の髄液検査では，単核細胞優位になった．

3) Alexander EL, et al：Aseptic meningoencephalitis in primary Sjögren's syndrome. Neurology 33：593-598, 1983

4) Ishida K, et al：Recurrent aseptic meningitis：a new CSF complication of Sjögren's syndrome. J Neurol 254：806-807, 2007

5) 平山幹生，他：髄液好中球の顕著な増加を認めた無菌性髄膜炎を呈したシェーグレン症候群(SLE 合併)の一例(会)．第 11 回日本神経感染症学会, 2006

6）種市幸二，他：無菌性脳脊髄膜炎を併発したシェーグレン症候群5症例の臨床的検討．日臨免疫会誌 10：207-214，1987
7）清水宏和，他：シェーグレン症候群の経過中，髄膜炎症状を呈した1例．日皮会誌 109：1633-1636，1999
8）岡崎仁昭：Sjögren症候群に伴う髄膜炎，髄膜脳炎．神経内科 51：140-143, 1999
9）Ginsberg L：Difficult and recurrent meningitis. J Neurol Neurosurg Psychiatry 75(Suppl 1)：116-121, 2004

Memo　認知反応傾向の種類⑱

開梱原則(unpacking principle)：鑑別診断を確立することにおいて，すべての関連した情報を引き出すこと(開梱)の失敗が，重要な可能性が見逃される結果となるかもしれない．受け入れられる病気の説明がより特異的であればあるほど，イベントが存在するとより判断されやすくなる．もし患者が，病歴の提供を制限することを許されるか，または，そうではなくて，医師が病歴聴取を制限するならば，特定されていない可能性が考慮されないかもしれない．

垂直思考の失敗(vertical line failure)：ルーチン，反復性のタスクはしばしば，サイロ貯蔵庫での思考へと導く—経済，効率および実用性を強調する，予測可能で正統的なスタイル．しばしば報いられるが，このアプローチは非柔軟性の内在するペナルティを有している．対照的に，水平思考スタイルは，予想外な，まれで，難解なものを診断する機会を創り出す．有効な水平思考戦略は単に質問を持ち出すことである：「これは他に何かありますか？」

第5章

嘔気・嘔吐，不定愁訴

第 5 章　嘔気・嘔吐，不定愁訴

27　嘔気が 1 週間持続し，めまいがなかった患者

症例

　51歳男性．3月7日嘔気があり，1週間続いたが，めまいはなかった．3月16日頭重感あり，入院した．めまいなし，1週間食事はなし．現症：JCS1，脳神経：注視眼振あり，眼球運動障害はなし，構音障害軽度，運動麻痺はなし，感覚障害なし，指鼻試験正常，病的反射なし．

入院後の経過

　脳 MRI-DWI にて左小脳半球の外側半分が高信号域を呈したが，一方，T2WI にて左小脳全体の高信号域（図1）を認めた．上記のように MRI 画像の解離がみられたため，腫瘍性病変を疑い，造影 MRI を施行し，病変外側と内部に線状，点状に造影増強を認めた（図2）．

初期診断　左小脳半球腫瘍（めまいのない嘔気が1週間以上続き，脳MRI にて，上記の所見がみられたため）

その後の経過

　小脳腫瘍が疑われたが，その後の神経症状の悪化はなく，また，後日の MRI 所見の悪化もなく，小脳梗塞の診断が確定した．

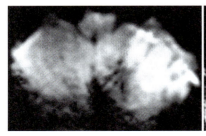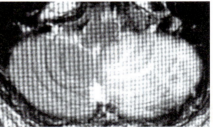

図 1　脳 MRI-DWI
左；左小脳半球外側半分の高信号域，第 4 脳室の右への偏位が軽度，右；T2W1 では左小脳半球全体が高信号域を示した．

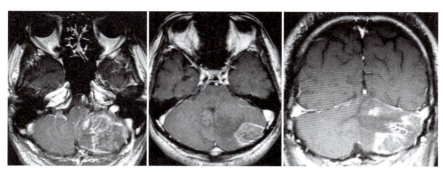

図2 造影 MRI-T1WI
左小脳半球の造影増強を認めた．

最終診断 左小脳梗塞（急性期〜亜急性期の病変を脳 MRI で観察していたことになる）

解説

めまいがなく，嘔気のみが1週間続いた．発症後1週で，脳浮腫がピークに達していて，一見，脳腫瘍様にみえた．また，亜急性期の脳梗塞では血液脳関門が破綻しているため，造影増強がみられたと解釈した．

めまいがなくても，嘔吐が頻繁にみられ，歩行不能であれば，小脳梗塞を疑うべきである．また，小脳梗塞超急性期には脳浮腫がみられないが，数日〜1週で脳浮腫が悪化し，第4脳室の狭小化や閉塞がみられる場合があるので，意識障害の発現や神経症状の悪化がみられる場合は緊急脳 MRI 検査を施行すべきである．心機能に問題がなければ，グリセロール 200 mL を1日4〜6回投与すると，脳浮腫の悪化を阻止できることもある．参考として小脳梗塞の臨床所見を示す（表1）．

教訓

❶ めまいが全くなく，嘔吐を反復する症例のなかに，小脳梗塞患者がいることを知るべし．
❷ 眼振と体幹失調の有無が小脳梗塞の判定に役立つ．

表1 小脳梗塞の臨床所見の頻度順

臨床所見	n(%)	コメント
従前のイベント		
後方循環TIAの病歴	65/295(22)	TIAは，前方循環TIAと同様に，迅速な精密検査と治療の必要性を示唆する．
症状		
dizzinessまたはvertigo	404/557(73)	患者がdizzinessよりもvertigoを具体的に言っても，脳卒中の可能性を変えない．
嘔気・嘔吐	298/557(54)	嘔気・嘔吐はめまいなしで起こりうる，ときどき体位によって誘発される．
歩行障害	186/389(48)	独歩不能は，末梢性よりはむしろ中枢性原因を示唆する．
頭痛	207/557(37)	頭痛の部位や性状は診断的ではない；突然発症は出血に似ている；若年患者での頭頸部の痛みは椎骨動脈解離をすみやかに考える．
不明瞭発語	122/417(29)	不明瞭発語は後方循環よりもむしろ前方循環の脳卒中の結果であることが多い；症状として，不明瞭発語は部分的な失語と鑑別されるべきである．
徴候		
手足の運動失調	298/513(58)	手足の運動失調(拙劣，揺れる，協働収縮異常運動)と測定異常(誤示，測定障害性到達)が臨床的に集合し，ともに符号化される．
体幹失調	263/513(51)	体幹失調はベッドサイド(または，アームレス椅子)に座り，両腕を組んだ患者で典型的に評価される．
構音障害	204/447(46)	前方循環の脳卒中は，口唇性(顔面)構音障害を起こしやすい，後方循環の脳卒中は，舌性，喉音性構音障害を起こしやすい；めまい患者の末梢性原因を除外する．
眼振	226/513(44)	方向交代性，垂直性眼振は末梢性よりも中枢性原因を示唆する．
意識不鮮明，傾眠	116/447(26)	異常な精神状態は上小脳動脈の脳卒中ではより普通にみられる，視床傍正中部や内側側頭葉に拡がる脳底動脈先端の虚血に関連するためであろう．
昏睡	14/447(3)	明らかな昏睡は脳底動脈中部の閉塞か二次的な合併症を典型的に示唆する(直接的な脳幹圧迫，ヘルニアを伴う閉塞性水頭症)．

(Edlow JA et al：Diagnosis and initial management of cerebellar infarction. Lancet Neurol 7：951-964, 2008 より)

エラーのタイプ

認知エラー：①カテゴリー：不完全な知識，タイプ：不十分な，欠陥のある知識基盤，定義；関連疾患の知識不足　②カテゴリー：不完全な情報処理，タイプ：誤った誘発，定義；臨床医は現在のデータに基づいて不適切な結論を考えるか，またはデータから妥当な結論を考えることができない

第 5 章　嘔気・嘔吐，不定愁訴

急激な胸苦後に嘔吐，冷や汗を呈した患者

症例

78歳女性．心房細動の既往歴あり．1月下旬，午後1時すぎに喫茶店で食事中に急に胸が苦しくなり，その後に嘔吐2回，冷や汗を認めたため，救急外来を受診した．

来院時には頭痛，めまい，腹痛はなし．救急外来所見では，脈拍118回/分，整，血圧180/100 mmHg，腹部所見は異常なし．神経学的所見では意識清明，項部硬直なし，脳神経：瞳孔左右同大，対光反射正常，眼球運動正常，眼振なし．挺舌正常，運動系では麻痺はなく，四肢失調はなし．歩行は不能．頭部CT，心電図は正常．WBC 13,300/μL，貧血なし，CRP 0.14 mg/dL，肝機能正常，腎機能軽度低下，凝固・線溶系正常．

初期診断　急性腹症の疑い．しかし，腹部所見がなかったこと，めまいはなかったが，歩行不能症状がみられたため，小脳梗塞を除外するために，緊急脳 MRI を施行した（図1）．

入院後の経過

MRI所見（図1）より右小脳梗塞と診断した．ホルター心電図にて心房細動が判明した．

最終診断　めまいはなく，嘔吐を主訴とした**発作性心房細動に伴う小脳梗塞**．

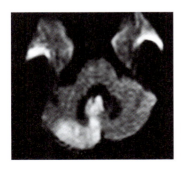

図1　脳 MRI-DWI
右小脳半球（medial PICA 領域）に高信号域を認めた．

解説

土曜日の救急外来待機時の症例であった。緊急 MRI が診断確定に有効であった。

小脳梗塞のスペクトラム（Amarenco の総説から引用する）：臨床病理学的研究および近年の神経画像の進歩により小脳梗塞についての多くの論文が出始めた。

解剖学（図 2〜7）[1,2]

小脳は椎骨脳底動脈系から 3 つの長い動脈により供給されている。後下小脳動脈（PICA）は最後に分岐し、小脳半球および虫部の尾部を支配する。PICA は背側、時には外側の延髄にも分枝を出している。PICA の支配域は 2 つに分けることができる。PICA の内側枝（mPICA）により供給される延髄の背側を含む小脳後部と、PICA の外

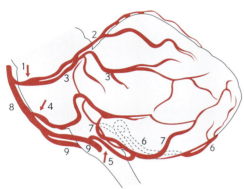

(1) SCA：superior cerebellar artery 上小脳動脈；(2) mSCA：medial branch of the SCA 上小脳動脈内側枝；(3) LSCA：lateral branch of the SCA 上小脳動脈外側枝；(4) AICA：anterior inferior cerebellar artery 前下小脳動脈；(5) PICA：posterior inferior cerebellar artery 後下小脳動脈；(6) mPICA：medial branch of the PICA 後下小脳動脈内側枝；(7) LPICA：lateral branch of the PICA 後下小脳動脈外側枝；(8) BA：basilar artery 脳底動脈；(9) VA：vertebral arteries 椎骨動脈.

図 2　小脳動脈の行路
（Amarenco P：The spectrum of cerebellar infarctions. Neurology 41：973-979, 1991.）

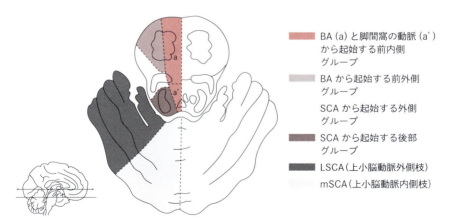

- BA (a) と脚間窩の動脈 (a') から起始する前内側グループ
- BA から起始する前外側グループ
- SCA から起始する外側グループ
- SCA から起始する後部グループ
- LSCA（上小脳動脈外側枝）
- mSCA（上小脳動脈内側枝）

図 3　脳幹・小脳の動脈支配：橋上部断面
（Tatu L, et al：Arterial territories of human brain：Brainstem and cerebellum. Neurology 47：1125-1135, 1996）

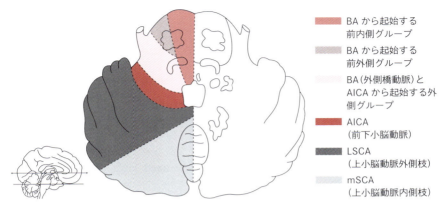

図4 脳幹・小脳の動脈支配：橋中部断面
(Tatu L, et al：Arterial territories of human brain：Brainstem and cerebellum. Neurology 47：1125-1135, 1996)

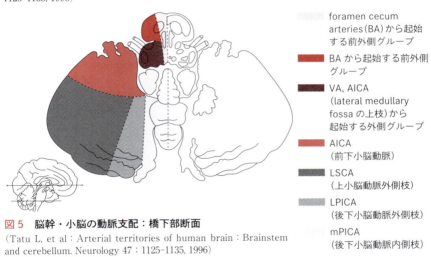

図5 脳幹・小脳の動脈支配：橋下部断面
(Tatu L, et al：Arterial territories of human brain：Brainstem and cerebellum. Neurology 47：1125-1135, 1996)

側枝(LPICA)により供給される延髄には分枝を出さない小脳前外側部の2つである．前下小脳動脈(AICA)は脳底動脈より分岐する．AICAは小さいため，小脳の前内側，中小脳脚と小さい範囲の支配である．AICAの近位の分枝は橋の外側，顔面，三叉，前庭神経，蝸牛神経管，第7，8脳神経の神経根，脊髄視床路を栄養している．上小脳動脈(SCA)は3つのなかで最も口径，支配域とも一定している．SCAは歯状核，小脳半球および虫部の頭側を支配している．SCAの分枝は上小脳脚を含む橋頭側の被蓋部，脊髄視床路，外側毛帯，対側の第4脳神経核をも供給している．これらの3つの動脈およびその分枝は互いに吻合しあい，それにより梗塞のサイズが決まってくる．

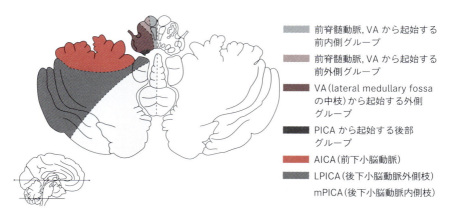

図6 脳幹・小脳梗塞の血管支配：延髄上部断面
(Tatu L, et al：Arterial territories of human brain：Brainstem and cerebellum. Neurology 47：1125-1135, 1996)

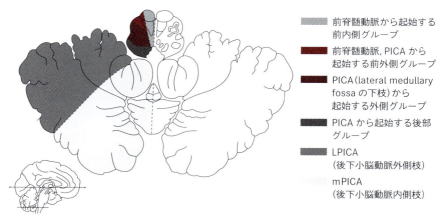

図7 脳幹・小脳の血管支配：延髄中部断面
(Tatu L, et al：Arterial territories of human brain：Brainstem and cerebellum. Neurology 47：1125-1135, 1996)

頻度，年齢，性

　小脳梗塞の頻度は剖検からは1.5〜4.2％ほどである．小脳梗塞は小脳出血の3倍ほど起こりやすい．また，明らかに男性優位に起こっていて，全体の約2/3である．平均年齢は65±13歳である．

臨床的側面

　主症状は突然の後頭部痛で，しばしば，重度のめまい，悪心，嘔吐，不安定な歩行，構音障害，体幹失調などである．その他，眼振，同側肢のジスメトリアがある．意識

障害（うとうとから深昏睡）は発症直後およびその後に 1 割ぐらいの人で起こる．また 1 割以上の人では，脳幹梗塞の症状，側頭，後頭葉梗塞の症状が出る．臨床症状は小脳出血と似ているが，CT により両者の鑑別は可能である．小脳梗塞では明らかな density を示さない．現在の小脳梗塞の急性期のゴールデンスタンダードな方法は MRI である．

経過（偽腫瘍性小脳梗塞）

この症例は 1893 年に Menzies により報告され，30 年以上も前には脳外科医の手術により根治可能であるといわれていた．浮腫により小脳が腫脹し，後方からの圧が上昇し脳幹が圧迫される．中脳および第 4 脳室の偏位および吻合により閉塞性水頭症が起こり，頭蓋内圧が上昇する．小脳の腫脹はまた扁桃ヘルニアをも引き起こす．剖検では，これらの梗塞は PICA，SCA の領域で起こっていた．臨床的には，SCA 領域よりも PICA 領域が関与していることが多い．遅発性の意識の変化がこれらの梗塞の 90％で起こり，数時間後から 10 日後までとさまざまである．CT でのテント上の水頭症，第 4 脳室の消失は小脳の低吸収域にかかわらず，小脳浮腫を示す徴候となりうるが，MRI がより有用である．意識の悪化があれば手術が必要となる．手術後の完全回復率は 63％である．しかし，予後が脳幹梗塞を合併しているどうかによるところが大きい．

発症時に深昏睡の小脳梗塞

CT 上，テント上の水頭症を伴う突然の深昏睡は緊急手術を要する小脳梗塞である．脳室ドレナージ術により一命を取りとめることができる．早期の脳幹の圧の開放により，深昏睡患者でさえ機能的に完全によくなることもある．

良性経過の小脳梗塞

CT により良性の梗塞のほうが，偽腫瘍性梗塞より多いことが明らかになっていて，レトロスペクティブな研究では 81〜95％を数える．CT 上明らかでない梗塞も MRI でわかるようになったことから真の頻度はもっと高い．初期の症状は偽腫瘍性梗塞と同じだが，それらは急に自発的によくなる．しばしば，完全回復もするが，後遺症を残すこともある．良性の小脳梗塞はたいてい小さく，小脳の動脈の吻合による．

SCA 梗塞

これは最も多い．Mills と Guillain の古典的な SCA 症候群はまれで，主症状は病変側のジスメトリア（小脳症状），ホルネル症候群，反対側の温痛覚消失，滑車神経麻痺である．臨床的には，30 例の SCA 梗塞のうちわずか 2 例のみにおいて，CT 上，脳幹圧迫および水頭症を示していた．その他は主に歩行失調，水平性の眼振などを呈し，良性の経過をとった．

AICA 梗塞

あまり一般的ではないが，AICA 梗塞は確実に過小評価されている．AICA 梗塞は橋の外側，中小脳脚，小脳の前尾側を障害する．主な発症症状は交叉性症候群（ジスメトリア，前庭神経異常，ホルネル症候群，顔面感覚麻痺，反対側肢の温痛覚低下，嚥

下障害)のため,ワレンベルク症候群と誤診されることが多い.その他の症状は重度の顔面麻痺,耳鳴を伴う,伴わないによらない難聴,外側注視麻痺などである.AICA梗塞はまた小脳症状を欠くこともある.

PICA 梗塞

PICA 梗塞は SCA 梗塞と同頻度である.PICA 領域に限局するとサイズは小さく,良性の経過をとる.臨床的には 36 人中 1/4 の患者が脳幹圧迫を呈し,1/5 が閉塞性水頭症,1/9 が小脳浮腫のため死亡した.PICA 梗塞は主にめまい,頭痛,失調歩行,ワレンベルク症候群,水平性眼振を呈する.内側枝の梗塞は臨床的に無症状のこともある.AICA,SCA 梗塞を合併した PICA 梗塞は臨床的には最も重篤である.剖検上,約 20% にみられるこれらの複数の関連した小脳梗塞は偽腫瘍性パターンや深昏睡を呈する.

境界域梗塞

多くの小脳皮質における血管の吻合のため境界域梗塞〔watershed(分水嶺)梗塞〕はまれで小さい(直径 2cm 以下).境界域としては,SCA と PICA の間,小脳皮質の左右の SCA の間,小脳深部白質の SCA と PICA の間などである.深部の境界域ラクナ梗塞は発見困難だったが,現在は MRI にて極小な梗塞さえもわかるようになった.

病因

小脳梗塞患者は血管系の通常のリスクファクターを有している.高血圧,以前の梗塞歴,虚血性心疾患,心房細動などである.剖検では,動脈の閉塞は 1/2 に椎骨動脈で,1/4 に脳底動脈で,1/5 に小脳動脈でみられた.椎骨動脈の閉塞は頭蓋内でみられたため,予防的手術ができない.両側の椎骨動脈の閉塞は頻繁にみられる.小脳梗塞はアテローム血栓性脳梗塞よりも心原性脳塞栓症のほうが多いが,AICA 梗塞は尾側の脳底動脈のアテローム血栓症により生じることがほとんどである.剖検,臨床的にも SCA 梗塞は主に心臓が原因で,PICA 梗塞は心原性脳塞栓症とアテローム血栓性脳梗塞がほぼ同じ頻度である.その他のまれな原因としては,頭蓋内外の椎骨動脈解離,小脳動脈の解離性動脈瘤,線維筋性異形成,片頭痛などがある.

教訓

❶ めまいがなくても,腹部所見がなく嘔吐を繰り返す場合は小脳梗塞を疑え.
❷ 歩行不能は運動麻痺がない場合,体幹失調によると考え,小脳梗塞を疑い,緊急脳 MRI を施行せよ.

■ 文献

1) Amarenco P:The spectrum of cerebellar infarctions. Neurology 41:973-979, 1991.
2) Tatu L, et al:Arterial territories of human brain:Brainstem and cerebellum. Neurology 47:1125-1135, 1996
3) Terao S, et al:Infarction of superior cerebellar artery presenting as cerebellar symptoms. Stroke 27:1679-1681, 1996

第5章 嘔気・嘔吐，不定愁訴

29 嘔吐後に意識レベルが低下した患者

症例

66歳男性．12月14日21時頃に玄関で倒れる音が聞こえた．家族が見に行くと，嘔吐が続いていたので，救急車を要請した．嘔吐は40分間続いた．嘔吐後から意識レベルが低下した．

既往歴：痛風，喫煙20本/日(50年間)，飲酒；酒2合・ビール350 mL/日，現症：12月15日9時血圧269/150 mmHg，心拍数98/分，整，SpO_2 97%(room air)，神経学的所見：JCS 3，「はい」と答えるのみで，指示が入らない．脳神経：瞳孔左右同大，対光反射正常，バビンスキー徴候陰性，同日16時名前は可能，多汗，指示動作が入りにくいが，麻痺はなし，病的反射なし．検査：Cre 1.59 mg/dL，LDL-C 163 mg/dL，TG 241 mg/dL，BNP 71.7 pg/mL

初期診断

喫煙の習慣と高血圧があり，アテローム血栓性脳梗塞を疑った．嘔吐が継続し，意識レベルが低下したため，**小脳，脳幹梗塞**を疑った．また，指示に対する反応が悪く，**感覚性失語**を主体とする病態を考えた．

入院後の経過

脳MRI：両側微小小脳梗塞，左小脳虫部梗塞(図1)，左前頭葉，後頭葉皮質下白質に点状の急性期小梗塞が散在(図2)．心電図：完全右脚ブロック，左脚前枝ブロック．胸腹部CT：腹部大動脈解離の疑い，脾臓内部に12 mm大の輪状石灰化，大動脈弓部から下行大動脈にかけて，大動脈壁在血栓が疑われた(図3)．心エコー：左室全周性の壁肥厚，高血圧心，EFは70%，左房拡大はなく，左房内血栓も認めない．特

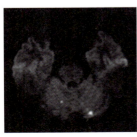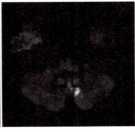

図1 脳MRI-DWI
両側微小小脳梗塞，左小脳虫部梗塞．

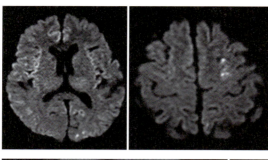

図2 脳MRI-DWI
左前頭葉,後頭葉皮質下白質に点状高信号域.

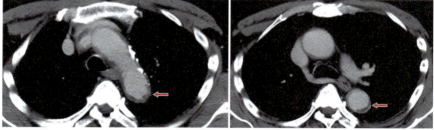

図3 造影胸部CT
大動脈弓部から下行大動脈にかけて,大動脈壁在血栓がみられた(矢印).

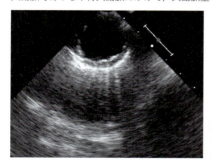

図4 経食道心エコー検査
弓部〜下行大動脈にびまん性に壁在血栓あり.

記すべき弁膜症も認めず,vegetationもなし.

経食道心エコー:左房内に明らかな血栓なし,大動脈内観察,弓部〜下行大動脈にびまん性に壁在血栓あり(図4).大動脈弓遠位部に一部浮動性の血栓あり.頸動脈エコー:両総頸動脈球部〜内頸動脈にIb-IIb typeプラーク,左内頸動脈では血流速度の上昇は認めないが,Area法にて70%の狭窄を認めた.ニカルジピン10 mg/10 mL 5A(50 mg)を1 mL/時にて治療を開始した.第2病日19時53分に1分間ほど強直性けいれん,来室時にけいれんは治まっていたが,いびき様呼吸,JCS 300,酸素を投与し,フェノバルビタール750 mgを投与した.20時20分に右上下肢強直,右共同偏視,ジアゼパム5 mg静注にてけいれんは止まった.

最終診断 大動脈原性多発性脳塞栓（大動脈弓部〜下行大動脈壁在血栓），早期けいれん

解説

両側性多発性小梗塞がみられる場合は，悪性腫瘍に伴うトルソー症候群か，または，大動脈原性脳塞栓が考えられる．造影胸部CTと経食道心エコー検査が診断に有用である[1-5]．

北川の総説[5]から引用すると，大動脈原性脳塞栓症を考慮する必要があるのは，①臨床症状，梗塞部位から塞栓性機序が考えられる，②頭蓋内外灌流動脈に塞栓源となるような閉塞性病変が見当たらない，③心臓に不整脈，人工弁，心不全など塞栓源が見当たらない，④複数の脳血管領域にまたがる塞栓症の多発，⑤全身臓器，末梢動脈塞栓症の既往，⑥全身の動脈硬化を示唆する所見が認められる場合，である．診断には経食道心エコー検査（transesophageal echocardiography：TEE）による大動脈の観察が必要で，大動脈弓部（左鎖骨下動脈分岐部より近位）に最大厚4mm以上のプラークまたは潰瘍形成，可動性プラークが観察されれば，塞栓源となりうる粥腫病変（大動脈複合粥腫病変）と診断される．

脳卒中発症から14日以内に生じたけいれんを早期けいれん（early seizure），それ以後に発症するものを遅発性けいれん（late seizure）とよぶ[6]．早期けいれんは脳卒中に起因する大脳皮質への刺激症状として考えられ，多くは発症から1〜2日に出現する．

教訓

大動脈原性脳塞栓症による脳梗塞は両側性多発性脳病変を起こす．造影胸部CTと経食道心エコー検査が診断に有用である．

エラーのタイプ

認知エラー：

①カテゴリー：不完全な知識，タイプ：不十分な，欠陥のある知識基盤，定義：関連疾患の知識不足　②カテゴリー：不完全な知識，タイプ：不十分な，欠陥のある技能，定義：関連疾患の診断的技能の不足

■ 文献

1) Toyoda K, et al：Aortogenic embolic stroke：a transesophageal echocardiographic approach. Stroke 23：1056-1061, 1992

2）Amarenco P, et al：Atherosclerotic disease of the aortic arch and the risk of ischemic stroke. N Engl J Med 331：1474-1479, 1994
3）Ueno Y, et al：Mobile aortic plaques are a cause of multiple brain infarcts seen on diffusion-weighted imaging. Stroke 38：2470-2476, 2007
4）Yoshimura S, et al：Ulcerated plaques in the aortic arch contribute to symptomatic multiple brain infarction. J Neurol Neurosurg Psychiatry 81：1306-1311, 2010
5）北川一夫：大動脈原性脳塞栓症・奇異性脳塞栓症（卵円孔開存・深部静脈血栓症）．脳神経外科ジャーナル 17：901-908, 2008
6）日本神経治療学会治療指針作成委員会（編集）：標準的神経治療：高齢発症てんかん．神経治療 29：457-479, 2012
7）Hart RG, et al：Embolic strokes of undetermined source：the case for a new clinical construct. Lancet Neurol 13：429-438, 2014
8）北川一夫：脳卒中 Update．ESUS（塞栓源不明の脳梗塞）．医学のあゆみ 254：83-86, 2015
   解説▶ 脳梗塞の約 1/4 は原因が特定されない脳梗塞（cryptogenic stroke：潜因性脳卒中）であり，大部分は塞栓性脳梗塞である．ESUS は原因不明の脳塞栓症をまとめた疾患概念である．想定される塞栓源は，塞栓源として確立されていない心疾患，潜在性の発作性心房細動，潜在性の悪性腫瘍，動脈原性塞栓，卵円孔開存などである．

Memo 認知反応傾向の種類⑲

本能的バイアス（visceral bias）：意思決定のエラーの感情起源の影響は広く過小評価されていた．本能的な覚醒は誤った決断を引き起こす．逆転移（心理療法中に治療者からクライエントに向けられる，非合理的な感情のこと），患者への陰性・陽性感情は診断が見逃される結果を生じるかもしれない．いくつかの帰属現象（基本的帰属エラー）が逆転移にそれらの起源をもつことができる．

第 5 章　嘔気・嘔吐，不定愁訴

30 不安神経症様症状で発症，その後に異常行動，異常言動を呈した患者

症例

　64歳男性．既往歴は特になし．X年10月にめまい，浮遊感，一時的な構音障害があり，当院神経内科を受診した．MRIでは異常所見なし．その後，胸部圧迫感などの不定愁訴を訴え，当院救急外来を頻回受診した．

　X+1年2月下旬より靴下を4枚履く，下着やセーターを10枚も重ね着するようになった．入浴したことを忘れてしまった．徐々に歩行が不安定となり，意思疎通が困難となった．3月初旬より意味不明の話を始め，つたい歩きができなくなった．左上肢の屈曲傾向がみられ動かしづらくなったため入院した．

　入院時現症：一般理学所見は異常なし．神経学的所見：見当識障害あり，時に幻視あり，脳神経は異常なし，運動系では麻痺なし，左上肢が屈曲位，ミオクローヌスなし，左上肢・両下肢にgegenhalten（抵抗症：受動運動に際し無意識に力が入る現象）あり，失調性歩行あり．深部腱反射；上下肢とも軽度亢進，バビンスキー徴候はなし，感覚系；異常なし，高次脳機能；HDS-R 9点（2週前は25点），構成失行，着衣失行あり．失語，左右失認や地誌的記憶障害なし．検査所見：血算，生化学，尿検査；異常なし，髄液所見；細胞数 5/3/μL，蛋白 48 mg/dL，糖 76 mg/dL，IgG 3.8 mg/dL，NSE 54.5 ng/mL，ウイルス抗体価：単純ヘルペス，水痘帯状ヘルペス，サイトメガロウイルス陰性

　脳MRI-DWI：右尾状核と前頭葉，側頭葉皮質の高信号域がみられた（図1）．

　脳波：periodic synchronous discharge（PSD）を認めた．

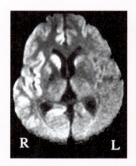

図1　脳MRI-DWI

初期診断
不安神経症（不定愁訴が多く，何度も救急外来を受診し，脳MRI所見は正常だったため）

入院後の経過

　自発性の低下が進行し，無言となり，右上肢の筋強剛も出現した．神経症状に対応して反対側（左側）の尾状核，大脳皮質に病変の拡大が脳MRI拡散像（図2）で確認できた．7月7日（発症約4か月後）に死亡した．剖検が施行され，脳MRI-DWIで高信

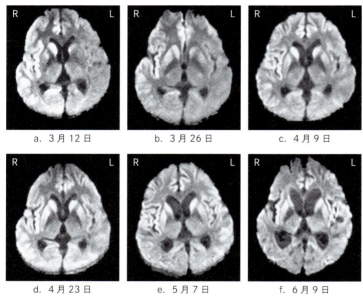

図2 脳 MRI-DWI
a. 3月12日
b. 3月26日
c. 4月9日
d. 4月23日
e. 5月7日
f. 6月9日

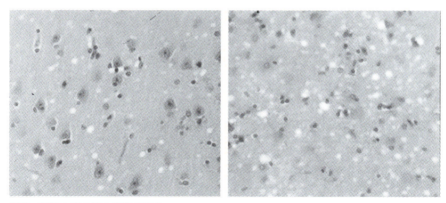

図3 剖検大脳皮質の海綿状変化
小空胞が多数みられた（HE染色）．

号域病変では海綿状変化がみられ，多数の小空胞が観察された（図3）．

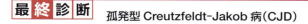
孤発型 Creutzfeldt-Jakob 病（CJD）

解説

　当初は不定愁訴があり，脳 MRI 所見も異常はなく，不安神経症と診断して神経内科外来で経過観察していた．頻回に救急外来を受診している患者に対しては，救急担当医は「いつもの患者が来たか」などと思わずに，最低限の神経学的所見をとるべきであった．また四肢のトーヌスの変化，左右差がないかを必ず調べるべきであった．「後医は名医」という言葉があるが，あとから患者を診た医師のほうが，前医での情報をもとに診療できるため，正確な診断が可能である．前医では見つけられなかった病気が，時間が経過することでよりわかりやすくなり，あとから診た医師のほうが病気を見つけやすいという意味もある．特に ALS やパーキンソン病では，そのようなことが多い．

　臨床経過から認知機能の低下が亜急性に進行しているため，CJD が一番疑われた．脳 MRI での拡散強調像が病態を反映するということが文献上，報告されたころで，脳 MRI 検査を頻繁に施行した．脳 MRI 拡散強調像の高信号域の拡大につれて，臨床症状が変化した．高信号域は障害されている部位を表現していると考えられた．病理学的には病初期における neuropil の微小空胞の発生が関連していると推定した．また，空胞内水分子の拡散が減少したため，DWI で高信号域となっていると推定した．また，症状の進行に応じた DWI の高信号域の減少は神経細胞の減少とグリオーシスを反映している可能性があると結論づけた[1]．CJD で DWI の高信号域を観察でき，かつ同部位の剖検，病理学的検索を行った症例は学会発表時にはなかったが，その後にいくつかの報告[2-4]がなされ，われわれの推測が裏づけられている．

　プリオン蛋白遺伝子には正常多型があり，1 つは 129 番目のアミノ酸（コドン 129）がメチオニン（M），またはバリン（V）かでそれぞれ MM，MV，VV の 3 種類に分類される．日本人では MM 型がほとんどであるのに対し，白人では MM 型は半数程度である．もう 1 つはコドン 219 の多型でグルタミン酸（E）とリジン（K）の組み合わせで EE，EK，KK の 3 種類である．本例のプリオン蛋白遺伝子の解析は，コドン 129 多型は MM，コドン 219 多型は EE であった．コドン 129 のバリンやコドン 219 のリジンの多型はプリオン病感染に対し抵抗性が指摘されている[5-6]．

教訓

❶ 不定愁訴で救急外来を頻繁に訪れる患者のなかには重大な疾患を有する患者がいることを忘れるな．

❷ CJD の第 1 期では，不定愁訴がみられることがあり，神経症状の変化がみられる場合は早急に脳 MRI 検査を施行するべきである．

エラーのタイプ

認知エラー：①カテゴリー；不完全な知識，タイプ；不十分な，欠陥のある知識基盤，定義；関連疾患の知識不足　②カテゴリー；不完全な知識，タイプ；不十分な，欠陥のある技能，定義；関連疾患の診断的技能の不足　③カテゴリー；不完全な検証，タイプ；早期閉鎖，定義；一度，最初の診断がつくと，他の可能性を考えることができない

■ 文献

1 ）堀紀生，他：不安神経症様症状で発症し，全経過を観察できた Creutzfeldt-Jakob 病の 1 剖検例．臨床神経 41：722, 2001
2 ）Mittal S, et al：Correlation of diffusion-weighted magnetic resonance imaging with neuropathology in Creutzfeldt-Jakob disease. Arch Neurol 59：128-134, 2002
　解説▶ 脳 MRI-DWI は高度の海綿状変化と相関することを初めて指摘した論文．
3 ）Geschwind MD, et al：Correlating DWI MRI with pathological and other features of Jakob-Creutzfeldt disease. Alzheimer Dis Assoc Disord 23：82-87, 2009
　解説▶ 神経病理学的分析は MRI-DWI の高信号域は空胞化スコアと PrPc 量と相関し，その後に反応性アストロサイトのグリオーシスが起こることを示している．孤発性 CJD の大部分の型で形成される空胞は，最初は直径 5〜25 μM であり，14〜16 μM 以下の空胞は，DWI で使用される平均パルス間隔間の水の正常運動を十分に制限することが考えられている．
4 ）Manners DN, et al：Pathologic correlates of diffusion MRI changes in Creutzfeldt-Jakob disease. Neurology 72：1425-1431, 2009
　解説▶ CJD 患者で典型的にみられる生前の MRI での ADC の低下は剖検時の海綿状変化と相関している．このことは CJD 患者の線条体と視床で明確に確立されていて，グリオーシスや神経脱落とは有意に相関しなかった．
5 ）三條伸夫，他：プリオン病の早期臨床診断―そのポイントとピットフォール―．BRAIN MEDICAL 18：359-364, 2006
　解説▶ 遺伝性プリオン病は常染色体優性遺伝性であるが，浸透率が低いため，家族歴のない場合がしばしば存在し，ある種の遺伝子変異は全例が孤発の報告しかないものもあることと，表現型が多様であり，同一家系内で同一遺伝子異常がある場合でも表現型が異なる場合があることである．そのため，孤発性にみえるような症例や，多彩な表現型のある家系でも遺伝子検索が不可欠である．
6 ）三條伸夫，他：プリオン病―本邦の特徴と診断のポイント―．臨床神経 50：287-300, 2010
7 ）Paterson RW, et al：Differential diagnosis of Jakob-Creuzfeldt disease. Arch Neurol 69：1578-1582, 2012

第 6 章

しびれ，痛み

第6章 しびれ，痛み

31 両下肢の痛みと不定愁訴が多かった患者

症例

40歳女性．X年8月19日両下肢の痛みで整形外科を受診した．血液一般検査は正常．レストレスレッグス症候群の診断で当科へ紹介された．24日初診．意識清明．訴えは心気症的で多弁，不定愁訴が多い．四肢の明らかな麻痺はなし．両下腿背側の自発痛があり．レストレスレッグス症候群ではないと診断された．神経伝導速度検査を予約したが，検査に来なかった．

初期診断 心気症の疑い（不定愁訴が多く，下腿の自発痛以外に神経学的所見を認めなかったため）

入院前後の経過

12月1日初診とは異なる神経内科医が診察した．両足首と足底部の痛み：じわじわくる．寝ているとよい．座っていると足全体がつらい．温めると楽になる．階段の上り下りができなくなってきた（手すりが必要）．腰痛はない．上肢は何ともない．普通に歩いていて転びやすい．受け答えは良好．脳神経症状はなし．項部硬直はない．四肢の麻痺はなし．深部反射は左右差なし．

16日，右股関節が上がらない．痛みはない．近医整形外科では異常なし．階段の下りが怖く，手すりを使用．右下肢を引きずっている．歩行が遅い．上肢は何ともない．ふるえもない．両足首から下腿の痛み：24時間痛い．痛みはあるが夜は睡眠良好．下肢感覚・運動神経伝導速度は正常．下肢動脈血流は正常．本人は仕事上のストレスはないと否定した．クロナゼパム1 mg分2/日にて経過観察となった．X+1年1月6日近医整形外科から紹介され，神経内科開業医が診察した．右下肢の脱力が膝屈筋中心にあり，両側バビンスキー徴候が陽性．胸腰椎MRIは著変なく，脳MRIにて脳室周囲のT2WI高信号域の多発性散在性病変が認められたので，多発性硬化症（MS）が疑われたため，16日紹介があり，入院した．

入院時現症は，神経学的所見：運動系：右下肢の脱力は軽度〜中等度，感覚系：痛覚，触覚正常．両足の異常感覚あり．DTR：PTR，ATR中等度亢進，右バビンスキー徴候陽性．

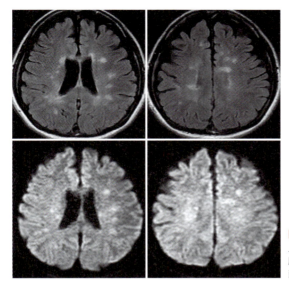

図1 脳MRI
上段：FLAIR，下段；DWI．両側大脳深部，側脳室周囲白質に多発性病変がみられた．

　検査所見は，CRP 0.01 mg/dL，WBC 4,500/μL，抗核抗体陰性，抗ATLA抗体陰性．髄液検査：細胞数9/3/μL，蛋白14 mg/dL，糖73 mg/dL，IgG 6.4 mg/dL，MBP陰性．頸椎・胸椎・腰椎MRI：異常なし，頭部MRI（図1）：両側側脳室周囲や大脳深部白質に斑状のFLAIR高信号域病変が多数みられ，拡散強調像で信号上昇を伴うものが多かった．

最終診断　多発性硬化症

解説

　本例でみられた右下肢不全麻痺は末梢性ではなく，左前頭葉内側皮質下白質病変によるものであると推定された．不定愁訴の患者の場合には，最初から身体表現性障害ではないかとの先入観をもってしまいがちである．訴えは中断させない限り，延々と続くので，神経内科の忙しい外来では，心のなかでは敬遠される存在である．こういう患者を診察するときには，鑑別診断を考えながら，keyとなる質問を矢継ぎ早に行っていく．
　以前に山中克郎先生による教育症例カンファレンスを本院で毎週行っていたが，そのときの話題にSnap Diagnosisがあった．
　詳細な問診で80％診断可能．Snap Diagnosisの可能性を検討した後に，①重要なキーワード，②特徴的な症状・所見をパッケージにして聞きまくる問診技法「攻める

問診を」行う，③短時間で取る，診断に役立つ「陽性尤度比の高い身体所見」や鑑別診断をあらかじめ想定したうえで行う「的を絞った身体所見」を重視する，④症例をたくさんみること，⑤カンファレンスでほかの症例を勉強すること，⑥やさしい心をもつこと，などを挙げていた．

　身体表現性障害の可能性が高い場合は早めに精神科に紹介する．以前に経験したギラン・バレー症候群の疑いにて入院していた10代後半の女性は，神経症状の変動が日中でも激しかったので，精神科にコンサルトしたところ，家庭内暴力が誘因であることが判明した．

教訓

❶ 一側下肢の脱力は末梢性だけではなく，中枢性障害も考える．
❷ 不定愁訴患者はできるだけ客観的異常所見を見つける．

エラーのタイプ

認知エラー：①カテゴリー；不完全な知識，タイプ；不十分な，欠陥のある知識基盤，定義；関連疾患の知識不足　②カテゴリー；不完全な知識，タイプ；不十分な，欠陥のある技能，定義；関連疾患の診断的技能の不足　③カテゴリー；不完全な情報収集，タイプ；無効な，不完全な，誤った精密検査，定義；検査やコンサルトの計画・調整の問題　④カテゴリー；不完全な情報処理，タイプ；間違った検出または感知，定義；症状，徴候，所見は注目すべきであるが，臨床医はそれを見逃す

■ 文献

1) 平山幹生：しびれと痛み　患者の"何か変な感じ"をどう受けとめ，応じていくか　専門医はここが違う：鉄人のTIPS：見逃しやすいしびれ．medicina 45：326-329, 2008
2) Schneider R, et al：Leg weakness due to stroke. Site of lesions, weakness patterns and causes. Brain 117：347-354, 1994
3) 大越教夫：講座 神経損傷部位と症状・大脳皮質梗塞と運動麻痺．総合リハ 34：753-761, 2006
4) 宮崎仁：内科プライマリ・ケア医の知っておきたい"ミニマム知識"医学的に説明困難な身体症状．日内会誌 98：188-191, 2009
5) 丸山文夫，他：PIPC診断システム．現代医学 56：447-454, 2009
　解説 ▶ psychiatry in primary care(PIPC)は一般臨床医が実際の臨床現場において，精神症状や精神疾患に気付き，それを診断し，治療できる能力を効果的・効率的に高めるためのものである．「MAPSO」システムについて：M；mood(気分障害)，A；anxiety(不安障害)，P；psychosis(精神病群)，S；substances(物質関連障害)薬物中毒など，O；organic/other(器質的疾患/その他)．

第6章 しびれ，痛み

32 糖尿病に対するインスリン治療の開始後から下肢筋の硬直，痛みが出現した患者

症例

　60歳女性．10年前から糖尿病があり．X年8月階段から転倒．12月転倒，腰痛あり．3週間動けなかった．翌年3月から糖尿病に対するインスリン治療が開始された．その後，1週間はFBS 54〜74 mg/dLと低めであった（HbA1c 7.4%）．その頃から下肢筋の硬直や夜になると急に針に刺されたような痛みが夜中まで発作的に出現した．夜は支えがないと歩けなかった．背中，腹の皮膚がピリピリした．特に夜がひどく眠れなかった．現症：下肢近位筋の脱力軽度〜中等度，下肢の深部腱反射は低下，振動覚は両足で軽度低下，両大腿皮膚のピリピリした痛みがあるが，痛覚，触覚異常はなかった．

初期診断　糖尿病による末梢神経障害〔下記の診断基準（表1）を満たすため〕

入院後の経過

　糖尿病でこのような患者の経験は初めてであったので，文献を調べた．病歴をさらに問診したところ，糖尿病専門医でインスリン治療を開始してから神経症状が出現したとのことで，当時の治療状況と血糖コントロールの記録を見せてもらった．治療と関連した症状であると思われ，文献を検索したところ，最終診断に至った．初歩的な知識であったが，古い知識しか持ち合わせていなかったため，この診断を思いつくことはできなかった．

表1　糖尿病性神経障害を考える会の診断基準（1998年作成，2000年，2002年改定）

必須項目
1. 糖尿病が存在する
2. 糖尿病性多発神経障害以外の末梢神経障害を否定できる

以下の3項目のうち2項目以上を満たす場合を"神経障害あり"とする．
1. 糖尿病性神経障害に基づくと思われる自覚症状
2. 両側アキレス腱反射の低下あるいは消失
3. 両側内踝の振動覚低下

〔日本糖尿病学会（編集）：科学的根拠に基づく糖尿病診療ガイドライン2013．南江堂，2013より引用〕

最終診断 post-treatment neuropathy〔治療後（有痛性）神経障害〕．1 年後には大腿部の痛みを伴う異常感覚は消失した．

解説

この治療後神経障害は急性有痛性神経障害に属する（**表 2**）．

表 2　糖尿病性神経障害の分類

1. 高血糖性ニューロパチー（hyperglycemic neuropathy）
2. 対称性ポリニューロパチー
   ①感覚・自律神経性ポリニューロパチー
   ②急性有痛性神経障害
3. 巣性（局在性）および多巣性ニューロパチー
   ①脳神経障害
   ②胸腹部神経障害
   ③四肢局在性神経障害
   ④糖尿病性筋萎縮症
4. 混合型

（有村公良，他：糖尿病と末梢神経障害．日内会誌 98：399-405，2009）

post-treatment neuropathy の疾患概念

インスリン治療開始後，血糖コントロールの急速是正に伴って発症するものを治療後有痛性神経障害，治療後神経障害とよぶ[1]．四肢感覚低下が軽度の糖尿病性神経障害としては軽症の患者に多い．疼痛は夜間に増悪し，不眠をきたす．触刺激により疼痛感が生じるアロディニアがみられる．予後はよいことを患者に教えるだけで，患者は安心し，医師との信頼関係が生まれることが多い[2]．この末梢神経障害の疼痛は数か月から 1 年ほどで自然軽快するが，その時点では感覚低下が高度になる．この疼痛軽減は感覚神経機能の廃絶によるものと推定される．神経の灌流不全が関与する神経線維の変性消失によるとする仮説がある[4]．

教訓

❶ 糖尿病治療により末梢神経障害が誘発される場合があることを知らないと，診断ができない症例であった．糖尿病における post-treatment neuropathy についての知識をもつべし．
❷ 治療薬と症状との時間的経過を把握すれば，おのずと最終診断にたどりつく．

> **エラーのタイプ**
>
> **認知エラー**：①カテゴリー；不完全な知識，タイプ；不十分な，欠陥のある知識基盤，定義；関連疾患の知識不足　②カテゴリー；不完全な情報収集，タイプ；無効な，不完全な，誤った病歴と理学的診察，定義；最初の面接と診察で適切な情報を得ることができない

■ 文献

1) 馬場正之：しびれと痛み　患者の"何か変な感じ"をどう受けとめ，応じていくか　しびれ・痛み診療の実践　糖尿病性神経障害によるしびれ・痛みをどう診るか．medicina 45：272-274, 2008
2) 鈴木吉彦, 他：糖尿病性神経障害をどう管理するか．medicina 40：491-493, 2003
3) 有村公良, 他：糖尿病と末梢神経障害．日内会誌 98：399-405, 2009
4) Tesfaye S, et al：Arterio-venous shunting and proliferating new vessels in acute painful neuropathy of rapid glycaemic control (insulin neuritis). Diabetologia 39：329-335, 1996
5) 安田斎：糖尿病性ニューロパチーの病態と治療．臨床神経 49：149-157, 2009
   解説▶優れた総説であり，インターネット上で論文が無料で閲覧できる．

Memo　認知反応傾向の種類⑳

ありとあらゆる検索 (Yin-Yang out)：患者が徹底的な無駄な診断検査の対象になっているときに，患者はありとあらゆるもの (yin-yang) を詳しく調べたと言われる．それは，もし，確定的な診断が患者に存在するならば，そこの暗い場所で光を投げかけるために，何もさらにできないことを信じる傾向である (医師はさらなる診断的努力を終わらせる)．このことは最終的には真実であることが証明されている可能性もあるが，最初にこの戦略を採用することは，様々なエラーの機会に満ちている．

第 6 章　しびれ，痛み

33 自前の味噌汁を飲んで，口唇のしびれと呼吸困難が出現した患者

症例

62歳男性．既往歴は糖尿病，高血圧，高脂血症．会社へ行く車中で口唇のしびれ，呼吸困難が出現し，同僚に付き添われて来院した．救急外来にて嘔吐，その後急速に呼吸困難となり，挿管後にICUへ入院した．

来院時現症：血圧 178/94 mmHg，心拍数 79/分，体温 35.9℃，呼吸数 14/分，SpO$_2$ 97%（room air）．神経学的所見は意識清明，運動系：両上肢は軽度～中等度の低下，両下肢は軽度低下，感覚系：顔面のしびれを訴えるも，他覚的な感覚異常はなし，四肢の深部腱反射は低下，病的反射はなし．検査所見ではHbA1c 6.5%以外は異常を認めなかった．

初期診断　急速に四肢麻痺，呼吸困難をきたし，顔面のしびれ，深部腱反射の低下を認めたため，**ギラン・バレー症候群（GBS）**をまず疑い，また，高血圧を認めたため，**脳幹梗塞**も疑われた．特殊なものとして，同様の症状を示す破傷風，中毒性疾患が鑑別に挙がったが，急速に呼吸困難をきたしたため，問診をする余裕がなかった．

入院後の経過

ICU入室後は血圧が低下し，ドパミン，ノルアドレナリンが投与された．呼吸：SIMV，瞳孔は散大，対光反射は消失，痛み刺激にも反応はみられなかった．四肢は弛緩し，深部腱反射の消失があり，病的反射はみられなかった．第3病日脳波は正常，睡眠脳波，第4病日より指示動作可能となり，対光反射が軽度改善，眼球運動制限はみられた[1]．その後は順調に回復した．最初のICUでの3日間の記憶はなかった．

最終診断　患者がフグの肝臓を食べたことを教えてくれたため，**フグ中毒**が判明した．

解説

三重県の海で釣り上げたフグの肝臓を味噌汁に入れて食べたことを患者が急激に悪化する前に医師に告げた．ショウサイフグであったが，吐物のフグ毒検査は，14.5 MU/g（3.19 μg/g テトロドトキシン）と陽性であった．〔MU（マウス単位）とは，20gの

表1　フグ中毒の致死性

死因：呼吸停止(呼吸筋麻痺)
発症時間：20〜30分，遅くとも2〜3時間
致死時間：4〜6時間
解毒時間：8〜9時間
※発症後8時間経過していれば中毒死の危険性は低い

マウスを30分で死に至らしめる毒力〕(表1)．患者がフグの肝臓を食べたことを告げなかったら，診断は意識を取り戻すまで困難であったと思われた．発症前に何をしていたか(何を食べたか)，最初に問診すべきであった．

　治療は呼吸麻痺と血圧降下に対する対症療法を行う．初診時に軽症であっても症状の進行に十分注意し，食後10時間は経過観察する．

　全身管理としては，テトロドトキシン(TTX)はアルカリに対して容易に分解されるので，輸液として乳酸リンゲル液が適している．ショックがなければ，維持液を4,000 mL/日投与し，1 mL/kg/時以上の尿量を維持させる．

　催吐は食後すぐなら有効，誤嚥に注意，胃洗浄：食後すぐなら有効(2%炭酸水素ナトリウム液)，誤嚥に注意，吸着剤：活性炭(40〜60g/水200 mL)，下剤：硫酸マグネシウム(30 g/水200 mL)．

　その他：人工呼吸を積極的に行う(経鼻的，経口的気管内挿管)．8〜9時間で分解排出されるので，気管切開の必要はない(http://www.umin.ac.jp/chudoku/chudokuinfo/i/i081.txt から引用)．

> **教訓**
>
> ❶ 患者から鑑別に必要な情報を早急に入手すべし．
> ❷ 患者から情報が得られない場合は，家族や関係者から適切な情報を入手すべし．

> **エラーのタイプ**
>
> 認知エラー：①カテゴリー；不完全な知識，タイプ；不十分な，欠陥のある知識基盤，定義；関連疾患の知識不足　②カテゴリー；不完全な情報収集，タイプ；無効な，不完全な，誤った病歴と理学的診察，定義；最初の面接と診察で適切な情報を得ることができない　③カテゴリー；不完全な情報処理，タイプ；間違った検出または感知，定義；症状，徴候，所見は注目すべきであるが，臨床医はそれを見逃す

■ 文献

1) 宇高不可思，他：フグ中毒により，可逆性の"locked-in syndrome"様状態をきたした症例につい

て．臨床神経 21：762-766, 1981
2）厚生労働省：自然毒のリスクプロファイル：魚類：フグ毒
http://www.mhlw.go.jp/topics/syokuchu/poison/animal_01.html
3）公益財団法人日本中毒情報センター：大阪中毒110番（365日24時間対応）072-726-9923（情報提供料：1件につき2,000円）

Memo toxidrome（中毒において原因薬剤を同定するための症状，所見）

症状，バイタルサイン，瞳孔，皮膚，神経所見が大切である．

1．抗コリン作用（副交感神経遮断作用）
高体温，皮膚紅潮，皮膚・口内乾燥，散瞳，不穏
原因薬剤：抗コリン薬（PLなど），抗ヒスタミン薬，三環系抗うつ薬など

2．コリン作動性（副交感神経賦活作用）
唾液分泌増加，多汗，流涙，排尿，排便（下痢），嘔吐，気道分泌増加，徐脈，腹痛，縮瞳，筋線維束収縮
原因物質：有機リン（農薬），サリンなど

3．交感神経賦活作用
高血圧，頻脈，高体温，けいれん，多汗，頻呼吸，散瞳，興奮，せん妄
原因薬剤：覚せい剤，コカイン，LSD，PCP（フェンサイクリジン）

4．麻薬
縮瞳，昏睡，低換気，徐脈，低血圧

5．セロトニン症候群
ミオクローヌス，反射亢進，頻脈，高血圧，高熱，振戦，下痢，興奮，散瞳
原因薬剤：SSRI，SSRIとMAO-B阻害薬の併用（禁忌）

6．サリチル酸
頻呼吸，興奮・嗜眠，AG（anion gap）開大，アシドーシス

■ 文献

1）Holstege CP, et al：Critical care toxicology. Emerg Med Clin North Am 26：715-739, 2008
2）http://hospitalist-gim.blogspot.jp/2014/09/toxidrome.html　Hospitalist～病院総合診療医～
3）福島英賢，他：急性中毒の診断と治療．J Nara Med Ass 60：67-76, 2009
4）奥山学，他：簡易薬物スクリーニングキットTriage® DOAとMEDICAL STAT®の臨床的比較．J Jap Soc Emerg Med 18：56-59, 2015
5）山中克郎，他（編集）：UCSFに学ぶ　できる内科医への近道．改訂4版，南山堂，2012

第6章 しびれ，痛み

34 左下肢のしびれ感で発症し，その後，微熱，頭痛，高次脳機能障害を呈した患者

症例

　55歳男性．既往歴は特になし．7月中旬より左下腿後面にピリピリとする異常感覚・痛みが出現したため，近医を受診，脊髄造影検査を受けるも異常なし．この頃より37℃台の発熱，9月初旬に非拍動性頭痛，下肢筋力低下を自覚し，歩行が困難となった．9月中旬，無目的行動，記銘力障害があり，入院した．

　現症：血圧98/60 mmHg，体温37.5℃，全身リンパ節腫脹はなし．神経学的所見：意識レベルはほぼ正常，表情は無欲状で自発性低下，集中力低下があり，記銘力障害，失算，左半側空間失認を認めた．髄膜刺激症状はなく，脳神経に異常なし．左不全麻痺中等度，感覚系は下肢で中等度の振動覚障害を認めた．深部腱反射亢進あり，病的反射なし．検査所見：末梢血・骨髄像は正常，血清免疫グロブリン正常，CRP中等度高値，血沈32 mm/時，抗核抗体陰性，LDH 1,090 IU/L（分画3，4軽度上昇），フェリチン303.6 ng/mL，CEA 1.2 ng/mL，CA19-9 7.1 U/mL，抗HTLV-1抗体陰性，血清各種ウイルス抗体価正常，全身リンパ管造影：正常．髄液検査：細胞数2/3/μL，蛋白91 mg/dL，IgG 15 mg/dL，神経伝導速度：上肢は正常，下肢脛骨神経運動伝導速度36.9 m/秒（正常は40 m/秒以上）と軽度低下していた．脳波：基礎波の徐波化とθ波とδ波が全般性に混在していた．脳MRI：大脳半球白質にT2WIで複数の高信号域を認めた（図1）．

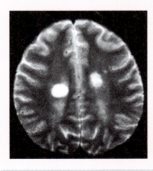

図1　脳MRI-T2WI
両側大脳半球深部白質に楕円形の病変がみられた．

142　第6章　しびれ，痛み

初期診断　多発性脳白質病変＋脊髄障害→**急性散在性脳脊髄炎（ADEM）**や**進行性多巣性白質脳症（progressive multifocal leukoencephalopathy：PML）**の疑い

入院後の経過

9月下旬には，構成失行，着衣失行，相貌失認，10月初旬に意識レベルが低下し，半昏睡となった．MRIでは，大脳半球病変は融合増大するとともに脳幹・小脳半球にも新たなT2W1で高信号域病変が出現した．10月中旬，無呼吸頻発，11月初旬に鉤ヘルニアを起こして死亡した．

剖検脳所見

脳のみ剖検を許可された．脳重は1,540gで浮腫は高度であり，扁桃・鉤ヘルニアを認めたが，脳底動脈硬化は軽度だった．また，脳底部軟膜に肥厚がみられた．組織学的には，左側頭葉白質に多発性出血巣および壊死を認め，反応性アストロサイトの増加を認めた．また，灰白質にも出血巣を伴う多発性壊死巣を認め，神経細胞の脱落と軽度の海綿状態を示した．これらの部位の小血管内には異型細胞の塞栓状態を認めた（図2）．これらの異型細胞の大脳・小脳および脳幹の軟膜・実質の小血管にも同様の塞栓状態を示した．異型細胞の特徴は，球形～不整形で細胞質に乏しく，核は明るく核縁は肥厚し明瞭な核小体を有していた．これらの異型細胞はほとんどが血管内に位置し例外的に一部は血管外にも認めた（図2右）．免疫組織学的検討では，抗MB-1（B cell）抗体染色で異型細胞は陽性所見を示した．内皮細胞マーカー（EMA：epithelial membrane antigen, Factor VIII, keratin）はすべて陰性を示し，B細胞由来〔MB-1陽性，LCA：leukocyte common antigen陽性，LB：lymphoblasts陽性，MT-1（T cell）陰性〕であると診断した．

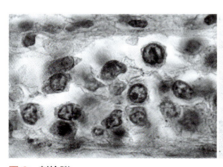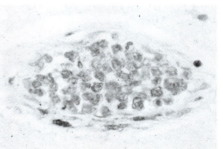

図2　剖検脳
左：血管内の大型の異型細胞が充満していた（HE染色）．右：血管内の腫瘍細胞が充満，B細胞マーカー陽性．

最終診断　intravascular lymphomatosis（IVL）

解説

　脊髄障害から始まり，大脳に多発性病変をきたした例であり，当初はこの疾患が鑑別診断に挙がっていなかった．血清 LDH が高値であることから，途中でこの疾患の存在に気づき，全身検査を進めたが，最終的には剖検にて最終診断が確定した．現在では皮疹がなくても，皮膚ランダム生検が行われて，確定診断後に化学療法で寛解にまで至る疾患である．sIL-2R も診断に有用である．

　本症例報告の発表時は，neoplastic angioendotheliosis であったが[1]，現在では IVL は B 細胞リンパ腫であり，腫瘍性 B 細胞が中小血管の内腔に選択的に増殖する悪性リンパ腫の一型である[1-6]．神経学的異常や皮膚病変を主徴とする全経過を通じた中枢神経系の罹患率は 70～85％と高率で，Glass らの報告では，進行性・多発性の脳血管障害が 76％，脊髄および神経根障害が 38％，亜急性脳症が 27％，脳神経障害が 21％，末梢神経障害が 5％に出現するとされている[3]．本例では脊髄の剖検を行っていなかったが，神経学的所見から脊髄病変も存在していると推定された．

教訓

❶ 脊髄病変や大脳の多発性病変がみられ，血清 LDH が高値の場合は IVL をまず疑え．

❷ IVL は治療可能な疾患であり，早期診断を行うために必要な検査である sIL-2R の測定，ランダム皮膚生検を行うべきである．

エラーのタイプ

認知エラー：①カテゴリー；不完全な知識，タイプ；不十分な，欠陥のある知識基盤，定義；関連疾患の知識不足　②カテゴリー；不完全な情報収集，タイプ；無効な，不完全な，誤った精密検査，定義；検査やコンサルトの計画・調整の問題　③カテゴリー；不完全な情報処理，タイプ；誤った誘発，定義；臨床医は現在のデータに基づいて不適切な結論を考えるか，またはデータから妥当な結論を考えることができない

■ 文献

1） 武藤多津郎，他：Neoplastic angioendotheliosis の一例 ―特異な腫瘍細胞分布に関する一考察―．臨床神経 31：858-863, 1991
2） 金澤有華，他：中枢神経症状をともない腎生検にて確定診断をえた血管内大細胞型 B 細胞リンパ腫の 1 例．臨床神経 54：484-488, 2014
3） Glass J, et al：Intravascular lymphomatosis. A systemic disease with neurologic manifestations.

Cancer 71：3156-3164, 1993
4）橋詰良夫：中枢神経系と血管内リンパ腫．神経内科 73：8-11, 2010
5）石川知子, 他：MRI T2強調画像で脊髄病変の低信号域をみとめ, 出血性病変がうたがわれた血管内大細胞型 B 細胞リンパ腫の 1 例．臨床神経 52：344-350, 2012
解説▶ 脊髄病変を有し, 皮膚生検で血管内大細胞型 B 細胞リンパ腫と確定診断した 79 歳女性, MRIT2強調像で高信号を呈していた脊髄病変に低信号域も認め, 出血性病変を伴っていることが疑われた．その機序として異型リンパ球と血管内皮細胞の相互作用が考えられ, さらに, 出血性梗塞, あるいはリツキシマブと腫瘍細胞の反応による毛細血管内皮の破綻が関与している可能性も考えられた．
6）児矢野繁, 他：Intravascular lymphomatosis の現況(特集 神経系の悪性リンパ腫 update). Brain Nerve 66：927-946, 2014
解説▶ 腫瘍細胞がリンパ節や末梢血にない血管内リンパ腫は, 小血管や毛細血管内腔での腫瘍細胞の増殖によって特徴づけられるまれな疾患である．診断は血管内の腫瘍細胞を示すことであるが, 皮膚ランダム生検でも診断が可能で, 重要なことは本疾患を疑うことである．臨床像はさまざまで特異的な所見に乏しいが, 血管の閉塞による臓器不全に関連した症状を呈しやすい．早期診断・治療が基本で, リツキシマブ併用の化学療法が行われている．

> **Memo** 認知反応傾向の種類㉑
>
> **シマウマの撤退(Zebra retreat)**：まれな診断（シマウマ）が鑑別診断上に顕著に考慮される時に起こるが, 医師は様々な理由のためにそれを撤退する：システム内の感知される惰性, および特別なまたは高価な検査を行うことへの障害；ありそうでない, まれな診断を心に抱き, 奥義に達していることの評判に関する自意識と自信のなさ；非現実的で, 資源を浪費しているとみられることの恐怖；診断の基準確率を過小評価, 過大評価；救急部は非常に忙しいかもしれず, 診断を追跡する予期されている時間と努力により医師の信念は希釈される；チームメンバーはチームの時間を無駄にすることを避けるために, 威圧するかもしれない；時間帯と週末の不便, または専門家へのアクセスを得る困難；診断に精通していないことは, 医師を見慣れない道を進まなくすることができるかもしれない；疲労または他の気をそらす物は医師を撤退に向けるかもしれない．

第 6 章　しびれ，痛み

35 両足底の感覚障害で発症し，近医で腰椎椎間板ヘルニアが疑われた患者

症例

　42歳男性．X年10月中旬より両足底のしびれ，びりびり感があり，近医整形外科に31日に受診．腰椎椎間板ヘルニア疑い．右膝〜両すねまで，しびれ感が上昇した．へそのあたりがきりきりと痛い．11月中旬，殿部のしびれ，陰部の違和感．26日総合病院整形外科受診，脊椎MR：Th8-9髄内病変あり．12月初旬，膝の脱力感．18日某大学整形外科・脊椎外科に紹介．入浴で悪化なし．姿勢での悪化はなし．排尿障害なし．25日微熱あり．37℃前後．精査加療のために入院した．

　現症：意識清明，脳神経は正常．運動系：腸腰筋筋力やや低下，ほかは正常．感覚系：Th9-10痛覚，触覚は軽度低下．下肢；痛覚，触覚低下なし．ただし，両下腿前面の痛覚，触覚過敏が軽度．振動覚：足，膝，骨盤6〜7秒，関節覚は正常．DTR：上肢正常，PTR両側とも軽度低下，ATR両側軽度亢進，バビンスキー徴候はなし，ロンベルク徴候陰性．排尿障害なし．

　紹介先からの胸椎MRI：（図1）．

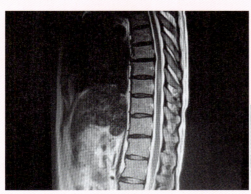
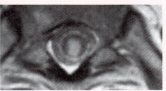

図1　胸椎MRI-T2WI
Th 8-9（胸髄前索〜灰白質中央部〜後索）レベルで高信号域病変．

初期診断　炎症性疾患（MS, NMO, HAM など），サルコイドーシス，脊髄硬膜動静脈瘻，亜急性脊髄連合変性症，血管内悪性リンパ腫など，さまざまな疾患が疑われた．

入院後の経過

　検査所見：ATLA 抗体陰性，LDH 178 U/L，CRP 陰性，STS 陰性，D-dimer 0.6 μg/mL，ACE 12.2 U/L，ビタミン B_{12} 563 pg/mL，抗核抗体陰性，sIL-2R 158 U/mL，抗 SS-A，SS-B 抗体陰性．髄液検査：細胞数 2/3/μL，蛋白 18 mg/dL，糖 66 mg/dL，IgG 2.0 mg/dL，MBP 47.3 pg/mL，ACE 0.2 U/L，NSE 5.0 ng/mL．

　画像検査：腰椎 MRI：L4/5，L5/S1 椎間板ヘルニア軽度．胸椎 MRI：Th8-9 レベルの胸髄に T2 強調横断像で淡い高信号域．脊髄の腫大はなし．周囲に拡張した血管構造を認めない．造影増強はごく軽度ありそうだが，明確ではない．放射線科医による診断：Th8-9 胸髄の T2 強調高信号病変：MS やサルコイドーシス，悪性リンパ腫などを疑う．脳 MRI：正常．追加検査：脊椎 MR myelography：AVM や出血性病変の所見を認めない．ツベルクリン反応陰性．ランダム皮膚生検：異常なし．

　血清抗アクアポリン 4 抗体：大学病院に 12 月 27 日に送付し，翌年 1 月 11 日に陽性と判明した．

神経放射線専門医へのコンサルト

　ステロイド投与が禁忌である脊髄硬膜動静脈瘻を否定したかったので，神経放射線の専門医に連絡し，相談したところ，下記のような回答だった．

①脊髄の腫大がなく，むしろ萎縮傾向．
②flow void がない点より，髄内腫瘍と spinal dural AVF は除外できる（flow void がない spinal dural AVF もあるが，そのような例では CT angiography を施行してもわからない）．
③病変が中央にあり，側索と後索優位でない点より，亜急性脊髄連合変性症も可能性が低い．
④脊髄サルコイドーシスも浮腫，腫大，造影効果が目立たないので否定的．
⑤萎縮を優位とすると，血管内悪性リンパ腫は可能性がある．しかし，今回の画像のみでは診断は困難．sIL-2R や LDH などの検索は必要．ステロイドで反応しない，あるいは，ほかの病変が出るなどすれば，可能性がある．
⑥NMO は造影効果のあまり目立たない例もあり，可能性はある．MS も同様である．しかし，通常は明瞭な造影効果がある．
⑦ステロイドの適用になる疾患の可能性が高い．

経過：12 月 29 日ステロイドパルス 3 日間，1 月 1 日よりプレドニゾロン 50 mg/日

を開始し，漸減した．1月13日両膝の脱力感は改善した．感覚障害は不変であった．

最終診断
初発のNMO spectrum disorder(NMOSD：視神経脊髄炎関連疾患)．視神経脊髄炎のうち，脊髄炎のみを呈していた．

解説

臨床的にはTh9-10レベルの脊髄障害と，それ以下の振動覚障害を主として，痛覚，触覚は過敏状態を示した．胸髄MR画像は，脊髄が前後左右に中心部が障害されていた．NMOSDにしては，3椎体以上の脊髄病変ではなく，また，男性である点が非典型的であった(男：女＝1：9)．2か月前の発症ではあるが，NMOSDやMSやサルコイドーシスでみられる浮腫像がみられなかった．脊髄AVFはステロイド投与にて悪化する疾病なので，脊椎MR venographyも行い，除外した．髄液検査は正常であった．脊髄梗塞は急性発症なので除外できる．血管内悪性リンパ腫の除外のために，皮膚科でランダム皮膚生検を施行し，異常はみられなかった．現在は，血清アクアポリン4抗体測定は保険適用になっているが，当時は大学の専門施設に送る関係から，結果が少し遅れた．ステロイドパルス療法が有効であった．

教訓

❶ NMOSDでは，浮腫を伴わず，男性，3椎体未満の脊髄病変もあるので，注意が必要である．

❷ 画像診断に自信がない場合は，積極的に専門医にセカンドオピニオンを求めるべし．

■ 文献

1) 藤原一男，他：視神経脊髄型多発性硬化症．神経進歩50：549-557，2006
   解説▶再発性のNMOは109例で，詳細な検討が可能であった(宮澤，2001)．圧倒的に女性に多く(女：男比＝6.3：1)，平均発症年齢は30代半ばと非再発例に比べて約10歳年齢が高く，感染症の合併は約1/4と少なかった．両眼の視神経炎や神経炎と脊髄炎の同時発症は比較的少なく，初回の視神経炎と脊髄炎の間隔が平均で21か月と長かった．また半数の症例で自己抗体(抗核抗体，抗甲状腺抗体，SS-A，SS-B，ANCA，抗リン脂質抗体，抗DNA抗体，抗アセチルコリン受容体抗体，抗胃壁細胞抗体，抗レチクリン抗体など)が陽性で，オリゴクローナルバンドは大部分の症例で陰性であった．したがって，OSMSあるいは再発性NMOは自己免疫の背景をもった女性の疾患ということができる(一方，単相性NMOは男女ともにみられ，postinfectiousな症例が多かった)．

2) 宮澤イザベル，他：Neuromyelitis optica(Devic病)と視神経脊髄型MS．脳神経53：901-910，2001

3) Yanagawa K, et al：Pathologic and immunologic profiles of a limited form of neuromyelitis optica with myelitis. Neurology 73：1628-1637, 2009

4) 田中正美，他：3椎体以上の長い脊髄病変を呈し，NMOと鑑別を要する疾患．神経内科72：339-

40, 2010

解説▶ NMO 病変は脊髄中央部に位置し(centrally located long spinal cord lesion：LCL)，その病変は左右前後に広がっているため，矢状断では脊髄中央部に幅の広い病変として描出される．文献上，LCL を呈した疾患を列挙している．I. 感染症：ウイルス性脊髄炎(単純ヘルペス，ムンプス，Epstein-Barr)，vascular myelopathy in HIV，梅毒，ライム病，ブタ回虫，イヌ回虫，日本住血吸虫症，II. 腫瘍：astrocytoma，haemangioblastoma，転移性脊髄腫瘍，III. 血管障害：硬膜動静脈瘻，IV. 自己免疫疾患：シェーグレン症候群，全身性エリテマトーデス，antiphospholipid antibody syndrome, V. そのほか：脊髄空洞症，放射線照射によるミエロパチー，サルコイドーシス．

5) Sato DK, et al：Aquaporin-4 antibody -positive cases beyond current diagnostic criteria for NMO spectrum disorders. Neurology 80：2210-2216, 2013
   解説▶ 72 例の抗アクアポリン 4 抗体陽性患者のうち，4 例が 3 椎体未満の脊髄病変を呈した．

6) Flanagan EP, et al：Short myelitis lesions in aquaporin-4-IgG-positive neuromyelitis optica spectrum disorders. JAMA Neurol 72：81-87, 2015
   解説▶ NMO spectrum disorders(血清抗アクアポリン 4 抗体陽性)患者の 14％が初発脊髄炎エピソードでの 3 椎体未満の短い横断性脊髄炎であった．非白人，強直性れん縮，併存する自己免疫，MRI 画像(中心性脊髄病変，T1 低信号，MS と矛盾する脳病変)，髄液(オリゴクローナルバンドの欠如)が，より多くみられた属性であった．

7) Wingerchuk DM, et al：International consensus diagnostic criteria for neuromyelitis optica spectrum disorders. Neurology 85：177-189, 2015.

第6章 しびれ，痛み

36 高カロリー輸液と制酸薬投与中に多彩な神経症状を呈した患者

症例

　56歳男性．既往歴：33歳，肺結核に罹患．5月に肝門部の肝細胞癌と診断され，同部に総量3,960 radの ^{60}Co 照射治療を受けた．5月30日から1か月間，抗癌剤として1-5-フルオロウラシル600 mg/日が投与された．7月中旬より37〜38℃の発熱が毎日出現するようになった．8月末よりときに嘔気，嘔吐や食思不振があり，9月1日内科に入院した．

　現症：眼瞼結膜の貧血中等度，黄疸なし，右鎖骨上窩に小指頭大のリンパ節触知，肝を2横指触知，圧痛なし，腹水なし，手掌紅斑あり，神経学的には意識は清明，その他の異常を認めない．検査：赤血球217万/μL，Hb 7.4 g/dL，Ht 21.5%，網状赤血球20‰，白血球2,400/μL，血沈1時間値60 mm，AST 333 U/L，ALT 150 U/L，LDH 260 U/L，T-Bil 1.2 mg/dL，TTT 5 u，ZTT 14 u，HBs-Ag（＋＋＋），α-フェトプロテイン340 ng/mL，血清総蛋白6.0 g/dL，アルブミン2.9 g/dL，血清電解質，腎機能は正常．尿検査：ウロビリノーゲン（＋＋）以外は正常，便潜血反応強陽性．

入院後の経過

　貧血の原因としてhypersplenism（脾機能亢進）による骨髄機能抑制と消化管出血が考えられた．胃内視鏡検査により胃幽門近傍より十二指腸近位部に点状出血を認めた．^{60}Co照射野に一致すること，胃生検組織で血管障害が認められたことより，放射線による出血性びらん性胃炎と診断された．輸血を適宜行っていたが，食物摂取により下血が増加するため10月8日より絶食，補液療法を開始した．その2日前より制酸薬として乾燥水酸化アルミニウムゲル・水酸化マグネシウム配合剤40 mL/日を投与し始めた．

　10月18日より鎖骨下静脈より高カロリー輸液（IVH）を始めた．総カロリーは1,280 kcalとそれほど高くないが，ブドウ糖，アミノ酸製剤，電解質（Ca，Pを含まない）を投与した．10月下旬より便潜血が疑陽性となり，内視鏡検査にても胃炎の改善が認められたので，11月3日より流動食を開始した．7日より全身倦怠感，食思不振，舌の先，口唇周囲のビリビリとした異常感覚が出現した．8日には四肢先端の異常感覚が出現し，9日には舌がもつれてしゃべりにくくなり，顔面を含む全身の異常感覚へと進展した．

11月10日の神経学的所見を要約すると，①意識は正常，②脳神経では瞳孔は軽度縮瞳，対光反射は欠如，瞳孔の左右不同はなく，眼底，眼球運動には異常はなかった．顔面の異常感覚と感覚過敏が存在したが，顔面神経麻痺はなかった．咽頭反射が軽度に低下し嚥下，構音障害が軽度にあった．③運動系では筋力は正常であったが，指鼻試験，踵膝試験にて軽度のdysmetria（測定異常）が認められた．④感覚系では全身の異常感覚と遠位部優位の痛覚，触覚過敏が存在し，振動覚は上肢で軽度に低下し，下肢では高度に低下していた．また，位置覚は上肢では正常で，下肢では軽度に低下していた．⑤深部反射は消失していたが，病的反射は認めなかった．⑥髄膜刺激症状や膀胱直腸障害はなかった．

初期診断 脳神経では球麻痺症状，顔面の感覚異常，四肢の感覚障害があり，脱力はみられなかったが，**ギラン・バレー症候群（GBS）**をまず考えた．

その後の経過

11月2日血清無機リン値が0.4 mg/dLと著明に低下していたことに気づいた．『日本臨牀』の飯田らの論文をたまたま読んでいたので，最終診断が可能となった．

最終診断 **医原性リン欠乏症による神経障害**

その後の経過

11月9日より第2リン酸カリウム20 mmole/日を点滴中に加えた．当時の高カロリー輸液は自家製であり，リン製剤を添加せずにいた．歴史的で教訓的な症例であるので紹介した[1]．

解説

血清無機リンの低値と急激な感覚優位の神経障害，軽度の球麻痺症状より低リン血症による神経症状であると診断した．神経症状の出現後6日目，リン酸塩の補給開始後4日目の11月13日より全身状態の改善傾向がみられ，全身のしびれ感が軽減し，体位変換が自力で可能となり，構音障害も軽度の改善を示し始めた．同日に施行した髄液検査の結果は細胞数4/3/μL（P/M＝0/4），蛋白110 mg/dL，糖68 mg/dL，Ca 2.2 mEq/L，Mg 2.0 mg/dL，無機リン0.7 mg/dL（血清無機リン1.6 mg/dL）であり，髄液の蛋白細胞解離と髄液無機リンの低値が認められた．神経症状は1か月後にはほぼ改善した．IVHや制酸薬による医原性低リン血症の報告が欧米の文献で時にみられる．一方わが国では，高木らによるIVHに伴った急性知覚運動麻痺の症例と，飯田らによる制酸薬の長期大量服用による低リン血症の報告がみられた[2,3]．予後に関しては，低リン血症に起因すると推定されるけいれん，昏睡による死亡例が1例あるが，全般的には適切な治療により神経症状は完全ないしほぼ完全に治癒している[4,5]．

低リン血症による神経症状は感覚運動系障害，深部反射の消失，時に呼吸筋麻痺を呈することや髄液の蛋白細胞解離を示すことから，ギラン・バレー症候群(GBS)との鑑別が必要となる．

　GBSと低リン血症による神経症状との鑑別点としては，①低リン血症の存在の有無，1 mg/dL以下で神経症状を呈することが多い，②IVHの施行，制酸薬の投与の有無，③低リン血症の神経症状の特徴として，感覚障害が口周囲，手足の先端の異常感覚から始まり，比較的急速に全身へ広がっていくことや意識レベルの低下や球麻痺症状を示すことであり，しかもリン酸塩の補給により短期間に神経症状が急速に改善していくこと，④本症例のように髄液の無機リンも血清と同様に測定しておくほうがよい，などである．IVH，制酸剤による低リン血症は予防可能であり，神経症状が発生しても適切な治療により回復可能であるため，注意が肝要である[1]．

教訓

❶ 電解質異常には注意を払うべきである．
❷ 病因として常に医原性疾患を念頭におくべきである．
❸ 最新の文献はタイトルだけでもみておくべきである．

エラーのタイプ

認知エラー：①カテゴリー；不完全な知識，タイプ；不十分な，欠陥のある知識基盤，定義；関連疾患の知識不足　②カテゴリー；不完全な検証，タイプ；早期閉鎖，定義；一度，最初の診断がつくと，他の可能性を考えることができない

■ 文献

1) 平山幹生，他：高カロリー輸液，制酸剤投与中に発生した燐欠乏による神経障害の1例―燐欠乏症における神経障害の文献的考察．臨床神経 20：195-200, 1980
2) 高木昭夫，他：高カロリー輸液に伴った急性知覚運動麻痺―低燐血症の症候群．神経内科 5：241-245, 1976
3) 飯田喜俊，他：低P血症の臨床―とくに制酸剤による低P血症の病態について．日本臨牀 36：3487-3495, 1978
4) Silvis SE, et al：Paresthesias, weakness, seizures, and hypophosphatemia in patients receiving hyperalimentation. Gastroenterology 62：513-520, 1972
5) Lots M, et al：Evidence for a phosphorus-depletion syndrome in man. N Engl J Med 278：409-415, 1968

Memo　血清電解質異常3つのポイント

1. 過換気症候群では必ず低リン血症がみられる

　救急外来では若い女性の過換気症候群は多い．四肢のしびれを呈したときに，過換気の有無を問診する．手が「産科医の手」を呈するかどうか，意識がもうろうとしなかったなどを確かめる[1]．以前に研修医が電解質検査として，血清リンやカルシウムを測定していたことがあり，多数例の検査結果をみていたら，ほとんどの患者が低リン血症を呈していた．なかにはカリウムの低下の患者もみられた．これは新しい知見ではないかと思ったが，呼吸性アルカローシスによるものであることが文献を調べているうちにわかった．故安藤一也先生が，1970年代の内科学体系[2]に詳細に記載していることを見つけ，自分の基本的知識のなさを反省した．成書での記載はほとんどみられていないが，常識なのかもしれない．なお，過換気を呈する器質的疾患は当然ながら除外しないといけない．慢性閉塞性肺疾患，気管支喘息，肺塞栓，代謝性アシドーシスを来たす疾患などである．過換気症候群を呈する患者で非常にまれな代謝性疾患がある．研修医時代に経験した，急性間欠性ポルフィリン症の患者であった．2年目の研修医が驚くべきことに診断した．過換気症候群，四肢の脱力，しびれ，腹痛を訴えていた若い女性であった．尿が赤ワイン様であり，尿中ポルフィリン体が陽性であった．GBSの鑑別疾患に入っている病気である．急性間欠性ポルフィリン症の三大徴候として，①急性腹症，②神経症状（感覚・運動麻痺，球麻痺），③精神症状（統合失調症様症状，ヒステリー，過換気症候群）がある．バルビツール酸，抗てんかん薬，スルホンアミド系抗菌薬などの薬剤によって発作が誘発される．多量のアルコール，喫煙や感染症，ストレスも誘因となる．発作中は，頻脈，高血圧，発汗などの自律神経症状もみられる[2]．

■ 文献
1）平山幹生：しびれと痛み　患者の"何か変な感じ"をどう受けとめ，応じていくか．専門医はここが違う：鉄人のTIPS；見逃しやすいしびれ．medicina 45：326-329, 2008
2）安藤一也：呼吸器神経症（過換気症候群）．新内科学大系，28C，呼吸器疾患Ⅲc，中山書店，pp257-270, 1978
3）久保惠嗣：過換気症候群．medicina 43：304-307, 2006

2. PPI(proton pump inhibitor)の副作用として，低マグネシウム血症があり，神経症状を引き起こす

　FDAはPPIの長期服用（ほとんどの場合1年以上）が，血清マグネシウム濃度低下（低マグネシウム血症）を引き起こす可能性があることについて通知した〔FDA Drug Safety Communication：Low magnesium levels can be associated with long-term use of Proton Pump Inhibitor drugs(PPIs). Safety Announcement [3-2-2011]，http://www.fda.gov/Drugs/DrugSafety/ucm245011.htm〕．約1/4ではマグネシウム補充のみでは低マグネシウム血症が改善せず，PPIの服用中止が必要となった．血清マグネシウム濃度の低下はテタニー，不整脈，けいれんなどの重篤な有害事象に至ることがある．低マグネシウム血症の治療には一般にマグネシウム補充が必要となる．PPIを長期服用することが予測される患者，およびPPIをジゴキシン，利尿薬または低マグネシウム血症を引き起こす可能性がある薬剤と併用する患者では，PPIによる治療を開始する前に血清マグネシウム濃度の測定を検討すべきである．

■ 文献

1) Broeren MA, et al：Hypomagnesium induced by several proton-pump inhibitors. Ann Intern Med 151：755-756, 2009
2) Epstein M, et al：Proton-pump inhibitors and hypomagnesemic hypoparathyroidism. N Engl J Med 355：1834-1836, 2006
　下記のように低カルシウム血症を誘発する場合もあるので注意が必要である．
3) 兒玉明子，他：オメプラゾールが原因と考えられた低マグネシウム血症によるテタニーの1例．第286回日本内科学会九州地方会，2009
　解説▶ 40歳男性．慢性肝炎と慢性膵炎で外来通院中，カモスタットメシル酸，ウルソデオキシコール酸，オメプラゾールの内服を行っていた．2日前より全身のふるえとこわばりが出現し，徐々に悪化した．全身がこわばって動かなくなり，開口障害も出現したため，救急外来を受診した．「産科医の手」を呈しており，クヴォステック徴候とトルソー徴候が陽性，血液検査で低マグネシウム血症(Mg 0.5 mg/dL)，低カルシウム血症(Ca 6.8 mg/dL)を認めた．マグネシウム，カルシウムの補充を行い症状は徐々に改善を認めた．原因としては，PPI(オメプラゾール)による低マグネシウム血症が考えられた．

3. 高カルシウム血症で意識障害を起こすことがある

　高カルシウム血症の臨床症状は，食欲不振，嘔気，口渇，多尿，便秘などであるが，血清カルシウム濃度が16 mg/dL以上になると，傾眠，昏睡をきたす(高カルシウム血性クリーゼ)．悪性腫瘍では経過中にしばしば高カルシウム血症が合併する〔悪性腫瘍随伴性高カルシウム血症(malignancy-associated hypercalcemia)〕．悪性腫瘍に伴う高カルシウム血症の80%は，腫瘍細胞が過剰に産生・分泌する体液性物質(PTH-related protein；PTHrP)によって起こる(humoral hypercalcemia of malignancy；HHM)．HHMは肺扁平上皮癌，乳癌，泌尿生殖器系腫瘍や成人T細胞白血病での発症頻度が高い．一方，肺癌，乳癌などの骨転移や多発性骨髄腫などでは，骨転移した局所で腫瘍が産生する骨吸収因子によって起こる(local osteolytic hypercalcemia：LOH)．

第 6 章　しびれ，痛み

37　足のしびれと脱力，尿失禁で発症した患者

症例

　61歳男性．既往歴は特記すべきことなし．2001年1月初旬，朝から嘔吐，下痢が3回あり，右足先がしびれるようになった．翌日夕方から両下肢のしびれが出現し，右のほうが顕著であった．第3病日より両下肢筋力低下が出現，歩行困難となり尿失禁もみられた．第8病日に入院した．

　一般理学所見：身長 165 cm，体重 55 kg，血圧 144/80 mmHg，体温 37.5℃，胸腹部は異常なし．神経学的所見：意識清明，脳神経は正常，運動系：上肢は正常，右下肢は高度の筋力低下，左下肢は中等度の筋力低下，両大腿に線維束性収縮を認めた．深部腱反射：右上肢軽度亢進，左上肢正常，右 PTR，ATR 消失，左 PTR 正常～軽度亢進，ATR 消失，バビンスキー徴候はなし．感覚系：両大腿しびれ，感覚過敏は著明，右 L2-S5，左 L4-S5 で全感覚低下～消失，自律神経系：尿失禁，両下肢発汗低下．検査：WBC 11,800/μL，Hb 15.1 g/dL，Ht 45.4%，PLT 21.8万/μL，CRP 0.3 mg/dL，TPHA(－)，抗 ATLA 抗体陰性，抗 GM1 抗体陰性，sIL-2R 468 U/mL，Na 134 mEq/L，K 4.3 mEq/L，BUN 33.5 mg/dL，Cre 1.0 mg/dL，CK 331 IU/L，FBS 120 mg/dL，Vitamin B_1 53.2 ng/dL，Vitamin B_{12} 5,030 pg/dL，ACE 6.9 U/L．

　髄液検査：細胞数 26/μL（単核球 91%），蛋白 64 mg/dL，糖 58 mg/dL，IgG 8.6 mg/dL，NSE 20.8 ng/mL，MBP 5.1 ng/mL，oligoclonal band(－)，各種ウイルス抗体価陰性．電気生理学的検査：ABR 正常，EEG 正常，下肢 SSEP 両側とも導出不能，NCV；上肢正常，右脛骨神経 MCV 45.0 m/秒，CMAP 0.40 mV，F波 0%，右腓腹神経 SCV 54.4 m/秒，SNAP 10.4 μV，左脛骨神経 MCV 39.9 m/秒，CMAP 1.1 mV，F波 0%，左腓腹神経 SCV 52.0 m/秒，SNAP 12.3 μV，針筋電図：大腿四頭筋，前脛骨筋で positive sharp wave，腰椎 MRI-T2WI：Th12，L1（仙髄円錐，円錐上部）にて脊髄中心部と両側索に高信号域（図1）．

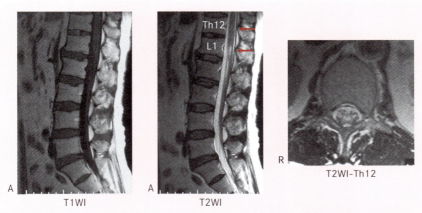

図 1　腰椎 MRI：中央；T2WI にて Th12, L1 に高信号域(矢印)，右；脊髄中心部と両側索に高信号域.

初期診断　神経症状と腰椎 MRI で Th12, L1 レベルの T2 強調像で高信号域(円錐上部，円錐病変)がみられたため**原因不明の円錐上部・円錐・馬尾症候群**と診断した．

その後の経過

　当初は円錐上部・円錐・馬尾症候群と診断したが，円錐部だけの病変のみでは，サドル型の会陰部の感覚障害であり，神経学的所見は合わない．Th12 レベルの淡い陰影を異常と解釈すると，円錐上部症候群であれば，通常は L4-S2 の分布またはポリニューロパチーに類似した下肢遠位部に分布する感覚障害を呈する．ただし，円錐に病変が広がる場合は肛門周囲の仙髄領域にも病変が及ぶ．円錐上部は下腿，足の筋の大部分の前角細胞を含むため，下腿以上の筋力低下，筋萎縮あるいは下垂足が特徴である．なお，本例では L2 以下の感覚障害があるため，円錐上部〜円錐の病変だけでは神経症状を説明できない．馬尾症候群(cauda equina syndrome)であれば，L2 以下の神経根の障害であり，L2 以下の下肢の疼痛やしびれがあり，馬尾症候群も合併していたと考えた．

　ステロイド治療によりいったん改善がみられたが，初発から 7 か月後に両上肢の筋力低下で再発し，難治性吃逆を呈し，頸椎 MRI で，C1-6 の 3 椎体以上に及ぶ病変がみられた(図 2)．

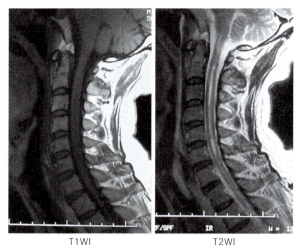

T1WI　　　　　　　　T2WI

図2　頸椎 MRI
2001年8月 C1，C2-6 脊髄内の T2 強調像にて高信号域．

最終診断　円錐上部・円錐・馬尾症候群で初発した NMO spectrum disorder(NMOSD)．

解説

　嘔吐，下痢に引き続く歩行障害，尿失禁で発症した NMO（視神経脊髄炎）spectrum disorder（NMOSD）の患者である．本症例は錐体路徴候を伴わない両下肢筋力低下に加え，尿失禁と下肢の疼痛が顕著であり，臨床症候としては円錐上部・円錐・馬尾症候群を呈した．神経地方会でこの症例を発表した当時は，円錐上部・円錐・馬尾症候群で初発した多発性硬化症の報告は検索した限りではなく，当初は診断に苦慮した．円錐上部・円錐・馬尾症候群を呈する症例では，NMOSD を鑑別診断の1つとして念頭におく必要がある[2,3]（表1，2）．現時点では，円錐上部・円錐・馬尾症候群で初発した症例は現在まで本例のみである[1]．下記の文献に示すごとく，NMOSD の経過中に，円錐上部・円錐・馬尾症候群を呈した症例の剖検例が東北大学から報告されている[4]．

教訓

原因不明の円錐上部・円錐・馬尾症候群の一つとして，NMOSD を鑑別疾患に加えるべし．臨床経過の観察が重要である．

表1 円錐・馬尾症候群の鑑別すべき疾患

1. 上衣腫：脊髄円錐とその末梢終枝の中心管内の上衣細胞より発生する．
2. 転移性腫瘍；円錐部への転移癌：数日～数週間に背部の違和感・局所痛や脊髄神経や神経根による下肢への耐えられない放散痛→比較的急速な弛緩性麻痺
3. 自己免疫性疾患：強直性脊椎炎，SLE，抗リン脂質抗体症候群，ウェジェナー（Wegener）肉芽腫症
4. 感染性脊髄炎
5. 肉芽腫症：サルコイドーシス（円錐・馬尾の軟膜に発生→亜急性弛緩性麻痺と下部背部痛）
6. 脊柱（椎）の器質性疾患：黄色靱帯骨化症，腰部脊柱管狭窄症，椎間板ヘルニアなど．
7. 血管障害：動静脈奇形，脊髄梗塞→円錐部の梗塞（主に前脊髄動脈症候群）→馬尾部の前根の造影増強効果，F波の欠如が早期診断に有用
8. MS/NMO

（佐橋功，他：脊髄円錐・馬尾症候群―基礎疾患．神経内科 49：7-17, 1998）

表2 円錐上部・円錐・馬尾症候群の疾患特徴

	円錐上部症候群	円錐症候群	馬尾症候群
自発痛	(+)	(+)	(+++)
感覚障害	下肢	会陰部（サドル型）	会陰部，下肢
筋萎縮	(+++)	(−)	(+)
深部腱反射障害	PTR：低下～亢進 ATR：低下～亢進	PTR：正常 ATR：正常	PTR：低下～正常 ATR：低下
バビンスキー徴候	(+)	(−)	(−)
膀胱直腸障害	(−)～(+)	(+++)	(−)～(+)
間欠性跛行	(−)～(+)	(−)	(+++)

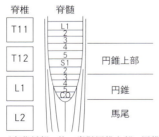

（安藤哲朗，他：脊髄円錐上部，円錐，馬尾障害の症候学．神経内科 49：1-6, 1998）

エラーのタイプ

認知エラー：なし

無過失エラー（not fault errors）：初発症状が非定型的

■ 文献

1） 加藤武志，他：円錐・馬尾症候群で初発した多発性硬化症の1例．臨床神経 42：84, 2002
2） 佐橋功，他：脊髄円錐・馬尾症候群—基礎疾患．神経内科 49：7-17, 1998
3） 安藤哲朗，他：脊髄円錐上部，円錐，馬尾障害の症候学．神経内科 49：1-6, 1998
4） Takai Y, et al：Two cases of lumbosacral myeloradiculitis with anti-aquaporin-4 antibody. Neurology 79：1826-1828, 2012
5） Wingerchuck DM, et al：Revised diagnostic criteria for neuromyelitis optica. neurology 66：1485-1489, 2006
6） Wingerchuk DM, et al：International consensus diagnostic criteria for neuromyelitis optica spectrum disorders Neurology 85：177-189, 2015.
解説▶ 呈示した症例は，前回の基準では疑いであったが，NMO spectrum disorders(NMOSD)の診断基準(表)が改定され，NMOSD と確定した．

表 成人患者の NMOSD の診断基準

AQP4-IgG を伴う NMOSD の診断基準
1. 少なくとも1つの中核臨床特徴
2. 利用可能な最善の検出法を使用して，AQP4-IgG 試験で陽性(cell-based assay が強く推奨される)
3. 別の可能性のある診断を除外すること

AQP4-IgG を伴わない NMOSD，または，AQP4-IgG 未確認状態の NMOSD の診断基準
1. 1回以上の臨床的発病の結果として，少なくとも，2つの中核臨床特徴が起こり，下記の要件のすべてを満たすこと：
   a. 少なくとも，一つの中核臨床特徴は，視神経炎，LETM を伴う急性脊髄炎，または，最後野症候群(area postrema syndrome)でなければならない
   b. 空間的多発性(dissemination in space：2つ以上の異なった中核臨床特徴)
   c. 追加の MRI 要件を規定通りに満たすこと
2. 利用可能な最善の検出法を使用して，AQP4-IgG 試験で陰性，または，検査が利用できない
3. 別の可能性のある診断を除外すること(文献では Table 2 に詳細な記載がある)

中核臨床特徴
1. 視神経炎，2. 急性脊髄炎，3. 最後野症候群：他の理由では説明できない吃逆，または，嘔気・嘔吐症状の出現，4. 急性脳幹症候群，5. 症候性ナルコレプシー，または，NMOSD に典型的な間脳の MRI 病変を伴う急性間脳臨床症候群，6. NMOSD に典型的な脳病変を伴う症候性大脳症候群

AQP4-IgG を伴わない NMOSD，または，AQP4-IgG 未確認状態の NMOSD の追加の MRI の要件
中核臨床特徴の 1-4 についての MRI の特徴が記載されているが，省略する．

AQP4：アクアポリン 4, LETM：longitudinally extensive transverse myelitis

第 6 章 しびれ，痛み

38 両下肢のしびれ，痛みを呈した患者

症例

39 歳男性．既往歴：覚醒剤の MDMA（エクスタシー）使用歴あり，飲酒：焼酎 250 mL/日．X 年 5 月末に両下肢のしびれ，痛みが出現した．下肢の背側から遠位部にかけて痛みが走るときもあり，歩行障害が悪化したため，6 月末に入院した．

一般理学所見：発疹なし，特に異常なし．神経学的所見：意識は清明，脳神経は正常，運動系では下肢の近位部が軽度，遠位部が高度の脱力，感覚系では振動覚が足指で高度低下，足関節は軽度低下，両足の異常感覚は高度，深部腱反射：PTR，ATR 消失，病的反射はなし．検査所見：ANA×40，MPO-ANCA（−），PR3-ANCA（−），Vitamin B_1 38.3 ng/mL，HbA1c 5.9%，cryoglobulin（−），anti-SS-A（−），anti-SS-B（−），髄液検査：細胞数 81/3（99%単核球），蛋白 76 mg/dL，糖 77 mg/dL，神経伝導速度，筋電図：上肢；尺骨神経 MCV 40.9 m/秒〔CMAP（compound muscle action potential）2.8 mV〕，ほかは正常，下肢：脛骨，腓骨神経 M 波誘発不能，腓腹神経 SCV 測定不能，F 波誘発不能，針筋電図：脱神経所見（−），干渉波軽度低下，腓腹神経生検：有髄神経線維密度は軽度低下，軸索変性が主〔ときほぐし線維標本：C（segmental demyelination），D（demyelination & remyelination）：0%，E（axonal degeneration）22.5%〕，endoneurium の浮腫が中等度，perineurium に著明なリンパ球浸潤を認めた（図 1）．

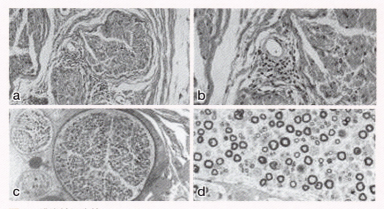

図 1 腓腹神経生検
a, b；HE 染色にて endoneurium の浮腫が中等度，perineurium に著明なリンパ球浸潤がみられた．
c, d；有髄神経線維密度の軽度低下を認めた（トルイジンブルー染色）．

初期診断　髄膜炎を伴う多発ニューロパチー（原因不明）

入院後の経過
診断に至るプロセス
　末梢神経障害をきたす疾患は通常の血液検査では明らかにできなかった．髄液検査では髄膜炎の所見，神経伝導検査では多発性末梢神経障害で神経根障害も推定された．painful polyradiculoneuritis に髄膜炎を合併する場合に考えられる疾患は何だろうかと考えたが，思い浮かばなかったので，PubMed にて検索を試みると，次の疾患がヒットした．① neurosarcoidosis（神経サルコイドーシス），② neurobrucellosis（神経ブルセラ症），③ neuroborreliosis（神経ボレリア症）

ライム病が疑われたため，問診を追加した項目
　登山の有無：登山した場合に，その後の発疹の有無：X－1年8月頃福島県湖南町近くの山を数時間散策した．その後，時期不明だが，下肢に発疹が出現した．専門施設に血清と髄液を送付し，ライム病の検索を施行してもらった．

ライム病の検査
　血清 *B. garinii* IgG×640（11 月：×160），髄液 PCR-*B. garinii*（－），腓腹神経生検組織：酵素抗体法による *B. garinii* は検出なし．

治療
　セフトリアキソン 2 g/日×14 日の投与により，髄液検査の改善と神経症状の中等度の改善を認めた．なお，下肢の異常感覚は残存した．

最終診断　ライム病[1-4]

解説
　本例は違法薬物の使用歴とアルコール依存症があったため，その関連性を最初は疑ったが，無菌性髄膜炎を併発する可能性は皆無であった．PubMed に適切なキーワードを入れると，今までに論文となっている症例報告が出てきた．
　わが国でのライム病の病原体 *Borrelia garinii* の有力媒介マダニは，本州では地方により数百〜1,000 m 以上の山間に生息するシュルツェマダニであり，菌の保有動物は本種マダニが寄生する野鼠が主である．東北南部に位置する福島県では，吾妻山系の本種マダニや野鼠類が *Borrelia* 陽性という報告があるほか，低山帯でも本種マダニは広くみられる．ライム病の末梢神経生検の報告はわが国ではないが，外国で報告されているように，軸索変性と神経周囲組織の炎症所見はみられたが[4]，有髄線維の減少は軽度であった．

ライム病とは[1-4]

　ライム病は米国コネチカット州のライム地方でライム関節炎とよばれていたが，慢性遊走性紅斑（erythema chronicum migrans：ECM）を呈し，後に髄膜炎，脳神経障害，多発性末梢神経障害などを呈することから，ライム病とよばれるようになった．マダニからスピロヘータの一種である *Borrelia* が見いだされ，ライム病患者の血液と組織でも確認され，*Borrelia burgdorferi* と命名された．ライム病は季節的には5月から9月までの間に多く発症する

　ライム病は感染数日〜数週後にECMを主徴とする第1期，その数週〜数か月後に関節炎，神経症候，心症候を呈する第2期，リウマチ様関節炎，髄液異常を伴う神経症候を特徴とする第3期に分けられる．神経系が侵された場合は，Lyme neuroborreliosis ともよばれる．第2期は脳底部のリンパ球性髄膜炎が主であると考えられている．脳症を伴うことも伴わないこともあり，髄膜炎，脳神経炎，根神経炎を呈する．リンパ球性髄膜炎は軽度の頭痛，嘔気に加え髄膜刺激症状を示す．脳神経障害は通常顔面神経が最も侵されるが，通常完麻痺であり，両側性のことが多い．脳底部髄膜炎の一亜型がバンワルト（Bannwarth）症候群で，乱切性の根性痛を起こし，脳神経麻痺を伴うことが多い．神経合併症の治療はペニシリンまたはセフトリアキソンを投与する．ペニシリン，セフェム系にアレルギーの患者は経口でテトラサイクリンを使用する．髄膜炎を呈さない顔面神経麻痺患者の治療として，アモキシシリンとドキシサイクリンが有効である．

　髄膜炎を伴う多発性ニューロパチーには，neurosarcoidosis, neurobrucellosis, neuroborreliosis がある．ライム病はわが国での発症はまれではあるが，欧米では多発性ニューロパチーをきたす疾患として，必ず除外しなければならない疾患である．そのために登山歴や発疹の有無を確認する．感染性末梢神経障害には，ライム病以外には，HIV，ハンセン病，C型肝炎，ジフテリアなどがある[5]．

教訓

❶ 鑑別診断に迷うときには PubMed などの検索エンジンを利用すべし．
❷ 末梢神経障害が抗菌薬によって改善する疾患もある．

エラーのタイプ

認知エラー：①カテゴリー：不完全な知識，タイプ：不十分な，欠陥のある知識基盤，定義：関連疾患の知識不足

■ 文献

1) 平山幹生：Lyme 病でみられる末梢神経障害．Modern Physician 18：729-731, 1998
2) Halperin J, et al：Lyme neuroborreliosis. Peripheral nervous system manifestations. Brain 113：1207-1221, 1990
3) 髙橋昭，長谷川康博：Lyme 病—とくにその神経症候—．神経内科 35：465-480, 1991
4) Meier C, et al：Peripheral nerve disorders in Lyme-borreliosis. Nerve biospy studies from eight cases. Acta Neuropathol 79：271-278, 1989
5) Alport AR, et al：Clinical approach to peripheral neuropathy：anatomic localization and diagnostic testing. Continuum Lifelong Learning Neurol 18：13-38, 2012

第6章 しびれ，痛み

39 背部痛があり，その後に両手のしびれが出現した患者

症例

80歳男性．既往歴：特になし，喫煙15本/日40年間．6月2日庭を剪定中に急に背中の痛みがあったが，数時間で消失した．6月3日朝，両腕を上げたところ，肩から腕にかけてしびれ，痛みが突然始まり両腕が動かなくなったため，入院した．現症：血圧154/96 mmHg，脈拍72/分，神経学的所見：意識清明，脳神経異常なし，運動系：両側上腕三頭筋(C6-8)，前腕回内筋(C6-8)，浅指屈筋(C7, 8, Th1)の中等度～高度の脱力，感覚系：触覚は正常，C5レベル以下で温痛覚の中等度低下，L1レベル以下で振動覚の中等度低下，深部腱反射：四肢とも正常，両側バビンスキー徴候陽性，排尿障害あり．検査：TC 251 mg/dL，TG 82 mg/dL，HDL-C 54 mg/dL，LDL-C 173 mg/dL，D-dimer 1.9 μg/mL，TAT 6.2 μg/L，β-TG 51.5 ng/mL，PF-4 21.7 ng/mL

頸椎・胸椎MRI：(図1)T2WI；C5-6脊髄前方部に淡い高信号域，Th5脊髄前方部に高信号域を認めた．

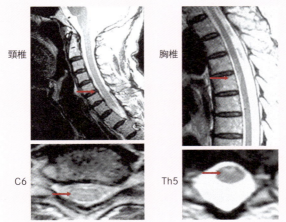

図1 頸椎・胸椎MRI-T2WI

初期診断 前脊髄動脈症候群（頸髄レベル）

入院後の経過

突然発症の背部痛，不全対麻痺，解離性感覚障害，排尿障害を呈し，前脊髄動脈症

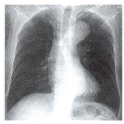
胸部正面

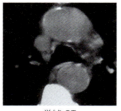
単純CT

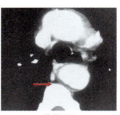
造影CT

図2　胸部単純XP(左)，胸部CT(中央，右)

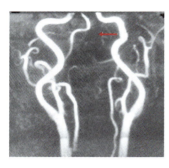

図3　頸部MRA
左椎骨動脈の低形成(矢印).

候群と診断した．MRI所見より下部頸髄，上部胸髄の脊髄梗塞と診断した．治療はプロスタグランジンE1製剤の点滴とリハビリを施行した．その後，症状は次第に回復した．しかし，夜間に胸部〜背部の痛みが持続するため，胸部CTを施行すると，DeBakey III型の解離性大動脈瘤を認めた(図2矢印)．偽腔は完全に血栓化していた．血管外科にコンサルトし，保存的治療となった．右手の軽度の麻痺が残存した．

最終診断　胸部大動脈解離による脊髄梗塞，前脊髄動脈症候群

解説

　C6-Th1の運動機能障害とそれ以下の解離性感覚障害という典型的な症状を呈し，MRIでは，下部頸髄と上部胸髄の2か所に梗塞像を認めた．大動脈疾患に伴う頸髄梗塞はまれである．頸髄の血流支配はC6近辺より上位は椎骨動脈から受けるとされている．本症例ではC6より下位の梗塞巣は椎骨動脈支配と肋間動脈支配の移行部であると考えられた．解離性胸部大動脈瘤の発症による血行動態の変化と左椎骨動脈の低形成(図3)が頸髄梗塞を引き起こしたと推定された．

　脊髄梗塞を診断した場合は解離性大動脈瘤や非解離性大動脈瘤を考慮して，胸腹部CTを最初から撮影すべきであった．以前に腹部大動脈瘤に伴う前脊髄動脈症候群に

ついて報告したことがあるのにうかつであった[1]．血液凝固・線溶系が軽度亢進しており，動脈硬化性変化に加え，凝固系の機能亢進も病態に関与している可能性も推定された[2,3]．

> **教訓**
>
> 脊髄梗塞をきたす原因として，アテローム性動脈硬化症以外に大動脈瘤，大動脈解離を鑑別する必要がある．

エラーのタイプ

認知エラー：①カテゴリー；不完全な知識，タイプ；不十分な，欠陥のある知識基盤，定義；関連疾患の知識不足　②カテゴリー；不完全な情報収集，タイプ；スクリーニング検査の不履行，定義；望ましいスクリーニング法をしてない　③カテゴリー；不完全な検証，タイプ；早期閉鎖，定義；一度，最初の診断がつくと，他の可能性を考えることができない

■ 文献

1) Hamano T, et al：Posterior thoracic spinal cord infarction：complication of thoracoabdominal aortic aneurysm. Eur Neurol 44：59-60, 2000
2) Harlander M, et al：Monoparesis due to spinal cord infarction associated with thoracoabdominal aneurysm. Heart Vessels 23：359-362, 2008
3) 新美芳樹，他：解離性胸部大動脈瘤に合併した前脊髄動脈症候群の一例．臨床神経 42：1003, 2002

第6章 しびれ，痛み

40 左下腿腫脹と疼痛を呈したパーキンソン病患者

症例

57歳男性．既往歴：47歳〜パーキンソン病．2〜3年前よりパーキンソン病による加速歩行，突進現象のため転倒することがよくあった．内服薬は規則正しく飲んでいた．X年9月18日夕方，入浴後に裸で廊下に倒れているところを家人が発見した．左下腿が圧迫されている状態であった．意識は清明，自宅で様子をみていたところ，翌日より左下腿腫脹と疼痛が出現し，徐々に増強するため，22日入院した．

現症：血圧122/80 mmHg，脈拍82/分，体温37.2℃，左下腿（図1）：緊満，腫脹，熱感，自発痛あり，把握痛なし，両足背動脈の触知あり．神経学的所見：意識清明，運動系：左後脛骨筋，足趾屈筋の軽度の筋力低下，同部の運動痛あり，感覚系：異常なし，歩行：左下腿に歩行時痛，パーキンソン病様歩行．検査所見：尿潜血+3，蛋白+1，WBC 6,800/μL，Na 137 mEq/L，K 3.8 mEq/L，AST 1,009 IU/L，ALT 851 IU/L，γ-GTP 114 IU/L，CK 44,170 U/L，LDH 3,345 IU/L，Cre 1.3 mg/dL，BUN 23 mg/dL，CRP 6.36 mg/dL

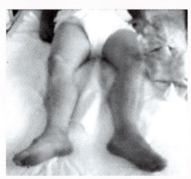

図1 左下腿部の腫大

初期診断

外傷性横紋筋融解症（血清CKの著明な増加，左下腿筋の腫大と圧迫性機序から）

入院後の経過

整形外科にコンサルトしたが，外傷性compartment syndromeによる横紋筋融解

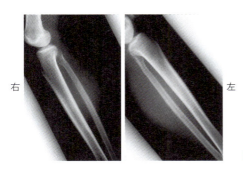

図2　下腿X線：左腓腹筋の腫大

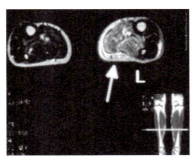

図3　下肢 MRI-T2WI
左下腿筋肉(図4③④の箇所)の高信号域を認めた(矢印).

であるとの診断であった(図2, 3).

最終診断　外傷性 compartment syndrome による横紋筋融解

解説

compartment syndrome とは？

骨，骨膜，筋膜，骨間中隔によって構成される閉ざされたスペースを compartment とよぶ．外傷などで，compartment 内圧の上昇により微小循環障害をきたし，筋肉の壊死や神経の機能喪失をきたす．

原因

①外傷性：骨折，動脈損傷(断裂，血栓症)，熱傷，凍傷，軟部組織損傷など．
②非外傷性：動脈閉塞(塞栓・血栓症)，過度な運動，ギプス固定，動脈造影，薬物など．

症状

受傷肢の① pain(疼痛), ② pallor(蒼白), ③ paralysis(運動麻痺), ④ paresthesia (錯感覚), ⑤ pressure(or firmness)(腫脹，または緊満), ⑥ pulselessness(脈拍消失)

4つのcompartmentが知られている
①anterior compartment（趾伸筋・前脛骨筋）
②lateral compartment（腓骨筋）
③deep posterior compartment（趾屈筋・後脛骨筋）
④superficial posterior compartment（ひらめ筋・腓腹筋）

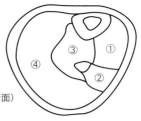

（下腿横断面）

図4　下腿のcompartment
（榊田喜三郎，他：コンパートメント症候群．整形外科 37：1785-1793, 1986などを参照）

検査所見
CK, AST, LDHの上昇，compartment内圧の上昇

治療
原因の除去，筋膜切除術によるcompartmentの除圧

画像
筋肉のMRI：T2WIにて長母趾屈筋，長趾屈筋，ヒラメ筋，後脛骨筋の高信号域．

下腿のcompartment syndrome：① anterior compartment，② lateral compartment，③ deep posterior compartment，④ superficial posterior compartment（図4）．

この患者の診察時には，このような概念，疾患があることを知らなかった．患者から学ぶということの典型例であった．パーキンソン病患者は転倒しやすく，四肢の筋痛，筋力低下，感覚障害を呈する場合は，compartment syndromeに留意する必要がある．

教訓
❶ 転倒患者は四肢の状態を観察し，触診（熱感，腫大，圧痛など）や他動的に動かして痛みの変化を観察する．
❷ 外傷性横紋筋融解の症例は直ちに整形外科にコンサルトすべし．

エラーのタイプ
認知エラー：①カテゴリー：不完全な知識，タイプ：不十分な，欠陥のある知識基盤，定義：関連疾患の知識不足　②カテゴリー：不完全な情報処理，タイプ：症状，徴候の誤認，定義：一つの症状が他と間違えられる

■ 文献
1）Gourgiotis S, et al：Acute limb compartment syndrome：a review. J Surg Educ 64：178-186, 2007
2）Farrow C, et al：Acute limb compartment syndromes. Contin Educ Anaesth Crit Care Pain 11：24-28, 2011

第6章 しびれ，痛み

41 腰痛で初発し，その後に軽度の意識障害と歩行障害が出現した患者

症例

59歳男性．既往歴：高血圧，高尿酸血症，腎疾患．5月1日草刈りをしてから腰痛があり，自宅安静にして様子をみるも，腰痛が続くため，3日，4日近医の内科を受診した．病院へは1人で車を運転していった．6日当院外来受診．腰椎X線を施行され，翌日の整形外科外来受診をするように指示された．6日深夜に意識がもうろうとして，歩いてもトイレに行けない様子であった．7日午前に当院外来を受診し，入院した．

現症：JCS1，血圧 123/98 mmHg，心拍数 125/分，不整，体温 36.0℃，左片麻痺，左同名半盲，左上下肢の運動失調を認めた．検査：ECG；心房細動，125/分．MRI：左小脳半球，右後大脳動脈領域，両前・中大脳動脈境界領域に新規梗塞巣を認めた(図1)．AST 59 U/L，ALT 78 U/L，LDH 387 U/L，ALP 626 U/L，T-Bil 2.0 mg/dL，BUN 36.9 mg/dL，Cre 1.5 mg/dL，TP 5.5 g/dL，Alb 2.7 g/dL，CRP 30.55 mg/dL，WBC 23,400/μL，Hb 14.8 mg/dL，PLT 6.9万/μL，PT 83%，APTT 84%，Fib 622 mg/dL，FDP 30.1 μg/mL，D-dimer 21.4 μg/mL

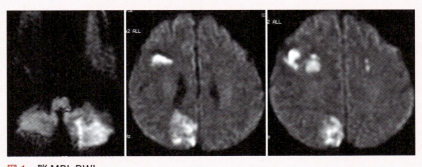

図1 脳 MRI-DWI

初期診断

心房細動があり，MRIで多発性脳塞栓が疑われたため，**心原性脳塞栓症**と診断した．

入院後の経過

心原性脳塞栓症と考え，ヘパリン 12,000単位/日を開始した．入院当日夜より発熱

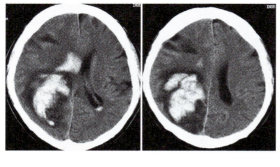

図2　頭部CT
右側頭葉〜後頭葉の出血性梗塞と側脳室への穿破がみられた．

があり．血液培養検査を施行後，パニペネム／ベタミプロン0.5 g×2/日を開始した．第2病日胸腰椎MRIを施行したが，有意な所見はみられなかった．心房細動，頻拍に対してベラパミル，ジゴキシンを投与するもコントロール不良であった．第3病日心エコーにて僧帽弁前尖逸脱を認めた．MR2度，EF 75.1％，心嚢液全周性に貯留．胸腹部骨盤CT：両側胸水，心嚢水貯留，少量腹水貯留，肝・脾軽度腫大．第4病日朝には洞調律となった．入院当日の血液培養より，Staphylococcus aureus（MSSA）分離との報告があり，感受性のあるアンピシリン1 g×2/日を追加した．第10病日早朝より傾眠傾向あり，同日の頭部CTにて脳出血を認めた（図2）．ヘパリンを中止し，降圧，抗浮腫療法を開始した．また，同日の心エコー検査の再検にて，感染性心内膜炎がほぼ確定した．第11病日から第12病日にかけて意識状態の悪化があり，第12病日に死亡した．

最終診断　感染性心内膜炎（*Staphylococcus aureus*による）による心原性脳塞栓症

解説

　入院時には発熱はなく，心房細動と脳MRIにて多発性脳塞栓の所見がみられたため，心原性脳塞栓としてヘパリンによる抗凝固療法を開始してしまった．血液検査で，CRPの著増，WBCの増加，凝固線溶系因子の増加を認め，入院当日夜間に発熱をきたしたため，敗血症の合併を疑い，血液培養検査を行い，抗菌薬の投与を開始した．この時点で感染性心内膜炎を鑑別診断に入れて，ヘパリンを中止すべきであったが，多発性脳塞栓がみられたので，ヘパリンの投与を継続してしまった．感染性心内膜炎ではヘパリンなどの抗凝固薬が禁忌であることを知らなかった．文献を調べると，ヘパリンを使用した症例のほとんどが大出血を生じて死亡していた[1-3]．『感染性心内膜炎の予防と治療に関するガイドライン』（2008年改訂版）でも「抗凝固療法は感染性心内膜炎の塞栓を予防しないで，むしろ頭蓋内出血を起こしやすくするため禁忌とされる」と記されている[4]．

> **教訓**
> ❶ 心原性脳塞栓症の原因疾患の鑑別には必ず感染性心内膜炎を考慮すべし.
> ❷ 発熱はあとから出現してくることがある.

エラーのタイプ

認知エラー：①カテゴリー；不完全な知識, タイプ；不十分な, 欠陥のある知識基盤, 定義；関連疾患の知識不足　②カテゴリー；不完全な情報収集, タイプ；迅速に行動できない, 定義；適切なデータ解析活動の遅延　③カテゴリー；不完全な情報処理, タイプ；誤った誘発, 定義；臨床医は現在のデータに基づいて不適切な結論を考えるか, またはデータから妥当な結論を考えることができない　④カテゴリー；不完全な検証, タイプ：コンサルトしていない, 定義；適切な専門医にコンサルトしていない

■ 文献

1) Tornos P, et al. Infective endocarditis due to Staphylococcus aureus：deleterious effect of anticoagulant therapy. Arch Intern Med 159：473-475, 1999
2) 豊田一則：心内膜炎による脳卒中. 脳と循環 10：27-31, 2005
   解説▶ 心内膜炎は初期診断が概して困難である上に, 中枢神経系の障害をはじめとする多くの合併症を伴い, しばしば致死的である. 脳合併症も, 虚血性または出血性の脳血管障害や神経感染症など多岐にわたり, 脳合併症を契機に心内膜炎の診断に至った例も多い. したがって, 脳血管障害の臨床に携わる医師は, 心内膜炎の基本的な特徴, 診断法, 治療法をよく理解し, 心内膜炎に由来する脳卒中に遅滞なく対応しなければならない.
3) Mylonakis E, et al：Infective endocarditis in adults. N Engl J Med 345：1318-1330, 2001
4) 感染性心内膜炎の予防と治療に関するガイドライン（2008年改訂版）.
   http://www.j-circ.or.jp/guideline/pdf/JCS2003_miyatake_h.pdf

第7章

けいれん，高次脳機能障害

第 7 章　けいれん，高次脳機能障害

42 A 型劇症肝炎の経過中に脳浮腫をきたし，けいれん発作を呈した患者

症例

　49 歳男性．高血圧症，高尿酸血症，脂肪肝で近医に通院していた．X 年 3 月感冒症状，食思不振あり，急性肝炎にて入院した．

　翌日に見当識障害，羽ばたき振戦が出現し，A 型劇症肝炎として治療を開始した．入院中に意識障害とけいれん発作が生じた．頭部 CT で脳浮腫を認めた．脳波は全般的に徐波化，一部に徐波の群発を認めた．血漿交換などを行い，劇症肝炎は徐々に鎮静化し，意識障害も改善した．入院中に左腎細胞癌に対して左腎摘出術が施行された．入院中のけいれんに対してはフェニトインを用いたが，コントロール不良のため，バルプロ酸に変更して退院した．初回入院後のけいれん発作のコントロールは不良で，以後，6 回のけいれん発作があり，入退院を繰り返した．X＋1 年の 7 月 15 日けいれん発作後の意識障害，右不全麻痺で入院，徐々に麻痺は改善し，トッド（Todd）麻痺と診断した．脳波：左後頭葉から側頭葉を中心に鋭波を認めた

初期診断　てんかんによるトッド麻痺

入院後の経過

　入院時の脳血流シンチグラフィ（SPECT）（図 1）にて，てんかん重積に伴う血流増加

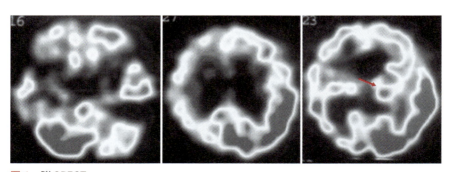

図 1　脳 SPECT
左側頭葉から頭頂葉，後頭葉，左視床枕（矢印），右小脳半球に高灌流域を認めたが，crossed cerebellar hyperperfusion（CCH）を呈していた．

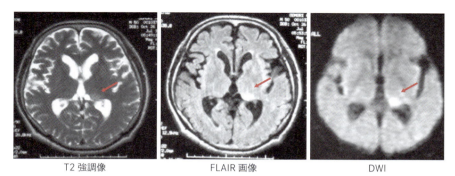

図2 けいれん発作後にトッド麻痺を呈した時の頭部MRI
左視床枕に異常高信号域を認めた．DWIでは左頭頂葉から側頭葉にかけて軽度の高信号域がみられた．

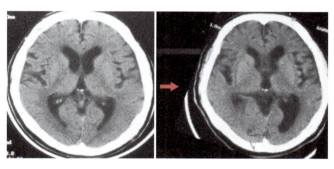

図3 頭部CT
左はX年7月15日，右はX+1年3月10日トッド麻痺から約8か月後の頭部CTの比較であるが，左大脳皮質優位の萎縮と側脳室の拡大を認めた．

が左側頭葉から頭頂葉，後頭葉，左視床枕，右小脳にみられた．脳MRI（図2）のT2WI，FLAIR，DWIにて左視床枕に高信号域を認めた．
　また，脳CTにて，約8か月後には左側頭葉皮質の萎縮を認めた（図3）．

最終診断　同側の視床枕とcrossed cerebellar hyperperfusion（CCH）を示したてんかん重積

解説

　A型劇症肝炎回復後の難治性症候性てんかんが残存した1例である．劇症肝炎生存例では中枢神経系症状が残存することは比較的まれである．最終の入院ではけいれん発作に加え，トッド麻痺と思われる右不全麻痺を呈した．MRIでは左視床枕に異常信号を認め，SPECTでは同側の視床枕とcrossed cerebellar hyperperfusion（CCH）を認めた[1]．けいれん発作時のCCHは比較的にまれな所見であり，皮質橋小脳路の一部である視床にMRIだけではなくSPECTでも病変を描出した報告は少ない．この当時のてんかん重積の治療は経静脈内にフェニトイン250～500 mg/日で行っていた．

したがって，有効血中濃度に達していなかったため，てんかん重積が遷延化し，脳MRIの異常所見を呈したと考えられた．てんかん重積時の視床枕や対側の小脳病変は2002年，山梨大学神経内科から『Neurology』誌に発表された[2]．

てんかん重積の治療が不十分である場合には，運動麻痺の後遺症がみられ，大脳皮質の萎縮をきたすことが多い．

> **教訓**
> ❶ てんかん重積の治療は抗てんかん薬を有効血中濃度に急速飽和させることが重要である．
> ❷ 診断に迷う場合はSPECTを実施する．

エラーのタイプ

認知エラー：①カテゴリー：不完全な知識，タイプ：不十分な，欠陥のある知識基盤，定義：関連疾患の知識不足

■ 文献

1) Umemura A, et al：Crossed cerebellar hyperperfusion in symptomatic epilepsy—two case reports—. Neurol Med Chir(Tokyo) 40：65-68, 2000
2) Nagasaka T, et al：Ipsilateral thalamic MRI abnormality in an epilepsy patient. Neurology 58：641-644, 2002
3) 大江康子，他：けいれん発作にともなう急性期MRI異常信号．脳卒中 36：247-254, 2014
   解説▶けいれん重積発作後に異常を認める部位は，大脳皮質，海馬，視床枕，脳梁，小脳である．視床では視床枕に異常信号を認める．視床枕が大部分の大脳皮質からの入力・出力に関与するためと考えられている．小脳の異常信号の出現は，Milliganらによると重積発作患者86症例中2例(2.3%)と報告した．小脳では，MRI検査では前頭葉，側頭葉，後頭葉など焦点皮質と対側小脳に一過性のMRI異常信号を認める．けいれん重積でみられることが多く，皮質で高度な興奮が起こることで，crossed cerebellar diaschisis(てんかんではcrossed cerebellar hyperperfusion)が引き起こされると考えられている．
4) Milligan TA, et al：Frequency and patterns of MRI abnormalities due to status epilepticus. Seizure 18：104-108, 2009

第7章　けいれん，高次脳機能障害

43 めまい，けいれんで初発し，同日にけいれんが再発した患者

症例

　28歳男性．既往歴は特になし．4月22日11時に立ち上がったときにめまいがあり，その後，2～3分間全身けいれんが出現した．来院時には意識清明，けいれんを認めなかった．帰宅後，16時すぎに右後頭部のずきずきした頭痛があり，間代性けいれんが1分間あった．その後，傾眠傾向，37.5℃の発熱があり入院した．

　現症：意識清明，項部硬直はなし，ケルニッヒ徴候陰性，運動系：麻痺はなし，感覚系：正常．反射：病的反射はなし．検査：WBC 9,500/μL，PLT 17.8万/μL，CRP 0.05 mg/dL，CK 1,196 U/L，D-dimer 1.7 μg/mL，甲状腺機能正常．髄液検査：初圧24 cmH₂O，終圧14 cmH₂O，細胞数9/3/μL，蛋白34 mg/dL，頭部CT：正常，脳波：前頭部に徐波がみられた．

初期診断
症候性てんかん（微熱とけいれんがあり，何らかの基礎疾患を有するものと考えた）

入院後の経過

　頭部MRI-DWI（第2病日）：正常，T2WI/FLAIR：右前頭葉皮質下白質高信号域（図1）を呈し，けいれん後の変化や脳挫傷が考えられた．抗菌薬の投与，抗てんかん薬として最初はフェニトインを投与したが，肝障害が出現したため，バルプロ酸に変更した．微熱は37℃台が持続したが，CRPは正常化し，後頭部痛は消失した．

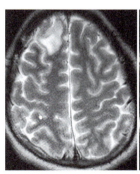
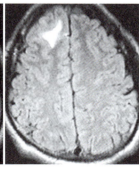

図1　脳MRI（第2病日）
右前頭葉白質の高信号域病変を認めた（左：T2WI，右：FLAIR）．

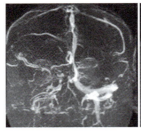
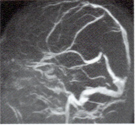

図2 MR venography(第10病日)
上矢状洞前方部，右横静脈洞が描出されていなかった．

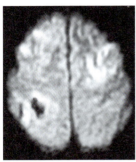
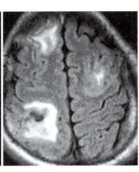

図3 脳MRI〔左：DWI，右：FLAIR(第10病日)〕
右頭頂葉に静脈性出血を伴う梗塞と左前頭葉にも新たな病変が出現した．

　第7病日：CRP 0.56 mg/dL，D-dimer 4.8 μg/mL．D-dimerのさらなる増加を認めたため，脳静脈洞血栓症(cerebral venous sinus thrombosis：CVT)を疑い，第10病日にMR venographyを施行した．MR venography：上矢状洞前方部，右横静脈洞閉塞所見あり(図2)．MRI-DWI：右前頭葉に高信号域，右頭頂葉に中心部が低信号域，周辺が高信号域の病変，左前頭葉に高信号域を認めた(図3)．静脈性出血を伴うCVTと診断し，ヘパリン1日1万単位を開始した．下肢静脈エコー：正常，耳鼻科的検査：正常．追加検査：プロテインC活性100％，プロテインS活性116.7％．

最終診断　脳静脈洞血栓症(CVT)

解説

　最初の間違いとしては，けいれんが初発の患者は入院させるのが原則であるのに入院させなかったことである．第2の間違いとしては，けいれん，頭痛と脳MRI異常があったため，CVTを即座に疑い，MR venographyを施行すべきであった[1,2]．この患者は1回目の発症後，約5年でけいれんを起こし，CVTを再発した．発症数年後にワルファリンを自己判断で中止していた．通常の凝固因子(プロテインC，Sなど)の欠乏はみられなかったが，特殊な遺伝子検査は施行していない[3]．

教訓

❶ 初発けいれん患者は入院精査すべきである．
❷ 脳静脈洞血栓症は治療が遅れると致命的になるので，頭痛やけいれんの鑑別診断の第一であると心に刻むべし．

エラーのタイプ

認知エラー：①カテゴリー；不完全な知識，タイプ；不十分な，欠陥のある知識基盤，定義；関連疾患の知識不足　②カテゴリー；不完全な情報収集，タイプ；スクリーニング検査の不履行，定義；望ましいスクリーニング法をしない　③カテゴリー；不完全な情報処理，タイプ；所見の有用性または顕著性の過大評価または過小評価，定義；臨床医は症状を知っているが，他を除外するほど，それに強く密接に焦点をあてすぎるか，またはその妥当性を正しく評価できない　④カテゴリー；不完全な検証，タイプ；適切な検査をオーダーできない，または，follow-up できない，定義；臨床医は診断を確定するための適切な検査をしていない，または，検査後の次のステップをとらない　⑤カテゴリー；不完全な検証，タイプ；診断を確定するために他の有益な情報を収集していない，定義；診断を確定するための適切なステップがなされていない

■ 文献

1) Rodallec MH, et al：Cerebral venous thrombosis and multidetector CT angiography：tips and tricks. Radiographics 26：S5-S18, 2006
2) Leach JL, et al：Imaging of cerebral venous thrombosis：current techniques, spectrum of findings, and diagnostic pitfalls. Radiographics 26：S19-S41, 2006
3) Saposnik G, et al：Diagnosis and management of cerebral venous thrombosis：a statement for healthcare professionals from the American Heart Association/American Stroke Association. Stroke 42：1158-1192, 2011
   解説 ▶ ①危険因子：ⓐ遺伝子性因子(血栓性素因)．ⓑ後天性因子：手術，外傷，妊娠，産褥，抗リン脂質抗体症候群，悪性腫瘍，経口避妊薬など．
   ②臨床診断：ⓐ頭蓋内圧亢進と脳実質の虚血/出血によるが，両者の併存が多い．ⓑ頭痛は90％．乳頭浮腫，外転神経麻痺の合併→ CVT．ⓒ局所徴候：片麻痺，失語が多い．けいれん発作は40％．視床病変では局所症状なしに意識障害を発症する．ⓓ D-dimer 値は正常であっても，CVT は除外できない．

第 7 章　けいれん，高次脳機能障害

44　歩行障害，認知症が亜急性に進行し，経過中に急性小脳梗塞を発症した患者

症例

　71歳男性．海外渡航歴は米国など，輸血歴はなし．7月頃から時々ふらつき歩行があり，7月下旬に脳神経外科受診，頭部MRI：軽度脳萎縮．10月歩行時ふらつきが悪化したため，他病院の神経内科を受診し，変性疾患の可能性を指摘された．特に検査は施行されなかった．その後，物忘れが出現し，家人との意思疎通が困難となった．歩行障害が進行し，車椅子での介助移動となったため，11月中旬に入院した．
　一般理学的所見：正常，神経学的所見：高次脳機能；名前，年齢は言えるが，時，場所は言えず，簡単な指示動作は可能だが，複雑な指示動作は不能，失語はなし．脳神経；軽度の構音障害，運動系；下肢優位に軽度～中等度の筋力低下，感覚系：正常，深部腱反射；上肢正常，下肢亢進，両側バビンスキー徴候陽性，小脳系；指鼻試験は軽度拙劣，座位保持不可．検査所見：CRP 1.2 mg/dL，TPHA(＋)，STS(−)，髄液検査：細胞数 2/3/μL，蛋白 45 mg/dL，糖 35 mg/dL，TPHA(−)，脳波：diffuse slow α pattern，頭部CT：両側側脳室の軽度拡大を認めた（図1）．

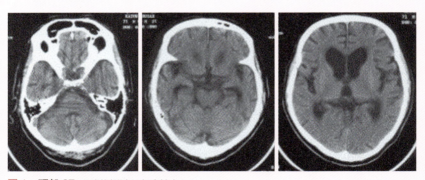

図1　頭部CT：両側側脳室の軽度拡大

初期診断
クロイツフェルト・ヤコブ（Creutzfeldt-Jakob）病（プリオン病），亜急性脳炎（ウイルス性，真菌性），小脳炎，傍腫瘍性症候群，正常圧水頭症のいずれか

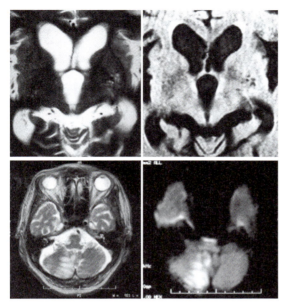

図2 脳MRI(入院第7病日)
右小脳に高信号域病巣が出現した(下段：左T2WI, 右DWI)．また，ウィルヒョー・ロバン(Virchow-Robin)腔の拡大を認めた(上段：左T2WI, 右FLAIR)．また，胸部CTにて，左上肺野に空洞を伴う異常陰影を認めた．

入院後の経過

入院第7病日に突然の嘔吐を発症し，MRIにて右小脳梗塞がみられた(図2).

追加の検査所見

血液凝固・線溶系：TAT 10.4 μg/L, D-dimer 7.3 μg/mL, 血液検査：血沈 65 mm (1時間値)．髄液検査(2回目)：細胞数 1/3/μL, 蛋白 44 mg/dL, 糖 39 mg/dL, 墨汁染色陰性，クリプトコッカス抗原陰性，免疫血清学的検査：sIL-2R 2,161 U/mL

暫定診断 認知症，対麻痺，排尿障害，発熱→脊髄障害＋小脳梗塞→進行性に経過→血沈亢進，sIL-2R高値→血管内悪性リンパ腫(intravascular lymphomatosis：IVL)

その後の経過

IVLの診断が有力だったので，血液内科にコンサルトした．ところが，下記の検査結果をみて，重大な疾患を想定していなかったことに愕然とした．

骨髄生検細胞表面マーカー解析：CD4 6.4%(30.5-53.7), CD4/CD8 0.2(0.5-2.3)
helper T cellのマーカーであるCD4が著減していた！ acquired immunodeficiency syndrome(AIDS)の可能性を見逃していたのだ．**血清 HIV-RNA 2.3×10^5 copy/mL**であり，AIDSであることが判明した．2回目の血液検査にて，WBC 3,300/μL(分葉核球76％，単球6％，リンパ5％，桿状核球5％)．白血球分画のうち，リンパ球が

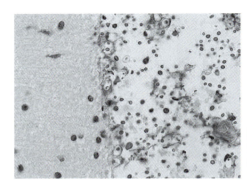

図3 神経病理所見
Virchow-Robin 腔の拡大部分には, *Cryptococcus neoformans* の菌体が多数みられた (gelatinous pseudocyst；PAS 染色).

5％しかないことも見落としていた. 第40病日に敗血症にて死亡した.

剖検

神経病理所見(図3)：① *Cryptococcus neoformans* による髄膜炎, 基底核, 右小脳下面の海綿状態と組織の破壊, ②軽度の脳室拡大, ③ AIDS 脳症の所見はない, ④左第5胸髄以下の錐体路の海綿状態. 他臓器病理所見：①全身性のクリプトコッカス感染症, ②肺：左上葉に拇指頭大の白色腫瘤の形成あり, クリプトコッカスによる病巣, ③心筋内, 肝, 腎, 副腎, 骨髄, 脾, 消化管, リンパ節などに著明なクリプトコッカスの感染, ④サイトメガロウイルスの多臓器への合併感染：肺, 副腎, 食道に多数の核内封入体

最終診断 AIDS に伴う日和見感染症（全身性クリプトコッカス, サイトメガロウイルス感染症）

解説

クリプトコッカス髄膜脳炎は亜急性ないし慢性経過で発熱, 嘔気, 頭痛, 意識障害を伴い, AIDS 患者などの免疫不全宿主で発症する頻度が高いが, 約30％の症例では無症状の場合もあると報告されている. また非典型例では記銘力低下, 性格変化などの精神症状で発症する場合があり, 精神疾患と誤診されることがある. 本症例は AIDS 患者であり, 頭部 CT/MRI でびまん性の脳萎縮, 脳室拡大を認めたため, 生前には HIV 脳症の可能性も考慮したが, 病理学的には AIDS dementia complex を示唆する所見は認めなかった. 亜急性に進行した認知症, 歩行障害, 排尿障害に関してはクリプトコッカス髄膜脳炎による髄液吸収障害が起因となり, 二次的な水頭症を生じた可能性が考えられた. また神経学的所見で錐体路徴候が認められ, 病理で第5胸髄以下の左側優位に錐体路の海綿状態を認めたことから, いわゆる vacuolar myelopathy（空胞性脊髄症）の可能性も考えられた[1].

また, クリプトコッカス症に認められる基底核の点状陰影は, 血管周囲腔(Virchow-Robin腔)に沿って脳深部に進展した病巣が偽嚢胞(soap bubble lesion, pseudocyst)を形成すると解釈されている．しかし画像を見る限り，血管周囲腔の拡大やラクナ梗塞との鑑別が困難な場合があり，本症例でも生前の頭部 MRI の基底核病変は血管周囲腔の拡大と判断された．この基底核病変は血管組織を含まないムコイド様物質の蓄積に起因するため，ガドリニウムによる造影効果はないとされているが，基底核病変がガドリニウム造影で増強された症例も報告されている．本例の造影 MRI では右小脳病変にはわずかに造影効果を認めたが，基底核には認めなかった．また病理所見でも多数のクリプトコッカスの菌体を認めたが，炎症細胞浸潤は軽微であった．クリプトコッカスの感染では炎症反応が乏しいことは知られている．AIDS に合併したクリプトコッカス症では，髄液所見がほとんど正常の場合があり，診断に注意を要するが，MRI にて基底核に嚢胞状陰影を認めた場合はクリプトコッカス髄膜脳炎も鑑別診断する必要がある[1,2]．

教訓

❶ 髄液糖の減少には要注意．同時に血糖測定を行う．
❷ 血液白血球分画にも要注意．リンパ球減少を見逃すな．
❸ AIDS 患者では細胞性免疫機能が低下しているため，髄液細胞の増加はみられない．
❹ 高齢発症の AIDS もありうることを念頭におく．
❺ 認知症の鑑別疾患に AIDS を忘れるな．
❻ クリプトコッカス髄膜炎で髄液クリプトコッカス抗原が陰性の場合がまれにある(5%以下)．
❼ 小脳梗塞の原因として，クリプトコッカスによるものもありうる．
❽ 大脳基底核の Virchow-Robin 腔の多発性拡大は，cryptococcal pseudocyst を疑え．
❾ 脳梗塞を起こす感染症には，細菌，結核菌，真菌などがある．

エラーのタイプ

認知エラー：

①カテゴリー：不完全な知識，タイプ：不十分な，欠陥のある知識基盤，定義：関連疾患の知識不足　②カテゴリー：不完全な情報収集，タイプ：無効な，不完全な，誤った病歴と理学的診察，定義：最初の面接と診察で適切な情報を得ることができない　③カテゴリー：不完全な情報処理，タイプ：間違った検出または感知，定義：症状，徴候，所見は注目すべきであるが，臨床医はそれを見逃す　④カテゴリー：不完全な情報処理，タイプ：検査結果の誤った解釈，定義：検査結果は正しく読まれているが，不正確な結論がなされる　⑤カテゴリー：不完全な検証，タイプ：適切な検査をオーダーできない，または，follow-upできない，定義：臨床医は診断を確定するための適切な検査をしていない，または，検査後の次のステップをとらない

■ 文献

1) 梅村敏隆，他：AIDSに合併したクリプトコッカス髄膜脳炎の1剖検例 ─基底核および小脳病変のMRI画像と病理所見の対応．Brain Nerve 59：623-627, 2007
2) Smith AB, et al：From the archives of the AFIP：Central nervous system infections associated with human immunodeficiency virus infection：Radiologic-pathologic correlation. Radiographics 28：2033-2058, 2008

解説▶ クリプトコッカスは，AIDS患者の中枢神経系(CNS)感染症の原因として，HIV，トキソプラズマに次いで，3番目に多い．血清と髄液のクリプトコッカス莢膜多糖体抗原の検出が診断に役立つ．病理学的特徴：クリプトコッカス感染の主たる型は髄膜炎，pseudocyst, cryptococcomaである．肉眼病理では，髄膜炎は軟髄膜の肥厚と混濁である．pseudocystは大脳基底核に最もよくみられ，酵母により産生される莢膜物質が原因となる「石鹸の泡」の外観を呈している．cryptococcomaは，組織学的に微生物のほとんどいない慢性肉芽腫性反応か，多数の微生物を含んで，軽度の炎症を伴う病変のどちらかを特徴とする．リンパ球，マクロファージ，異物型巨細胞が典型的にみられる．ゼラチン様塊の中の発芽する酵母様細胞集合体がpseudocystを特徴づける．墨汁染色が微生物の同定に有用である．MRI画像の特徴：画像所見は髄膜脳炎，脳室内，脳実質内のcryptococcoma，ゼラチン様pseudocyst，水頭症である．水頭症(交通性，非交通性)は最も頻度が高いが，非特異的所見である．クリプトコッカスは脳底槽から血管周囲腔に沿って広がる．感染は急速に成長する造影されないcystとして画像がみられる．ゼラチン様pseudocystの存在により発生する拡張した血管周囲腔は頻度の高い所見であり，免疫不全患者では警告(redflag)となる．

第7章 けいれん，高次脳機能障害

45 多彩な症状後に異常言動，行動を呈した患者

症例

72歳男性．既往歴：1988年心筋梗塞，2000年右肺癌（扁平上皮癌）手術．X年1月中旬，左耳介の腫大，1月21日当院耳鼻科受診，左外耳炎，抗菌薬投与，1月29日CRP 1.0 mg/dL, ESR 13 mm/時，難聴が出現した．

1月末，両手腫大，2月8日夜，呼吸困難が出現，9日呼吸器科入院，WBC 11,100/μL, CRP 3.8 mg/dL，喘鳴，胸部X線：右術後肺，9日，10日ベタメタゾンを投与し，10日呼吸困難は消失した．25日両側耳介腫大，3月12日皮膚科にて両耳介軟骨炎疑い，CRP 5.8 mg/dL, WBC 10,700/μL，抗菌薬が投与された．左眼充血，15日左眼痛，強膜炎，19日発熱，食欲低下，両側耳介腫大やや減少，21日38.3℃，同じことを何度も言う，しゃべりにくい，22日薬の分包が不能となった．27日意味不明言動を反復し，28日言葉が出てこなくなり，よだれをたらすようになった．29日入院した．

一般理学所見：眼球結膜充血，両側耳介軟骨腫大（図1），鞍鼻，神経学的所見：精神状態；落ち着きなく，周りにある物をつかもうとする．椅子から立ち上がり，動き回る．問いかけに対して返事をほとんどしない．HDS-R 4点，JCS 2，項部硬直はなし，脳神経：左難聴，運動系：麻痺はなし，深部腱反射：下肢で低下，病的反射はなし，感覚系：痛覚，触覚は特に異常なし．検査所見：WBC 11,700/μL, CRP 3.4 mg/dL, CK 343 U/L, FBS 192 mg/dL, HbA1c 8.3%, tumor marker：正常，free T3 7.1 pg/mL, FT4 1.42 ng/dL, TSH 1.1 μU/mL, thyroid test 100倍，microsome test 100倍，anti-TG Ab 2.7 U/mL, ANA 160倍（nucleolar），抗typeⅡコラーゲン抗体（−），髄液検査：(3月30日)細胞数181/3/μL（P/M=4/96），蛋白72 mg/dL, 糖68 mg/dL, IgG 21.5 mg/dL, IgG index 1.33, ADA 7.4 U/L, SCC 0.6 ng/mL, NSE 17.7 ng/mL, 抗herpes simplex IgG 0.85, IgM 0.14, 髄液細菌培養：陰性．脳MRI：(3月30日)特に異常なし，造影脳MRI(4月2日)：左海馬軽度造影増強あり（図2），脳波：(4月7日)6-7 Hz徐波，脳血流シンチ(4月8日)：左海馬，小脳，左頭頂葉血流低下．

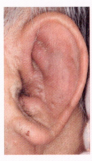

図1　耳介の腫大

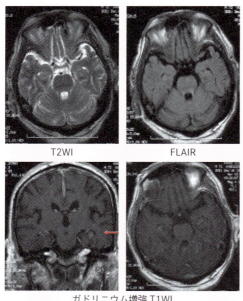

図2 単純脳 MRI(上段)と，造影脳 MRI(下段)
左海馬に軽度の造影増強(矢印)を認めた．

初期診断 原因不明の辺縁系脳炎(多彩な症状が前駆していたが，基礎疾患について判断できなかった)

入院後の経過

　アシクロビル 500 mg×3/日，10 日間，最初の数日間はせん妄状態．その後，4 月 3 日より，意識レベルの低下があり，発語が消失した．左眼球の充血の悪化を認めた．臨床症状(両側耳介腫大，鞍鼻，難聴などの耳鼻科的症状，両手の腫大の関節炎症状，ステロイドが有効の呼吸困難，眼球充血や強膜炎などの眼症状)から，再発性多発軟骨炎が疑われた．また，辺縁系脳炎は再発性多発軟骨炎に伴うものであると推定した．5 日左耳介軟骨，皮膚生検；軟骨炎(図 3)，6 日ステロイドパルス療法開始，メチルプレドニゾロン 1 g 3 日間，7 日発語がみられた．その後は意識レベル，見当識障害，記銘力障害は改善した．なお，耳介は萎縮を示した．

最終診断 再発性多発軟骨炎(relapsing polychondritis：RP)に伴う辺縁系脳炎

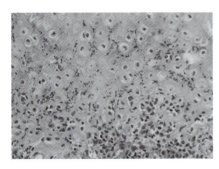

図3　耳介軟骨生検
炎症細胞浸潤を認めた（HE染色）.

表1　再発性多発軟骨炎（RP）の診断基準[1,2]

McAdam の診断基準（以下の3つ以上が陽性）（1976年）
1. 両側性耳介軟骨炎
2. 非びらん性，血清陰性，炎症性多発性関節炎
3. 鼻軟骨炎
4. 眼の炎症：結膜炎，角膜炎，強膜炎，上強膜炎，ぶどう膜炎
5. 気道軟骨炎：喉頭あるいは気管・気管支の軟骨炎
6. 蝸牛あるいは前庭機能障害：神経性難聴，耳鳴，めまい

生検（耳，鼻，気道など）による病理学的診断は，臨床的に診断が明らかであっても基本的には必要である．

Damiani の診断基準（1979年）
1. McAdam の基準で3つ以上が陽性
2. 1つ以上陽性で，確定的な組織所見が得られる
3. 解剖学的に離れた2か所以上で陽性で，ステロイドまたはダプソン治療に反応

解説

　当時は再発性多発軟骨炎についての知識は全くなかった自分としては辺縁系脳炎をキーワードとして検索を始めようとした．そこで思いついたのは，『神経内科』誌（科学評論社）の「非ヘルペス性辺縁系脳炎」特集号であった[3]．傍腫瘍性辺縁系脳炎や単純ヘルペス脳炎ではなさそうだし，どうしたものかと思案していた．図書室で文献を読んでいたら，この患者にぴったりと当てはまる病気が記載されていた〔McAdam の診断基準がすべて満たされていた（表1）〕．

　血液検査所見は血沈，CRP が上昇し，正球性正色素性貧血を認める．自己免疫疾患としての特徴を有し，抗 type II コラーゲン抗体陽性（50％以下），抗核抗体陽性（homogeneous or speckled pattern：22～66％），リウマチ因子陽性（約16％）．一部で抗好中球細胞質抗体（ANCA）陽性である．RP は全身軟骨の炎症を起こす疾患であり，病因は不明である．本例でみられた耳介軟骨腫大，強膜炎，鞍鼻，関節炎，難聴，呼吸器症状などは，RP でよくみられる症状である．中枢神経症状を呈することはまれ

で，脳神経では視神経，聴神経障害，また，髄膜炎，脳炎などを呈する．精神症状，認知障害を呈したRPの報告はまれである．わが国では渡辺ら(1997)の記載が初報告である[4]．MRI画像検査では，海馬を中心とした部位に，T2WI，FLAIRで高信号域を呈したとの報告が多いが，本例ではT2WI，FLAIR画像では異常はなく，ガドリニウム造影にて異常増強を呈した．RPの診断は典型的な耳介の腫大に気づけば，診断は容易であるが，診断が遅れる場合が多い．ステロイドが著効を示すので，早期診断が必要とされる．

教訓

❶ 多数の徴候がみられる場合は全身性疾患を考えよ．
❷ 病因はまずは一元的に考えよ．
❸ 辺縁系脳炎をみた場合は必ず耳介の腫大がないかをみるべし．

エラーのタイプ

認知エラー：①カテゴリー：不完全な知識，タイプ：不十分な，欠陥のある知識基盤，定義：関連疾患の知識不足

■ 文献

1) McAdam LP, et al：Relapsing polychondritis：prospective study of 23 patients and a review of the literature. Medicine(Baltimore) 55：193-215, 1976
2) Damiani JM, et al：Relapsing polychondritis—report of ten cases. Laryngoscope 89：929-946, 1979
3) 井出俊光，他：自己免疫疾患を背景にもつ辺縁系脳炎．神経内科 59：31-37, 2003
4) 渡辺俊之，他：精神症候を呈した再発性多発軟骨炎の一例．臨床神経 37：243-248, 1997
5) Mihara T, et al：Detection of new anti-neutral glycosphingolipids antibodies and their effects on Trk neurotrophin receptors. FEBS Lett 580：4991-4995, 2006
   解説 ▶ 藤田保健衛生大学医学部脳神経内科学教室(武藤多津郎教授)と当院での症例それぞれ2例で，辺縁系脳炎を合併するRPの特異抗体である中性糖脂質に対する抗体が見いだされた．
6) 武藤多津郎，他：2. 抗糖脂質抗体．日内会誌 97：1844-1850, 2008
7) 再発性多発軟骨炎．難病情報センターHP(http://www.nanbyou.or.jp/entry/2319)

第 7 章　けいれん，高次脳機能障害

46 進行性に高次脳機能障害を呈した患者

症例

　49 歳男性．既往歴は特になし．6 月 10 日職場で歩調が遅く，眼の焦点が宙に浮いた感じとなった．14 日近医を受診し，血液，生化学検査，頭部 CT，胸部 XP，心電図などの検査を受けたが，明らかな異常を認めなかった．15 日出勤日であったが，途中で交通事故を起こした．警察に保護されたが，意思の疎通は不良であった．その後，逆行性健忘，妻の顔の健忘，見当識障害（時，場所，人），計算力低下，書字不能，尿失禁が出現した．19 日某病院精神科を受診，うつ状態，亜昏迷状態を疑い，入院した．

初期診断　うつ状態，亜昏迷状態の疑い（精神科での診断）

入院後の経過

　従命困難，ADL はほぼ全面介助，深部腱反射の亢進，病的反射を認めた．6 月 23 日脳波にて poor α 波，全誘導で θ 波の混入を認め，27 日意識状態の改善が悪いため，当院に転院した．

　入院時現症は JCS 3．脳神経：瞳孔正常，指示に対する検査不能，運動系：頸部の筋固縮あり，四肢の筋固縮はなし，麻痺ははっきりしない．感覚系：痛み刺激に対する反応はあり，深部腱反射：PTR，ATR 中等度亢進，病的反射あり，下顎反射亢進，高次脳機能検査：見当識障害高度，失語：物品呼称不能，単語の反復可能，計算不能，左右失認あり．

　一般血液検査は正常，血液ガス：pH 7.413，pCO_2 40.1 mmHg，pO_2 78.3 mmHg，CO-Hb 0.9％，Met-Hb 0.7％．脳 MRI：T2WI/FLAIR，DWI で大脳白質の左右対称性広範性の高信号域，T2WI/FLAIR で両側淡蒼球の高信号域，T1WI で淡蒼球の辺縁高信号域，内部には低信号域を認めた（図 1）．

　脳 MRI 画像より，一酸化炭素（CO）中毒が疑われた．しかし，CO 曝露の病歴がはっきりしなかった．造影 T1 強調像：正常．脳血流シンチ：両側前頭葉，頭頂葉に血流低下．亜急性の認知症で，脳 MRI 所見は白質脳症を示した．画像所見からクロイツフェルト・ヤコブ〔（Creutzfeldt-Jakob）病：CJD〕，亜急性硬化性全脳炎（subacute sclerosing panencephalitis：SSPE），急性散在性脳脊髄炎（acute disseminated en-

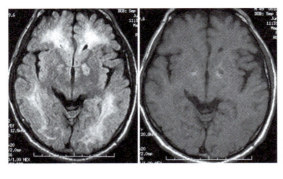

図1 脳MRI
左；FLAIR，右；T1WI．

cephalomyelitis：ADEM），CO中毒，トルエン中毒，薬物中毒などが鑑別に挙がったが，両側淡蒼球の異常所見より，CO中毒が最も疑われた．そこで，病歴について妻に再度詳細に聴取を行った．練炭や排気ガス自殺を試みるようなことはありえないと主張した．MRI所見からはCO中毒が確実であり，治療法として高圧酸素療法が有効なこともあると説明したところ，5月中旬に患者が妻とけんかをして，自殺すると言って，夜に車で出かけてしまい，その日は自宅に帰らなかったことが判明した．翌朝に帰宅したが，特に変わった様子はなかった．事故車が修理中だったので，車の中に練炭の残りかすがないかどうか調べてもらったところ，トランクに七輪に入った一部炭化した練炭が見つかった．そして，MRI画像所見や神経症状，炭化した練炭の存在により，CO中毒であると診断した．

最終診断　間欠型CO中毒

解説

　最初の問診だけでは，診断がつかない場合もあり，神経学的所見や検査を行った結果に基づいて，さらに適切な追加問診を行う．CO中毒には，①非間欠型，②不完全間欠型，③間欠型がある．急性期に中毒症状が出現し，徐々に回復治癒するものを非間欠型といい，頻度は最も多い．急性期の意識障害がいったん回復したあとに，1～3週間の無症状期を経て，再び中毒症状が出現してくるものを間欠型という．また，急性中毒から十分回復しないうちに遅延症状が出現するものを不完全間欠型という[1]．

　高次脳機能障害を示す白質脳症を呈する疾患には，下記のようなものがある．SSPE，CJD，ビンスワンガー（Binswanger）病，cerebral autosomal dominant arteriopathy with subcortical infarcts and leukoencephalopathy（CADASIL），日本脳炎，ウィルソン（Wilson）病などである．本例では，CO曝露の状態やその直後の症状が確認不能であった．このような場合には，MRI画像所見のみで，CO中毒の診断は可能である．

脳 MRI 上の鑑別[2]

① CO 中毒：最良の診断的な手掛かり；T2WI で淡蒼球(GP)の高信号域
T1WI：GP の T1 低信号域(壊死)，T1 高信号域(出血)
GP の両側性 T2 高信号域，周囲が低信号域の縁(ヘモジデリン)で囲まれる
大脳半球白質：両側性に融合した T2 高信号域の白質(脳室周囲と半卵円中心)
② ウィルソン病：大脳基底核，歯状核，橋，中脳の白質，灰白質病変
③ 日本脳炎：大脳基底核，視床の T2WI で均質な高信号域
④ CJD：大脳基底核，視床，大脳皮質の T2WI で進行性の高信号域
⑤ 小血管虚血性疾患：大脳基底核ラクナ(典型的には非対称的，多発性，放線冠，半卵円中心の局所的な高信号域)

本例は高圧酸素療法を他院で施行したが，有効ではなかった．最近，間欠型 CO 中毒の遅発性障害機序に自己免疫的機序が関与し，ステロイドパルス療法が有効との報告がある[3-7]．

> **教訓**
>
> ❶ 精神疾患と思われる患者で神経学的に異常所見を認めるときは，神経内科にコンサルトする．
>
> ❷ 間欠型 CO 中毒の MRI 画像は典型的な所見を呈することを知っておく．新しい治療法の可能性もあるので，機会あるごとに新しい知識を更新していく必要がある．

エラーのタイプ

認知エラー：①カテゴリー：不完全な知識，タイプ：不十分な，欠陥のある知識基盤，定義：関連疾患の知識不足　②カテゴリー：不完全な情報収集，タイプ：無効な，不完全な，誤った病歴と理学的診察，定義：最初の面接と診察で適切な情報を得ることができない

■ 文献

1）塩手美冬，他：亜急性の痴呆で発症した一酸化炭素中毒の 1 例．臨床神経 42：212-215, 2002
　解説▶ 本例と類似している症例．初期障害を認めず，MRI 画像で両側淡蒼球の T2 高信号域と，両側大脳皮質下深部白質にびまん性に T2 高信号域の急速な増大を認めたため，CO 中毒を疑い，詳細に再聴取した結果，発症 3 週間前に豆炭使用歴を認め，CO 中毒と診断した．高圧酸素療法が有効であった．

2）Osborn AG, et al：Diagnostic Imaging：Brain. Lippincott Williams & Wilkins, 2nd ed, 2009

3）土屋浩，他：一酸化炭素中毒による遅発性脳症は神経免疫疾患か？ 第 19 回日本神経感染症学会，第 26 回日本神経免疫学会，2014
　解説▶ 間欠型 CO 中毒の治療について多数例での検討が行われた．高圧酸素療法(HBO)とステロイドパルス療法併用により，きわめて良好な予後が得られた．2006 年から両者の併用治療が行われた．結

果：HBO 単独治療：15 例中 9 例（60％）は寝たきり状態の予後であった．併用療法では，16 例中 3 例（18.7％）が寝たきりか，死亡例であった．高次機能障害改善例は HBO 単独例では 0 例，併用療法では 7 例であった．MRI による詳細なモニタリングでは遅発型の予後予測には CO 曝露直後の拡散強調画像，SWI による微小な脳損傷をとらえ，予測できた．予後判定には MRS の乳酸の推移で予後の推測ができた．

4）Thom SR et al：Delayed neuropathology after carbon monoxide poisoning is immune-mediated. Proc Natl Acad Sci USA 101：13660-13665, 2004
5）Thom SR et al：Hyperbaric oxygen reduces delayed immune-mediated neuropathology in experimental carbon monoxide toxicity. Toxicol Appl Pharmacol 213：152-159, 2006
6）Ide T, et al：Myelin basic protein in cerebrospinal fluid：a predictive marker of delayed encephalopathy from carbon monoxide poisoning. Am J Emerg Med 26：908-912, 2008
7）阿部仁紀, 他：ステロイドパルス療法が有効であった一酸化炭素中毒後の遅発性白質脳症の 1 例．神経治療 26：625-631, 2009

Memo 誤診を減少させるための認知的バイアス矯正方略①

①洞察力・認識力を深める
対策：意思決定と診断形成における有害事象を例示する認知バイアスの複数の臨床症例とともに，既知の認知バイアスの詳細な説明と綿密な特徴付けを提供する．
②選択肢を考える
対策：選択肢の可能性の強制的な考慮を確立する；例：鑑別診断を生み出し，取り込むこと．日常的に質問をすることを促す：他に何かある？

第7章 けいれん，高次脳機能障害

47 逆行性健忘と微熱を呈した患者

症例

56歳男性．既往歴：34歳，腰椎椎間板ヘルニア，X－6年髄膜脳炎，感音性難聴，右視力障害の後遺症あり．X年8月2日正午頃，道路に倒れていた．その時の記憶はなかったが，しゃべることはできた．3日腰痛のため，近医整形外科受診．逆行性健忘を認めたため，頭部CTを施行．水頭症が判明し，入院した．頭痛やめまいはなし．

現症：37.7℃，意識清明，脳神経；高度難聴と右視力障害，ほかは異常なし．項部硬直はなし．運動麻痺はなし．感覚障害なし．病的反射なし．検査：WBC 14,500/μL，CRP 0.98 mg/dL，ほかの一般的検査は異常なし．頭部CT：両側側脳室と第3，4脳室の拡大，第4脳室が延髄〜橋下部で狭小化〜閉塞（図1）．頭部MR-DWI：正常．T2WI/FLAIR：橋から上の第4脳室が拡大，延髄では狭小化（図2）．FLAIRにて第4脳室周囲，側脳室周囲白質が高信号域を示した（図3）．

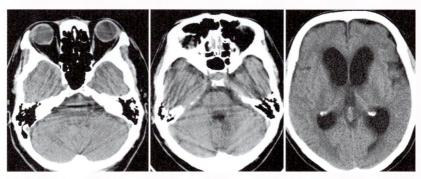

図1 頭部CT

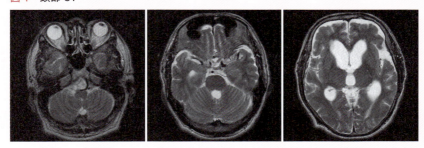

図2 頭部MRI-T2WI

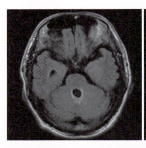
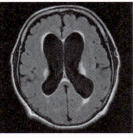

図3 頭部 MRI
FLAIR にて第4脳室周囲，側脳室周囲白質が高信号域．

初期診断 交通性水頭症→髄膜脳炎による髄液吸収障害

入院後の経過

髄液検査：細胞数 360/3(M/P＝91/9)/μL，蛋白 224 mg/dL，糖 28 mg/dL，ADA 8.2 U/L，Tb-PCR 陰性．キサントクロミアあり．造影 MRI：橋上部〜中脳下部の底部に造影増強を軽度に認めた(図4)．

髄液 ADA の軽度上昇と脳底部髄膜の MRI 造影増強所見から，クリプトコッカス髄膜炎より結核性髄膜炎を疑った．脳神経外科に外シャントを依頼，また抗結核薬の投与を開始した．イソニアジド 300 mg，リファンピシン 300 mg，エタンブトール 750 mg，ピラジナミド 1.5 g 朝食後，ピリドキシン 30 mg 分 3．追加検査として，髄液クリプトコッカス抗原を追加した．ツベルクリン反応：強陽性．8月8日短期記憶障害，見当識障害が出現した．13日脳室ドレナージを施行した．手術後に意識レベルと高次脳機能は徐々に改善した．16日に髄液クリプトコッカス抗原が32倍と陽性であることが判明した．抗結核薬は継続した．ホスフルコナゾール 800 mg/日×2 日間，その後は 400 mg/日×6〜8 週間，5-フルオロシトシン 150 mg/kg/日を開始した．髄液

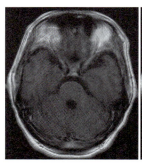
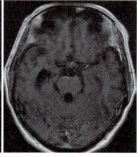

図4 頭部造影 MRI-T1WI

ADAは2.2 U/Lと正常化した．27日オンマヤリザーバー留置術を施行した．29日JCS100，脳MRI：水頭症の悪化あり．髄液吸引を50 mL×3〜4回に増量した．16日検査の血清クリプトコッカス抗原が128倍，28日髄液ADA 11.3 U/L，髄液クリプトコッカス抗原128倍と悪化が判明した．9月4日髄液：細胞数5/3(M/P)，蛋白37 mg/dL，IgG 8.5 mg/dL，ADA 1.0 U/L以下と改善を示した．外シャントによる脳室ドレナージの施行時には意識障害はなかったが，オンマヤリザーバー設置後の意識レベルはよくなかった．そこで，VPシャントによる活動性感染の腹腔内への播種はないと文献[1-3]があったため，クリプトコッカス髄膜炎の水頭症に対して，10日VPシャントを施行した．9月6日の髄液抗原値は516倍とさらに悪化がみられた．髄液抗原値と髄液所見の解離については，脳底部髄膜炎病変部位に真菌が潜んでいるためと推定された．治療：ホスフルコナゾールを中止し，リポ化アムホテリシンB 3-6 mg/kg/日×14〜28日間(BW 70 kg)200 mg/日に変更した．経過：VPシャント後は指示に対する応答，動作は正常となった．25日髄液抗原64倍，10月9日64倍，薬の副作用として，貧血，血清カリウム低下がみられた．23日髄液抗原16倍，血液抗原は陰性となった．

最終診断　クリプトコッカス髄膜脳炎による閉塞性水頭症

解説

病原体を確認する前には，髄膜脳炎の治療に数種類の薬剤の投与はやむを得ない．本例は当初から抗真菌薬を追加すべきであった．髄液ADA値は10 U/Lの場合は90％以上の確率で結核性髄膜炎であるといわれているが，確かではない．また，Tb-PCR陰性であっても，結核性髄膜炎は否定できない．水頭症をきたす髄膜炎は結核性が多いが，クリプトコッカス髄膜炎もありうる．シャント経由の感染の拡大が危惧されたが，VPシャントは問題なく行われた．文献4のごとく，本例では，第4脳室ルシュカ孔とマジャンディー孔は閉塞していた可能性がある．

教訓

❶ 閉塞性水頭症をきたす神経感染症には結核性，クリプトコッカス髄膜炎が多い．
❷ 髄液検査には必ずクリプトコッカス抗原の検査を忘れるな．

> **エラーのタイプ**
>
> 認知エラー：①カテゴリー：不完全な知識，タイプ：不十分な，欠陥のある知識基盤，定義；関連疾患の知識不足　②カテゴリー：不完全な情報処理，タイプ：誤った誘発，定義；臨床医は現在のデータに基づいて不適切な結論を考えるか，またはデータから妥当な結論を考えることができない

■ 文献

1) Tang LM：Ventriculoperitoneal shunt in cryptococcal meningitis with hydrocephalus. Surg Neurol 33：314-319, 1990
2) Park MK, et al：Treatment of hydrocephalus secondary to cryptococcal meningitis by use of shunting. Clin Infect Dis 28：629-633, 1999
3) Liliang PC, et al：Shunt surgery for hydrocephalus complicating cryptococcal meningitis in human immunodeficiency virus-negative patients. Clin Infect Dis 37：673-678, 2003
4) 本田孝行，他：第10回信州NeuroCPC 症例1 臨床診断：クリプトコッカス髄膜炎，水頭症．信州医誌 61：351-358, 2013
   解説▶ 側脳室内シャントチューブの留置後も水頭症のコントロールが困難で，最終的に小脳扁桃ヘルニアを呈して死亡した症例．神経病理：脳底部のくも膜下腔でのクリプトコッカス増生，線維増生が著明，第4脳室ルシュカ孔とマジャンディー孔はほぼ閉塞していた．くも膜顆粒からの髄液の吸収障害も脳圧亢進の原因と考えられた．これらにより，第3脳室，モンロー孔，側脳室前角部・下角は著明に拡大し，閉塞性水頭症をきたしていた．

第 8 章

脱力

第8章 脱力

48 短期間のうちに，脳卒中様発作の再燃を繰り返した患者

症例

48歳女性．既往歴：35歳より難聴が徐々に進行，40歳より糖尿病を指摘されていたが放置．48歳，自宅で倒れ，当院へ救急搬送．

現症：JCS 20，右共同偏視，右口角のけいれん，右片麻痺，右バビンスキー徴候陽性．検査：WBC 9,900/μL，Hb 13.2 g/dL，PLT 25.6×10⁴/μL，CK 123 IU/L，BUN 22.5 mg/dL，Cre 0.4 mg/dL，TC 256 mg/dL，HbA1c 7.8%，頭部CT：軽度の大脳萎縮，大脳基底核石灰化病変あり（図1）．脳MRI：DWI/FLAIRにて左側頭葉，頭頂葉，後頭葉皮質に高信号域あり，MRAにて左M2の血流増加の疑いがあり（図2）．

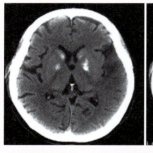
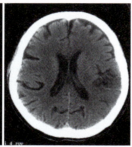

図1　頭部CT

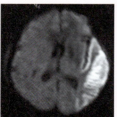
DWI

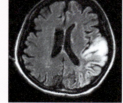
FLAIR

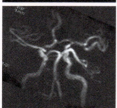
MRA　図2　頭部MRI/MRA

初期診断
てんかん重積(右片麻痺,右共同偏視があり,トッド麻痺と解釈)または脳梗塞

入院後の経過

エダラボン,グリセロール,ヘパリン,フェニトインを使用した.徐々に意識レベルは改善,右片麻痺も改善を認め,経口食事摂取可能,独歩可能な状態となった.部長回診をしていて,年齢は中年であったが,既往歴をみると,糖尿病,難聴を伴っていることから,ミトコンドリア脳筋症を疑い,精査を行った.

血液検査:ピルビン酸1.6 mg/dL(基準値:0.3〜0.9),乳酸31.6 mg/dL(基準値:4.2〜17.0)

髄液検査:細胞数12/3/μL(単核球/多形核球=4/8),蛋白40 mg/dL,糖115 mg/dL,ピルビン酸1.6 mg/dL,乳酸57.6 mg/dL

遺伝子検査:ミトコンドリアDNA 3243変異:11%(基準値:1%以下)

筋生検:(図3)

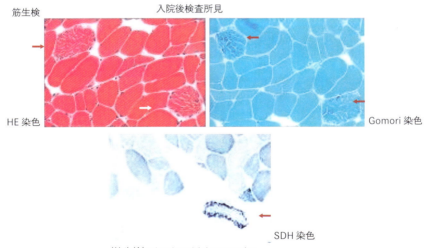

〈筋生検〉mitochondrial myopathy
RRF(ragged-red fiber)の出現を認める.

図3 筋生検
ragged-red fiber(Gomori trichrome変法染色にて筋細胞膜下に集積したミトコンドリアが赤染し,赤色ぼろ布線維と呼ばれる.SDH染色で容易に観察される)を認めた.

最終診断
mitochondrial encephalomyopathy, lactic acidosis, and stroke-like episodes(MELAS)

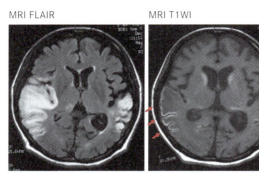

図4 脳MRI
けいれんの再発；新規に右側頭葉，頭頂葉病変が出現した（16週後）．入院24週後の脳MRIでは，laminar necrosisを示唆する所見がみられた（矢印）．

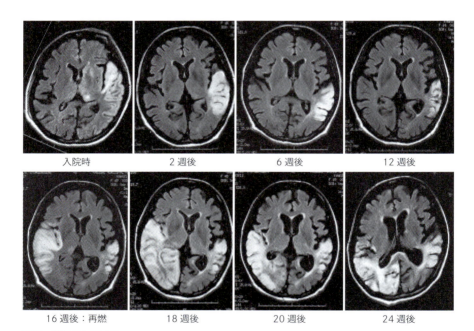

図5 脳MRI-FLAIR
経時的な病変の拡大を示している．

その後の経過

　入院16週後にけいれんが再発，左片麻痺が出現した．MRI-FLAIR/T2WIでは神経所見に対応する右側頭葉，頭頂葉皮質の高信号域がみられた（図4）．また，抗てんかん薬の投与にもかかわらず，18週後には右後頭葉皮質まで病変が拡大し，患者は寝たきり状態となった（図5）．

解説

① stroke-like episodes の発症時の年齢が 48 歳である MELAS の 1 例を経験したが，右共同偏視，右片麻痺の所見がみられた場合は，てんかん重積を考える.
② 初診時症状は，けいれん・脳卒中様発作が多いが，短期間のうちに再燃を認めることが多い[1,2]．最近では，アルギニン投与により，神経症状が安定化した症例が報告されている[3]．また，水素水投与が病状の悪化を予防すると学会で 1 例報告されている[4,5]．
③ 中年期以降のけいれん，脳梗塞に対する鑑別診断として MELAS を考える[6]．
④ MELAS でみられるてんかんに対する治療として，ミトコンドリア機能を低下させるバルプロ酸は使用禁忌である[7,8]．

教訓

❶ 中年以降の脳梗塞の鑑別診断として，MELAS も念頭におくべし．
❷ 既往歴（難聴，糖尿病）を鑑別診断に活用すべきであった．

エラーのタイプ

認知エラー：①カテゴリー：不完全な知識，タイプ：不十分な，欠陥のある知識基盤，定義：関連疾患の知識不足 ②カテゴリー：不完全な情報収集，タイプ：スクリーニング検査の不履行，定義：望ましいスクリーニング法をしない ③カテゴリー：不完全な情報処理，タイプ：間違った検出または感知，定義：症状，徴候，所見は注目すべきであるが，臨床医はそれを見逃す ④カテゴリー：不完全な情報処理，タイプ：誤った誘発，定義：臨床医は現在のデータに基づいて不適切な結論を考えるか，またはデータから妥当な結論を考えることができない ⑤カテゴリー：不完全な検証，タイプ：適切な検査をオーダーできない，または，follow-up できない．定義：臨床医は診断を確定するための適切な検査をしていない，または，検査後の次のステップをとらない

文献

1） 飯塚高浩：〈シンポジウム 10-1〉ミトコンドリア病治療の現状と将来．MELAS の脳卒中様発作の病態と治療．臨床神経 48：1006-1009, 2008
2） 甲斐太，他：治療抵抗性のてんかん重積に対してラモトリギンが奏効した mitochondrial encephalomyopathy, lactic acidosis, and stroke-like episodes（MELAS）の 1 例．臨床神経 53：809-813, 2013

解説▶ 頭痛，けいれん，半盲が最も多い初発症状であり，焦点性周期性てんかん様放電，局所脳血流増加，血管支配に一致しない脳梗塞様病変を認める．脳卒中様発作急性期にはてんかん発作を高率（約70％）に認めるのが最大の特徴であり，経過中に複雑部分発作重積に至ることも少なくない．急性期には大脳皮質神経細胞の興奮性が亢進していると推測される．L-アルギニンが MELAS 患者における脳卒中様発作時のけいれんや複雑部分発作を主体とするてんかん発作重積の軽減に有効な治療法の 1 つと報告されている．てんかん発作重積を反復する MELAS 患者において，従来のてんかん重積の治療薬に

対する反応が乏しく，L-アルギニン静注後も明らかな改善を認めず，ラモトリギンを投与することでてんかん発作症状の軽減を認めた．

3）元田敦子，他：神経症状に長期先行して腎障害を呈した G13513A 変異を有する mitochondrial myopathy, encephalopathy, lactic acidosis and stroke-like episodes(MELAS)の1例．臨床神経 53：446-451, 2013
    解説 ▶ MELAS では約 80%に A3243G 変異，5%程度では G13513A 変異を有するとされる．G13513A 変異は日本人で比較的高頻度にみられる mtDNA 変異で，表現型として MELAS，Leigh 脳症，Leber 病，それらがオーバーラップした症状と幅広い病型を示す．26歳(女性)時より腎障害をきたし，31歳時より慢性腎不全で腎移植待機中であった．35歳時に全身けいれんで来院した．けいれん消失後に意識障害が長期間遷延し，血中・髄液中の乳酸とピルビン酸の高値，脳萎縮，感音性難聴を認め，筋生検で MELAS と確定診断した．L-アルギニン内服を開始したところ，MRI 上病変の進展はみられたものの臨床症状は大きな増悪なく経過した．その後，筋検体の遺伝子検索でミトコンドリア DNA G13513A 変異が判明した．

4）平山幹生：MELAS 患者における水素水の長期服用の有効性．第1回分子状水素医学シンポジウム 2011 年2月名古屋
    解説 ▶ 水素水は過剰な活性酸素を除去することにより，MELAS の病態改善に関与している可能性がある．水素水の投与により神経症状の安定化，糖尿病，腎障害の改善がみられた．今後，経過観察と多数例の蓄積が必要であるが，水素水は MELAS 患者に試みる価値のある治療法であると考えられた．この患者は水素水をすでに5年以上服用しているが，stroke-like episodes の再発を起こしていない．

5）Ohta S：Molecular hydrogen is a novel antioxidant to efficiently reduce oxidative stress with potential for the improvement of mitochondrial diseases. Biochim Biophys Acta 1820：586-594, 2012

6）Kimata KG, et al：A case of late-onset MELAS. Arch Neurol 55：722-725, 1998
    解説 ▶ MELAS は，40歳以前に症状が発症する，まれな病気である．MELAS は主として，若年者を侵すので，高齢者での脳卒中症候群の鑑別診断には考慮されない．脳卒中発作と脳症を呈した60歳男性を報告し，髄液乳酸値の増加が明らかになった．筋生検では ragged-red fibers が見いだされ，ミトコンドリア DNA 検査にて，3,243 の点変異が明らかになった．

7）Hsu YC, et al：Adult-onset of mitochondrial myopathy, encephalopathy, lactic acidosis, and stroke-like episodes(MELAS)syndrome presenting as acute meningoencephalitis：a case report. J Emerg Med 43：e163-e166, 2012
    解説 ▶ 47歳男性，糖尿病，難聴，副鼻腔炎，中耳炎の既往あり．急性発症の発熱，頭痛，全身けいれん，不穏で救急部に運ばれた．髄膜脳炎が疑われたため，抗菌薬が投与された．けいれん活動がバルプロ酸で悪化し，中止により消失した．ミトコンドリア DNA の 3243(A→G)変異の存在が確認された．詳細な病歴聴取と系統的な吟味が，救急医のてんかん性けいれんの一般的な症状を呈する髄膜脳炎から MELAS を鑑別するのに役立つ．ミトコンドリア病の疑いのある患者におけるてんかんの治療に，バルプロ酸の使用は避けるべきである．もし，バルプロ酸治療にて，けいれん活動が悪化する場合はミトコンドリア病を疑うべきである．

8）Lin CM, et al：Valproic acid aggravates epilepsy due to MELAS in a patient with an A3243G mutation of mitochondrial DNA. Metab Brain Dis 22：105-109, 2007

第 8 章　脱力

49 一過性に右片麻痺と意識障害を呈した患者

症例

　74歳男性．既往歴：X−21年高血圧，X−3年肺塞栓症，降圧薬，ワルファリン3.5 mg服用．X年6月2日午前10時40分頃，駐車場内で車をぶつけ，車の持ち主に謝りに行ったあと，右側臥位にて倒れた．10時48分救急隊が到着，左共同偏視，右片麻痺，尿失禁を認めた．11時5分来院時はよびかけに対して反応なく，痛み刺激に対して体動はあるが，払いのけはなし．

　一般理学所見：血圧 96/59 mmHg，心拍数 54/分，体温 35.8℃，呼吸数 16/分，SpO$_2$ 98%，神経学的所見；JCS 200，項部硬直はなし，左共同偏視，瞳孔：正常，右片麻痺，右 PTR 亢進，バビンスキー徴候はなし，筋トーヌス亢進なし．検査：RBC 367万/μL，Hb 12.0 mg/dL，Ht 36.2%，PLT 12.4万/μL，PT-INR 2.22，D-dimer 6.7 μg/mL，肝腎機能，電解質，脂質，血糖正常，11時40分（発症1時間後）血圧 98/48 mmHg（右上肢），心拍数 40/分，心電図：第Ⅰ度房室ブロック，洞性徐脈，胸部X線：上部縦隔陰影拡大はなし，頭部CT：異常なし．

初期診断
心原性脳塞栓症（意識障害と左共同偏視を伴う右片麻痺があり，右大脳半球の広範な虚血性障害を推定した）

その後の経過

　神経症状より右大脳半球の大きな塞栓性病変を疑ったが，血圧が低め，徐脈がみられることより，心臓疾患，大動脈解離が疑われ，循環器科医師にコンサルトした．心エコーを施行したところ，心臓由来ではないとのことで，大動脈解離を除外するために，単純胸部CTを施行した．

　心臓エコー所見：左心室 motion good，asynergy(−)，左室肥大(−)，EF 60%，MR trivial，AR Ⅰ°，TR Ⅰ～Ⅱ°，PG 18 mmHg，右心系拡大(−)，IVC 9 mm，呼吸性変動(+)．

　胸部腹部骨盤部CT：（図1左）大動脈起始部から弓部にかけて解離を認めた．そのため，造影検査を追加した．解離腔は一部が造影された（図1右）．解離は腕頭動脈から右総頸動脈，左総頸動脈に及び，左総頸動脈には高度狭窄を認めた（Stanford A 型大動脈解離，表1）．腹部大動脈は軽度紡錘状に拡張していたが，解離を認めなかった．

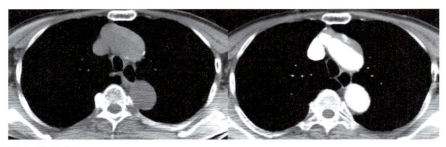

図1　胸部CT
左は単純，右は造影検査．

表1　大動脈解離の解離範囲による分類

Stanford分類：A型；上行大動脈に解離があるもの，B型；上行大動脈に解離がないもの，
DeBakey分類：I型；上行大動脈に内膜亀裂があり，弓部大動脈より末梢に解離が及ぶもの，
II型；上行大動脈に解離が限局するもの，III型；下行大動脈に内膜亀裂があるもの

11時50分：エダラボン30 mg開始，12時20分：胸部CT撮影中に意識障害と右片麻痺が回復したが，胸痛の訴えはなかった．

最終診断　急性大動脈解離による脳梗塞

解説

　脳梗塞としては，非典型的症状である低血圧がみられたため，基礎疾患が背景にあると推定した．当初の心拍数は正常であったが，その後に洞性徐脈となった．意識障害や麻痺は一過性であったが，大動脈解離に伴う背部痛はみられなかった．
　また，発症3時間（現在は4.5時間）以内であったため，t-PAによる血栓溶解療法の適応症例になる可能性があると判断した．結果的には，PT-INRが基準値を超えたため，その適応にはならなかった．当時，日本脳卒中学会から出された大動脈解離，大動脈瘤とアルテプラーゼについての警告事項（2007年8月）を想起した．PT-INRが正常だったら，t-PA治療を開始してしまったかもしれないと思い，ヒヤリとした症例であった．なお市販後調査・副作用集計の結果[1]で，大動脈解離を有する脳梗塞急性期患者にt-PAが使用され死亡に至った例が10例報告されている．

教訓

❶ 血圧低下，徐脈がみられる場合は大動脈解離を疑え[2-4]．
❷ 神経症状の変動がある場合も大動脈解離を疑え[2,4]．
❸ 胸痛のない大動脈解離があることに留意せよ[2-4]．

■ 文献

1) 山口武典：〈合同シンポジウム〉アルテプラーゼ市販後の急性期脳梗塞に対する血栓溶解療法の現状．脳卒中 29：783-788, 2007

2) Gaul C, et al：Neurological symptoms in type A aortic dissections．Stroke 38：292-297, 2007
   解説▶典型的な大動脈解離は激しい胸部痛もしくは背部痛を伴う．神経症状は供給血管の閉塞や低血圧により生じうる．特に無痛性解離では，診断が困難であり，しかも遅れてしまうことがある．Type Aの大動脈解離と神経症状の関連性について検討した．30名の患者(29%)が神経症状を示し，そのうち，2/3のみが胸痛を報告した．神経症状のない患者のうちの大部分は痛みがあった(94%)．神経症状は，虚血性脳卒中(16%)，虚血性神経障害(11%)，低酸素脳症(2%)，脊髄虚血(1%)に起因した．頻回に認められたほかの症状は失神(6%)，けいれん(3%)であった．半数の患者では神経症状は一過性であった．術後の神経症状は48%の患者で認められ，虚血性脳卒中(14%)，低酸素脳症(8%)，神経圧迫(7%)，脊髄虚血(4%)，虚血性神経障害(3%)，術後せん妄(15%)が含まれた．死亡率は23%で，発症時の神経症状もしくは合併症の有無で有意な差はなかった．なお，春日井市民病院の年間のt-PA使用例は約80例であるが，投与前に胸腹部CTをルーチンに検査している．

3) 棚橋紀夫：虚血性脳卒中症状を呈した大動脈解離症例の報告について．脳卒中 30：450-451, 2008
   解説▶身体所見について：1)問診：特に痛み(胸痛，背部痛，両側の耳の痛みなど)，直近の外傷歴には注意を要する．ただし，痛みのない症例も10%あり，痛みだけでの鑑別は難しい．2)pulse deficit(脈が触れない)：20〜30%，3)血圧低下：高血圧の既往歴があるにもかかわらず，急性期の血圧があまり高くない症例は注意が必要である．4)心雑音：頻度は少ないが，大動脈閉鎖不全症，大動脈弁の逆流がある場合，心雑音が聞こえるケースがある．5)神経学的異常(脳，その他の虚血症状)：18〜30%．胸部X線検査，エコー検査，胸部CTについて：脳虚血症状の発達率は5〜10%，もしくは約20%という報告がある．過去の報告のなかでは胸部X線写真による縦隔拡大の有無が重要な所見となっている．しかし，「20%には縦隔拡大はみられない」との記述もあり，検討を要する．また，解離が起こると，頸動脈，特に総頸動脈まで波及し，超音波検査で総頸動脈の閉塞あるいは「dissecting intima」所見がみられることがある．造影胸部CTが最終的に診断に有効である．

4) 中川正法，他：座談会：脳卒中診療の到達点と今後の課題．日内会誌 98：111-132, 2009
   解説▶日本脳卒中学会の警告発表後に名市大で大動脈解離の死亡例1例あり．大動脈解離を疑う非常に大事なポイントがあった．1)症状の変動：最初意識消失発作があって，回復し，その後で完全麻痺になったが，そのあとでまたよくなった．2)徐脈：大動脈解離は上行大動脈から来て右の総頸動脈に来ることが多いので，頸動脈反射により徐脈をきたしやすい．右の頸動脈に多いので，左片麻痺が多い．3)胸痛の訴えはなし．4)血圧の左右差はなし．5)胸部単純X線も異常なし．6)頸動脈エコー：フラップ様．7)胸部造影CTで確認された．

第 8 章　脱力

50 一側の手指の脱力を急にきたした患者

症例

67歳男性．1月4日朝，食事をしようとしたら，急に右手の第4，5指の脱力が出現した．めまいや頭痛はなかった．7日初診．既往歴：喫煙，アルコール摂取なし．現症：一般理学的所見；特に異常なし．神経学的所見；右手第4，5指の軽度〜中等度の麻痺と同部位の感覚低下がみられた．深部腱反射は正常，病的反射はなし．検査：AST 36 IU/L，ALT 45 IU/L，ALP 216 IU/L，γ-GTP 142 IU/L，BS 137 mg/dL，TC 195 mg/dL，TG 194 mg/dL，HDL-C 28 mg/dL，安静時心電図・ホルター心電図：正常，頸椎X線：C5-6，C6-7椎間板狭小，右C5-6椎間孔狭小，尺骨，正中神経伝導速度：正常，頸動脈エコー：膨大部びまん性肥厚軽度．

初期診断

頸椎症性神経障害（右手の尺骨側の指の脱力と感覚の低下を呈したこと，頸椎X線にて右C5/6椎間孔狭小をきたしていたので診断した）

その他の経過

MRA：右椎骨動脈低形成，脳底動脈蛇行中等度，右P1低形成．MRI：precentral knob（hand knob）近傍やや内側の皮質下白質が，DWIとFLAIRにて高信号域を示した（図1）．前中心回と後中心回白質の手指を支配する領域が含まれていると解釈した．

最終診断

isolated hand palsy（感覚障害がみられ，典型的ではないが，手指の単麻痺と考えられた）

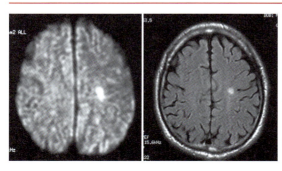

図1　脳 MRI
左；DWI，右；FLAIR．

解説

当初は，右手の尺骨側の運動麻痺と感覚障害を呈し，頸椎Ｘ線で右C5-6椎間孔狭小を認めたため，頸椎症性神経障害と診断してしまった．急性発症であるので，脳梗塞を第一に念頭におくべきであった．手指単独の麻痺であり，別名isolated hand palsy とよばれている．手指の単独麻痺を経験したのはこのときが初めてであったが，誤診をしないように注意を払っていたら，同じ年に同様症例をさらに5例経験した．日本神経学会総会で報告したが，その後，isolated hand palsy について，総説を書く機会が与えられた[1]．

Yousry らは，1997 年に functional MRI にて中心前回外側で中心溝に接する部位が motor hand area であることを示し，その形状から precentral knob とよんだ（図2，

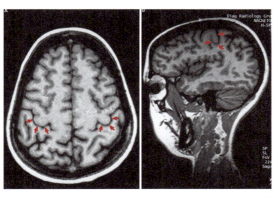

図2　precentral knob
軸方向のＡでは，precentral knob は左大脳半球ではオメガ形，右大脳半球ではエプシロン形である．precentral knob は前中心溝とともに上前頭溝が交差する後方に位置する．矢状断のＢでは，後方に向いた鉤が，島の後部のレベルで同定される．
(Yousry TA, et al：Localization of the motor hand area to a knob on the precentral gyrus. A new landmark. Brain 120：141-157, 1997)

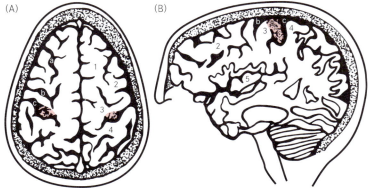

図3　軸断面(A)と矢状断面(B)における precentral knob の略図（■部分）
knob は中心溝(c)への前中心回(3)の突出である．knob は上前頭回(1)と中前頭回(2)を分画する上前頭溝(a)の交差より後方に位置している．矢状断面では，島(5)の後部のレベルで，knob は後中心回(4)に面する鉤の形をとる．
(Yousry TA, et al：Localization of the motor hand area to a knob on the precentral gyrus. A new landmark. Brain 120：141-157, 1997).

3)[2]．手指の単麻痺を呈する脳梗塞の報告であるが，Kim らは 12 例を検討し，橈骨側の手指の神経支配は Penfield ら(1937)が報告したように手の運動野の外側(図 4)に，尺骨側の手指は内側に存在することを報告した[3,4]．また，単独での手指の麻痺は末梢性の麻痺と間違えやすいので，急性発症例では MR 拡散強調像，FLAIR 像にて大脳皮質，皮質直下病変の同定を行うことが重要である．

> **教訓**
>
> 手指単独の麻痺が急速に起こる場合は，前中心回の hand knob の脳梗塞を疑い，脳 MRI 検査を行うべし．

> **エラーのタイプ**
>
> **認知エラー**：①カテゴリー；不完全な知識，タイプ；不十分な，欠陥のある知識基盤，定義；関連疾患の知識不足　②カテゴリー；不完全な情報処理，タイプ；誤った誘発，定義；臨床医は現在のデータに基づいて不適切な結論を考えるか，またはデータから妥当な結論を考えることができない　③カテゴリー；不完全な情報処理，タイプ；症状，徴候の誤認，定義；一つの症状が他と間違えられる　④カテゴリー；不完全な検証，タイプ；確証バイアス(confirmation bias)，定義；以前の診断を支持するように新しい結果を解釈する傾向

■ **文献**

1) 平山幹生，他：Isolated hand palsy. 神経内科 62：223-231, 2005.
2) Yousry TA, et al：Localization of the motor hand area to a knob on the precentral gyrus. A new landmark. Brain 120：141-157, 1997
3) Kim JS, et al：Predominant involvement of a particular group of fingers due to small, cortical infarction. Neurology 56：1677-1682, 2001
4) Penfield W, et al：Somatic motor and sensory representation in the cerebral cortex of man as studied by electrical stimulation. Brain 60：389?443, 1937

> **Memo** 追加症例

79歳,女性.午後4時,左手指の脱力が出現した.めまいや頭痛はなかった.一般理学的所見:特に異常なし,血圧144/80 mmHg,神経学的所見:左手第1指高度麻痺,第2〜4指中等度麻痺(屈曲,伸展とも),感覚障害はなし.深部腱反射:両PTR低下以外は正常,病的反射はなし.頭部MRI-MRA:右M1壁不整,アテローム硬化,MRI病巣部位:precentral knobの外側(図4).

診断 isolated hand palsy:hand knobの外側の病変で橈骨側の手指の麻痺.

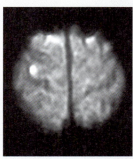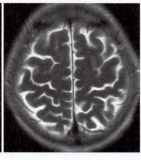

図4 脳MRI
左;DWI,右;T2WI

> **Memo** 誤診を減少させるための認知的バイアス矯正方略②

③メタ認知
対策:問題解決への内省的アプローチを訓練する;差し迫った問題から一歩離れてみて,思考プロセスを熟考する.

④記憶に対する依存を減少させる
対策:認知的援助を利用して,判断の正確性を改善する;例:記憶術,臨床診療ガイドライン,アルゴリズム,携帯コンピュータ.

第 8 章　脱力

51 心原性脳塞栓症で入院し，ヘパリンを中止した 5 日後に著明な血小板減少をきたした患者

症例

　74 歳女性．既往歴は特になし．9 月 2 日上腹部不快感，12 日同症状の悪化があり，近医にて心房細動を指摘された．13 日自宅で倒れているのを発見され，18 時に来院した．

　現症：JCS 1，右共同偏視，左片麻痺，左チャドック反射陽性．ECG：心房細動，頻脈，脳 MRI-DWI：右中大脳動脈(MCA)領域の高信号域，MRA：右 M2 の血流低下，左 M2 の壁不整(図 1)．

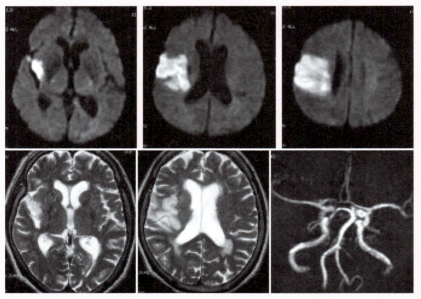

図 1　脳 MRI
上段；DWI，下段；T2WI と MRA　右中大脳動脈領域の脳梗塞．

入院後の経過

　第 2 病日ヘパリン 5,000 単位/日，第 3 病日ヘパリン 1 万単位/日，第 9 病日まで使

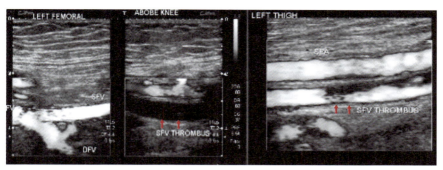

図2 左下肢血管エコー検査(第16病日)
浅大腿静脈の血栓を認めた(矢印).

用したが,当日の血小板は14.8万/μLであった.第10病日より,ワルファリン3mg開始,第14病日の採血で血小板が2.8万/μLと激減していた.第15病日血小板2.7万/μL,FDP 67.1 ng/mL,TAT 20.1 ng/mL,D-dimer 73.5 ng/mLと凝固・線溶系因子の増加を認めた.

初期診断 FDP,D-dimerの増加があり,血小板数の著減を認めたため,**播種性血管内凝固(disseminated intravascular coagulation:DIC)**と診断した.

その後の経過

血液内科対診:ヘパリン起因性血小板減少症(heparin-induced thrombocytopenia:HIT)の疑いという,今まで聞いたことがない病名がコメントに書かれていた.ワルファリンの中止,アルガトロバンの投与を指示された.深部静脈血栓症が起こりうるとのことで,第16病日に検査をしたところ,左下肢深部静脈血栓症(浅大腿静脈)が検出された(図2).アルガトロバン60 mgを13日間投与,徐々に血小板の増加がみられ,正常化した.血小板数の正常化後,5日間アルガトロバン20 mg/日を投与し,ワルファリン3 mgの投与を再開した.肺血流検査:塞栓像はなし.なお,左不全麻痺の悪化はなく,改善傾向がみられた.

追加検査:抗HIT抗体(ELISA法:正常吸光度0.4以下)1.869(第15病日),1.790(第22病日),1.903(第30病日),1.637(第41病日),1.002(第86病日),0.230(第135病日);発症4か月後には正常化した.

最終診断 **遅延発症型HIT**(抗HIT抗体が陽性であることと,ヘパリン中止後に血小板減少がみられたため)

解説

　脳塞栓治療で，第2病日よりヘパリンを8日間使用した．ヘパリン投与終了日の血小板数は14.8万とわずかに低めであったが，ヘパリン投与前の値が16.2万であり，有意な血小板減少とは解釈しなかった．ヘパリン中止後5日目の血小板数が2.8万と著しく低下した．この間の血小板の検索は行われていないが，通常のHITでは，ヘパリン使用中に血小板の減少がみられること，また，ヘパリン中止後に血小板数がすみやかに正常化することが知られているので，通常のHITではなく，遅延発症型のHITと考えられた．本例はヘパリン中止後，6日目に左下肢深部静脈血栓症が血管エコー検査にて判明したので，血栓症を伴ったHIT（HIT with thrombosis：HITT）であった．また，抗HIT抗体が高値であった（OD値最大1.903）が，遅発発症型HIT症例での抗体は高値を示し，全例が血栓症を合併していたと報告されている[1,2]．

　抗HIT抗体は，ヘパリンと血小板第4因子複合体に対する抗体であるが，抗体高値血清はヘパリンが存在しなくても，血小板に対して作用し，血小板の活性化を促進し，血栓の形成，凝固系の促進を誘発する．また，血小板表面の血小板第4因子が高い場合に，遅発発症型HITが発生しやすいとの実験結果がある．ワルファリンはプロテインCを阻害することにより，凝固機能の亢進をきたし，皮膚壊死を起こしやすいと報告されているが，幸いにもその副作用は観察されなかった．血液内科医師に即座に相談し，HITが一番疑わしいとのコメントであった．脳塞栓症の再発が懸念されたので，ワルファリンの中止は1日だけ延期した．

　その日のうちに，PubMedを利用し，文献を読んだところ，遅発発症型HITの死亡率が20～30%との報告があり，これは大変なことになると思った．アルガトロバンを1日20mg使用した．その後は1日60mgを使用した．この量はわが国で脳梗塞の初期治療として，保険適用が認められている用量である．当時はHITに対する保険適用がなかったので，病院負担でアルガトロバンを使用した．この用量で，APTTは1.4～1.6で推移した．血小板数が正常化するまで約2週間かかったが，通常のHITに比べ，正常値に復帰するまで時間がかかった．遅延発症型HITの場合には血小板の回復が遅延することが報告されている．

　なお，血小板数が正常化してからは，アルガトロバン20mgを4日間とワルファリンを併用した．脳梗塞の悪化はなく，片麻痺の回復は順調であった．D-dimerは徐々に減少し，血小板の回復よりも遅れた．HIT発生時は，血小板の活性を示すβ-thromboglobulinや血小板第4因子は高値を呈していた．TATは高値を示したが，AT3は正常範囲であった．フィブリノーゲンは未測定であった．ヘパリンの中止の有無にかかわらず，ヘパリン投与開始後7～21日後にHITが起こる可能性があるとのことで，注意が必要である．日本神経治療学会で報告したが，わが国で2例目であった[3]．本例では通常行われているヘパリンブリッジはなされていなかった．

　1型HITとして，血小板減少に免疫が関与せず，ヘパリンの物理化学的性状により

表1　4項目スコア式によるHITの臨床診断

①HITはヘパリンの副作用であるので，医原病として認識する．
②HITの臨床診断として，「4項目スコア方式によるHITの臨床診断」を活用する．
③HITの可能性が高いと，HIT確認検査のための採血を実施し，検査の結果を待つまでもなく，ヘパリンの中止と代替の抗凝固剤を開始する．

	HITの得点		
	2	1	0
I．血小板減少	50％以上 (低値：2万/μL以上)	30～50％の低下 (術後は50％以上) (低値：1～1.9万/μL)	30％以内の低下 (低値：1万/μL以内)
II．血小板減少の発生の時期	5～10日， 1日以内(30日以内のヘパリン使用歴あり)	11日以後の血小板減少か発症の時期不明 (HITに合致する減少)	ヘパリン投与歴がない 4日以内の血小板減少
III．血栓症 (その他のHITの続発症)	明らかな血栓の新生，皮下注部位の皮膚壊死，静注による急性全身反応(アナフィラキシー様の反応)	血栓の進行か再発あり，紅斑様の皮膚症状，血栓症の疑い濃厚	無
IV．血小板減少の他の原因	明らかにない	他の原因の可能性もある	他に明らかな原因がある
HITの可能性(点)　I+II+III+IV＝高；6～8，中；4，5，低；0～3			

〔松尾武文：4. ヘパリン起因性血小板減少症(Heparin-induced thrombocytopenia：HIT)の診断. 血栓止血誌 19：191-194, 2008〕

血小板凝集を増強する作用で起こる非免疫性血小板減少症がある[4]．この血小板減少は可逆的でヘパリン投与後2日以内に出現，血栓症の合併リスクは少ない．1型はヘパリン投与者の10％にみられ，軽度～中等度の血小板減少で10万以下に減少することはない．ヘパリンの中止で消失する．これに対して2型のHITは免疫性の機序による血小板減少と動静脈の血栓症の合併がみられる．時には，微小循環系に血栓を多発し，DICに進行することもある．日常臨床では，HITは2型を意味し，1型HITはHITと区別するため，ヘパリン関連性血小板減少症(heparin-associated thrombocytopenia：HAT)と称されている．なおHITの臨床診断には4項目スコア方式がある(**表1**)[5]．

> **教訓**
>
> ❶ ヘパリンを使用しているときや，使用を中止してからも，血小板数の減少については留意すべきである．また，遅延発症型 HIT の存在も知っておくべきである．
>
> ❷ 自分の得意でない分野の異常所見がみられた場合は，すぐに専門医に相談すべし．

> **エラーのタイプ**
>
> 認知エラー：①カテゴリー：不完全な知識，タイプ：不十分な，欠陥のある知識基盤
> ②カテゴリー：不完全な情報処理，タイプ：誤った誘発

■ 文献

1) Warkentin TE, et al：Delayed-onset heparin-induced thrombocytopenia and cerebral thrombosis after a single administration of unfractionated heparin. N Engl J Med 348：1067-1069, 2003
2) Warkentin TE, et al：Heparin-induced thrombocytopenia：recognition, treatment, and prevention：the Seventh ACCP Conference on Antithrombotic and Thrombolytic Therapy. CHEST 126：311s-337s, 2004
3) 平山幹生，他：血栓症を伴う遅発性 heparin 起因性血小板減少症に argatroban が有効であった脳塞栓症の 1 例．神経治療 24：298, 2007
4) NPO 法人血栓止血研究プロジェクト：HIT の発症様式．ヘパリン起因性血小板減少症 http://www.hit-center.jp/〔本例の抗 HIT 抗体の測定は HIT 情報センター(現在は血栓止血研究プロジェクト)で測定〕
   解説 ▶ HIT の発症様式には，通常発症型(typical-onset，約 70％)，急性発症型(rapid-onset，約 30％)，早期発症型(early-onset，まれ)，遅延発症型(delayed-onset，まれ)がある．
   通常発症型：ヘパリン投与開始後 5〜14 日目に発症し，血小板数はヘパリン投与前の 30〜50％以上の減少を認め，時として深部静脈血栓や心筋梗塞などの動静脈血栓症を合併する．
   急性発症型：ヘパリン投与開始後，数分から 24 時間以内に発症し，急激な血小板減少と全身反応(戦慄，発熱，高血圧，呼吸困難，胸痛，悪心，嘔吐など)を起こす．これは以前にヘパリン治療を受けたことがあり，そのときに産生された HIT 抗体が消失する前に再びヘパリンが使用されたため．
   早期発症型(自然発症型)：ヘパリン投与歴がないにもかかわらず，ヘパリン投与直後の血小板減少で HIT を発症する．これは生体内に存在するヘパリン様物質，あるいは陰性荷電をもつ微生物が PF4 と複合体を形成し，これを抗原として HIT 抗体が産生されるためと考えられている．
   遅延発症型：ヘパリンを中止してしばらく(5 日〜数週間)してから発症する．HIT 抗体価が高く重症化することも少なくない．最近では入院日数が短縮する傾向にあり，退院後に HIT を発症する場合があるので注意が必要．
5) Warkentin TE, et al：HIT paradigms and paradoxes. J Thromb Haemost 9：(Suppl s1)105-117, 2011

第 9 章

錐体外路症状

第9章 錐体外路症状

52 片側パーキンソニズムを呈し，その後，神経症状が悪化した患者

症例

60歳男性．既往歴：X-6年前，両側肺門リンパ節腫大，X年10月左上肢のふるえ，11月左下肢のふるえが出現した．翌年1月近医を受診，パーキンソン症候群の疑いと診断され，1月中旬に当科初診．左上下肢の筋硬直が軽度，左上肢の安静時振戦がみられた．その後，片側パーキンソニズム（hemiparkinsonism）として近医にて加療されたが，抗パーキンソン病薬は無効であった．3月中旬に歩行障害が急に悪化し，左上肢が不自由になったため，4月初旬に入院した．

現症：一般理学的所見；発熱や表在リンパ節腫大なし，皮疹が数か所にあり．神経学的所見；意識清明，脳神経；正常，運動系；左不全麻痺が中等度，左上下肢の振戦，筋強剛が軽度，振戦は安静時，姿勢時にもみられた．感覚系；正常，深部腱反射；左軽度亢進，病的反射はなし．検査：血算は正常，LDH 157 IU/L，ALP 792 IU/L，ALP isozyme 1：6%，2：84%，CRP 0.32 mg/dL，sIL-2R 2,371 U/mL，ACE 0.4 U/L，TSH 2.6 μU/mL，FT_3 2.95 pg/mL，FT_4 1.11 ng/dL，抗TPO抗体60 U/mL以上，抗TG抗体100 U/mL以上，抗HIV抗体（-），ツベルクリン反応：陰性，髄液検査：正常，JCV-PCR陰性（3回：国立感染症研究所に依頼），血清，髄液：通常のウイルス抗体IgG，IgM陰性，胸部X線正常．脳MRI-DWI，FLAIRにて，右中心前回白質の高信号域がみられた（図1）．

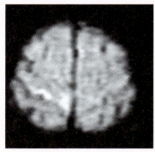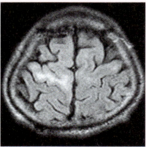

図1 脳MRI
左；DWI，右；FLAIR；前中心前回白質の高信号域．

初期診断 血管内悪性リンパ腫（sIL-2Rの中等度の増加），神経サルコイドーシス（ALPの増加，ツベルクリン反応陰性，両側肺門部リンパ節腫大の既往），橋本脳症（甲状腺自己抗体が陽性）の疑い

入院後の経過

追加の検査:ランダム皮膚生検;intravascular lymphomatosis(−),肝生検:サルコイドーシス(−).

4月20日排尿障害が出現した.24〜26日炎症性疾患を想定して,ステロイドパルス療法を施行(1g/日).27日左下肢挙上の改善がみられた.28日右上肢振戦が出現,字が書きにくくなった.左下肢の振戦を認めた.29日左上口唇しびれ,構音障害,左片麻痺の悪化,30日上肢反射軽度亢進,脳 MRI:新しい病巣(右島白質,視床,放射冠),および右中心前回皮質下白質病変の拡大がみられた(図2).5月1日脳血流シンチ:白質病巣の血流は増加していた.この日から3日間,2回目のステロイドパルス療法を開始した.7日左足が少し動くようになった.脳 MRI:反対側にも白質病巣が出現し,大脳皮髄境界に沿ったホタテ貝様形状の病変がみられたので,進行性多巣性白質脳症(progressive multifocal leukoencephalopathy:PML)が最も疑われた(図3).

右中心前回の脳生検(5月7日):皮質には著明な反応性アストロサイトの出現と血管周囲性リンパ球浸潤,ミクログリア,マクロファージの浸潤を伴い,散在性に核が円形で腫大,濃染するオリゴデンドログリア様細胞(oligodendrocyte)と胞体が広くて大きいやや異型を示すアストロサイトの出現を認めた(図4左).免疫染色で核が腫大した細胞は,JCV-VP1 抗体の免疫染色で濃く染色された(図4右).一部はアストロサイトの突起にも陽性を示した.病巣には CD68 陽性のマクロファージの浸潤,浸潤

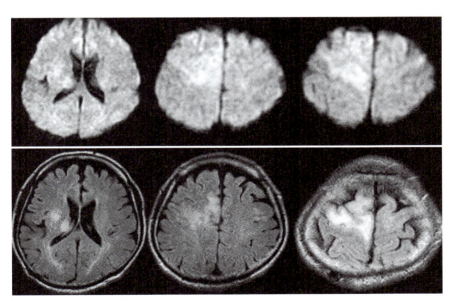

図2 脳 MRI(4月30日)
上段は DWI,下段は FLAIR.

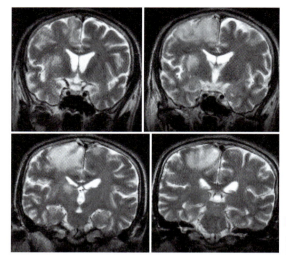

図3 脳MRI-T2WI（冠状断）
皮髄境界に沿ったホタテ貝様形状の高信号域がみられた．

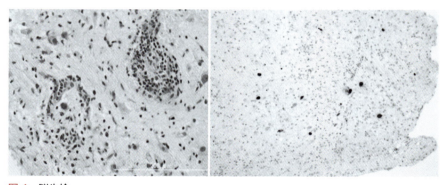

図4 脳生検
左；肥大したoligodendrocyteの周囲に炎症細胞浸潤がみられた（HE染色）．右；抗JCV-VP1抗体陽性oligodendrocyteがみられた．

リンパ球はB-cell，CD4，8陽性T-cellが混在して認められた．病理診断：PML．

　5月8日左片麻痺は高度，9日発語なし，39℃の発熱，12日無動無言状態，15日見当識改善，構音障害軽度，四肢麻痺，17日右痙性不全麻痺，21日両上肢に振戦，22日髄液：細胞数176/3/μL（P/M=20/80），蛋白50 mg/dL，糖72 mg/dL，25日右上肢のけいれん，ジアゼパムにて改善，26日右上肢の振戦，右不全麻痺は軽度〜中等度，左片麻痺高度，深部腱反射亢進，26日脳MRI：両側島白質，右前頭葉白質広範，左前頭葉白質斑状に高信号域，倫理委員会で抗マラリア薬の使用（専門医のアドバイス）が承認された．27日メフロキン使用開始，1日1錠275 mg 3日間，翌週より週1回1

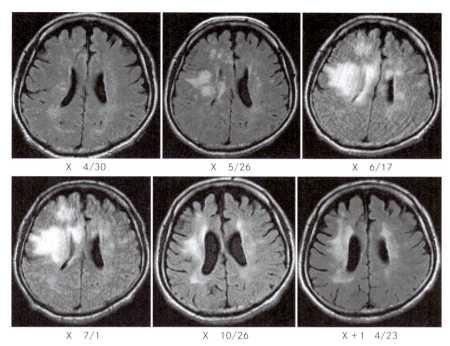

図 5　脳 MRI-FLAIR の経過
病変の拡大と鎮静化がみられた．

錠．29 日右上肢の脱力やや軽減，31 日右上肢の脱力は中等度改善，6 月 25 日構音障害は軽度，7 月 1 日脳 MRI：左放線冠の斑状陰影は消失，その後，病変は縮小鎮静化した（図 5）[1]．

最終診断　進行性多巣性白質脳症（PML）（基礎疾患はなし）

解説

　片側パーキンソニズムで初発した PML であるが，他院から紹介の頭部 CT を見直すと，MRI でみられた部位に低吸収域病変がみられていた．また，この当時には『神経内科』誌の ADEM 特集号の急性出血性白質脳炎の総説を書いていた[2]．大脳白質病変の鑑別診断の項目をみてみると，PML も入れていた（表 1）．PML の最新の治療はないかと文献を調べたが，副作用の強い化学療法が主体で，有効性が証明されているものはなかった．その年の日本神経学会総会である先生にお会いして，治療のアドバイスを相談したところ，ありがたいことに，投稿中の論文をいただいた．翌週に病院の倫理委員会で許可を得て，メフロキンを開始した[3]．わが国の『進行性多巣性白質脳

表1 大脳白質病変の鑑別疾患

1. 単純ヘルペス脳炎：発症3～5日まではCTスキャンの異常を示さない傾向があり，皮質病変は側頭葉と下部前頭葉と島の部位が多い．髄液HSV-1のPCR検査が診断に有用である．
2. 進行性多巣性白質脳症(PML)：JC virusのoligodendrocyteへの感染，急性というよりはより慢性的であり，免疫不全患者に主として発生する．
3. HTLV-1感染症：HTLV-1感染は中枢神経系の脱髄を直接的，間接的に起こすが，脊髄を障害する傾向があり，緩徐進行性である．
4. ライム病：横断性脊髄炎のような中枢神経系障害をまれに呈するが，通常は多発性脳神経根障害をきたし，慢性遊走性紅斑のような他の所見を呈する．
5. 脳膿瘍：造影CTでのring enhancementを認める．
6. 脳静脈洞血栓症：MR venographyで鑑別する．
7. サルコイドーシス：白質病変は進行がより遅く亜急性である．
8. 多発性硬化症(MS)：再発性，進行性MSの存在が認められる．
9. 白質ジストロフィー：特異的な代謝産物の増加の証明や酵素活性の測定．
10. ADEM：急性出血性白質脳症(AHLE)では，頭蓋内圧亢進，髄液多核白血球の増加，末梢血の多形核白血球が増加しているが，ADEMでは末梢血の白血球の増加は通常ではなく，髄液は主としてリンパ球の増加がみられる．

(平山幹生，他：急性出血性白質脳炎(Hurst)．神経内科 71：50-60, 2009)

症(PML)診療ガイドライン2013』では，非HIV-PML患者に対してメフロキン治療が推奨されている[4]（グレードC1)が，半数が有効であるとされている．なお，本例ではステロイドパルス療法が施行されたが，PML患者では，AIDS患者の重篤な免疫再構築症候群〔immune reconstitution inflammatory syndrome(IRIS)：AIDSの治療介入後に臨床症状(および画像所見)の増悪をみることがある〕を除き，ステロイド投与は禁忌である．

メフロキンはキニーネ類似の化学構造をもつ物質で，マラリアの予防および治療に用いられる．in vitroのJCV感染の実験系において，2000種類の薬剤などのなかから数種類の薬剤に著明な抗JCV作用があることが認められ，そのなかで中枢神経系への良好な移行を示すのはメフロキンのみであったことよりPML治療薬の新たな候補として取り上げられている．PMLに効果を示す機序として，JCVが細胞内で増殖するのを阻害することなどが想定されている．副作用として，嘔気・嘔吐，肝障害，肺炎，心ブロック，けいれん，錯乱，めまい，頭痛などが挙げられる．

教訓

❶ 髄液JCV-PCRが陰性でも，PMLが疑わしい場合は確定診断のために脳生検を施行すべきである．
❷ 疑問症例がある場合には，該当疾患が専門のトップランナーに勇気をもって質問すべし．

> **エラーのタイプ**
>
> 認知エラー：①カテゴリー；不完全な知識，タイプ；不十分な，欠陥のある知識基盤，定義；関連疾患の知識不足　②カテゴリー；不完全な情報収集，タイプ；無効な，不完全な，誤った病歴と理学的診察，定義；最初の面接と診察で適切な情報を得ることができない　③カテゴリー；不完全な情報処理，タイプ；症状，徴候の誤認，定義；一つの症状が他と間違えられる　④カテゴリー；不完全な検証，タイプ；早期閉鎖，定義；一度，最初の診断がつくと，他の可能性を考えることができない　⑤カテゴリー；不完全な検証，タイプ；他の人の所見または意見を過信する，定義；現在の所見に対して前医の診断をチェックしない

■ 文献

1）Hirayama M, et al：Efficacy of mefloquine to progressive multifocal leukoencephalopathy initially presented with parkinsonism. Clin Neurol Neurosurg 114：728-731, 2012
2）平山幹生，他：急性出血性白質脳炎(Hurst). 神経内科 71：50-60, 2009
3）Kishida S, et al：Mefloquine treatment in a patient suffering from progressive multifocal leukoencephalopathy after umbilical cord blood transplant. Intern Med 49：2509-2513, 2010
4）厚生労働科学研究費補助金 難治性疾患等克服研究事業(難治性疾患克服研究事業) プリオン病及び遅発性ウイルス感染症に関する調査研究班：進行性多巣性白質脳症(PML)診療ガイドライン 2013，2013
5）Tan CS, et al：Progressive multifocal leukoencephalopathy and other disorders caused by JC virus：clinical features and pathogenesis. Lancet Neurol 9：425-437, 2010
6）Bag AK, et al：JC virus infection of the brain. Am J Neuroradiol 31：1564-1576, 2010

Memo 二次性パーキンソニズム

感染性：encephalitis lethargica，ほかのウイルス性疾患（例 AIDS，PML），プリオン病，神経梅毒，Toxoplasmosis
中毒性：CO，シアン，carbon disulphide，MPTP，マンガン，溶剤
薬物誘発性：ドパミン受容体阻害薬，古典的向精神薬（例：フェノチアジン，ブチロフェノン），非定型向精神薬（例：リスペリドン，オランザピン），ドパミン枯渇薬（例：テトラベナジン），ほかの薬剤（例：バルプロ酸，カルシウムチャネル阻害薬）
脳腫瘍：テント上・脳幹腫瘍，動静脈奇形
頭部外傷：ボクサー認知症の striatal variant，慢性硬膜下血腫，中脳外傷，血管性病変
代謝性：低酸素血症，副甲状腺機能低下症，家族性大脳基底核石灰化症，橋外髄鞘崩壊症，慢性肝疾患，ウイルソン病
その他：Huntington 病，SCA 変異（SCA-2, -3, -17），FTDP-17，neuroacanthocytosis，dentato-rubro-pallido-luysian atrophy（DRPLA），正常圧水頭症，hemiatrophy-hemiparkinson syndrome，心因性（注：FTDP-17：frontotemporal dementia with parkinsonism linked to chromosome 17）

■ 文献

Tolosa E, et al：The diagnosis of Parkinson's disease. Lancet Neurol 5：75-86, 2006

Memo 誤診を減少させるための認知的バイアス矯正方略③

⑤特定のトレーニング
対策：思考における特定の欠点とバイアスを同定し，それらを克服するために方向づけられたトレーニングを提供する；確率の基本的な原則，相関関係と因果関係の区別，基礎的なベイズ確率論についての教育．
⑥シミュレーション
対策：精神的なリハーサル（認知バイアスを認め，その結末が観察される特定の臨床シナリオに対する「認知的実地検証」方略）を開発する；間違った（バイアスのある）アプローチを正しい（バイアスのない）アプローチと対比している臨床実習ビデオを作成する．

第 9 章　錐体外路症状

53 手のふるえ，感冒様症状で初発し，辺縁系脳炎症状を呈した患者

症例

　58歳女性．4月12日手のふるえ，感冒様症状，13日物忘れ，支離滅裂な言語がみられ，近医の精神科病院に入院した．16日傾眠状態，17日意識レベルの低下があり，転院した．

　入院時所見：38.4℃，呼吸数やや増加，胸部聴診上異常なし．神経学的所見：JCS 3，中等度の見当識障害や記銘力障害，項部硬直，ケルニッヒ徴候陽性，脳神経では乳頭浮腫はなし，運動系では左不全麻痺が中等度あり，感覚系の異常はなし，病的反射はなし．検査：胸部X線では両肺尖部に石灰化を伴う異常陰影を認めた．血液検査ではWBC 5,300/μL，RBC 356万/μL，Na 128 mEq/L，CRP 1.23 mg/dL，血沈 56 mm/時．髄液検査：細胞数281/3/μL（M/P＝235/46），蛋白 131/dL，糖 38 mg/dL，頭部CT：低吸収域やmass lesionは認めなかったが，軽度の脳萎縮と中等度の側脳室の拡大がみられた．

初期診断

　当初は統合失調症の疑いにて精神科病院に入院していた．大脳辺縁系症状を呈する髄膜脳炎で，髄液糖の減少，単核球優位の細胞増多があり，**結核性髄膜炎，真菌性髄膜炎**などが疑われた．

入院後の経過

　4月21日の頭部CTにて右内包付近，左側頭葉，後頭葉に小低吸収域や水頭症を認めた．意識障害の悪化がみられたため，24日に脳神経外科にて外シャントが施行され，リファンピシン，イソニアジド，ストレプトマイシンが開始された．27日右不全麻痺を伴う意識障害の悪化がみられ，造影CTにて水頭症が進行し，脳底部髄膜の著明な造影増強を認めた（図1）．入院5週後に結核菌培養が陽性となった．6月12日のMRI所見：脳底部髄膜の肥厚，橋，中脳の腫大，下垂体の腫大，中脳水道の閉塞を認めた．T1強調像では，大脳基底核領域に多発性の低信号域，同部位はT2強調像で広範囲の高信号域を呈した．水頭症は改善されていた（図2）．

最終診断

結核性髄膜炎

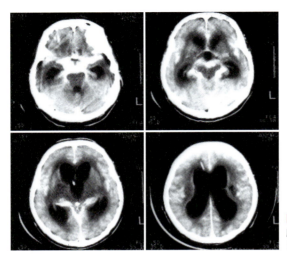

図1 造影 CT
脳底部髄膜の著明な造影増強を認めた．

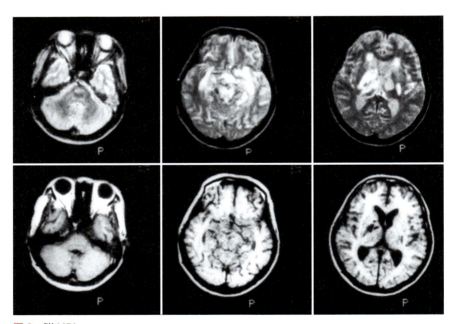

図2 脳 MRI
上段は T2WI，下段は T1WI．両側大脳基底核に T2WI で高信号域を呈し，脳梗塞と考えられた．

解説

本例では入院第4病日から抗結核薬が投与されていたが，結核性髄膜炎が疑われた時点から薬剤を投与すべきであった．また，治療後に一過性に検査所見が悪化することがある．また，本例は髄液結核菌のPCR検査が利用できる以前の症例である[1]．外シャントにて排出された髄液をみると，容器の底部に白い沈着物を認めた．これはノンネ-フロアン（Nonne-Froin）徴候とよばれるもので，筆者は初めてみるものであった．Guptaらは結核性髄膜炎では54%，Tayfunらは33%に脳梗塞を認めたが，大脳基底核領域が好発部位であったと報告した[2-6]．二次性水頭症は，73%，20%とそれぞれ報告され，脳室やくも膜下腔の髄液還流障害で起こることが多い．髄膜炎の好発部位は脳底部の脚間槽，迂回槽，橋槽などであり，造影増強を呈する（図1）．

教訓

❶ 統合失調症症状を呈する患者で，少しでも感冒様症状など発熱がみられる場合は精神科医に相談するのではなく，神経内科医にコンサルトし，髄液検査を行う．

❷ 結核性髄膜炎が疑われた時点で抗結核薬の投与を開始しなければならない．

エラーのタイプ

認知エラー：①カテゴリー；不完全な知識，タイプ；不十分な，欠陥のある知識基盤，定義；関連疾患の知識不足　②カテゴリー；不完全な知識，タイプ；不十分な，欠陥のある技能，定義；関連疾患の診断的技能の不足

■ 文献

1) 平山幹生，他：結核性髄膜炎．神経内科 53(suppl 2)，344-345, 2000
2) Gupta RK, et al：MR imaging and angiography in tuberculous meningitis. Neuroradiology 36：87-92, 1994
3) Tayfun C, et al：Diagnostic value of MRI in tuberculous meningitis. Eur Radiol 6：380-386, 1996
4) Lan SH, et al：Cerebral infarction in chronic meningitis：a comparison of tuberculous meningitis and cryptococcal meningitis. QJM 94：247-253, 2001

　解説▶慢性髄膜炎に続発する脳梗塞28例が過去5年間で同定された．47%が結核性髄膜炎，32%がクリプトコッカス髄膜炎であった．単一の脳梗塞が15例，多発性脳梗塞が13例であった．単一の脳梗塞の部位は，大脳基底核7例，内包3例，視床1例，小脳1例，大脳皮質3例であった．3か月の治療的転帰は，modified Barthel indexで判定された．10例が良好な転帰，一方，18例の転帰は不良であった．転帰不良の18例のうち，6例が死亡，12例が重篤な神経学的後遺症を有していた．結核性髄膜炎とクリプトコッカス髄膜炎は類似した臨床的特徴を共有していて，両者とも，水頭症，脳神経麻痺，けいれんなどのほかの神経学的合併症を頻繁に有する．しかしながら，脊髄や肺などの頭蓋外の障害は，結核性髄膜炎患者でより多くみられた．脳梗塞は両者とも，急性期と治療後の晩期にも発生しうる．死亡率と病的状態は高頻度であり，早期診断と適切な抗菌薬治療が肝要である．水頭症がみられる場合に

は，さらなる脳虚血を予防するために，早期の脳室の減圧が必要となる．
5) Rock RB, et al：Central nervous system tuberculosis：pathogenesis and clinical aspects. Clin Microbiol Rev 21：243-261, 2008
解説▶ 中枢神経系結核の診断の CT 基準を確立するために，Kumar らは，細菌性髄膜炎から中枢神経系結核を鑑別する特徴として，脳底部髄膜の造影増強，脳室の拡大，結核腫，脳梗塞を同定し，脳底部髄膜の造影増強と結核腫，または両者が，結核性髄膜炎に対して，89％の感度と 100％の特異性があることを提案した．
6) Kumar R, et al：Value of CT scan in the diagnosis of meningitis. Indian Pediatr 33：465-468, 1996

Memo　誤診を減少させるための認知的バイアス矯正方略④

⑦認知的強制的方略
対策：特定の臨床状況での予測可能なバイアスを避けるための包括的，特異的な方略を開発する．
⑧課題をより簡単にする
対策：課題の困難さと曖昧さを減らすために特定の問題に関する情報をさらに提供する；簡潔的で明白な整理整頓された情報への迅速なアクセスを利用可能とする．
⑨時間的制約を最小限にする
対策：良質な意思決定に十分な時間を提供する．例：認知の過負荷を避けるために十分な職員配置を確保する．

第 9 章 錐体外路症状

54 パーキンソン病の経過中に首下がりを呈した患者

症例

　69歳男性．X−1年炎症性腹部大動脈瘤，X年全身尋常性乾癬．X年3月パーキンソン病症状（右手のふるえ）が出現，その後，小股歩行，すくみ足が出現した．10月末より，首が前方に垂れ下がるようになり，徐々に悪化した．寝ていてから起きると，最初は首を上げることができるが，しばらくすると首が下がってしまい，歩行時に首の前屈が強くなり，首の力が入りにくくなった（図1）．頸部の筋固縮は中等度あり，精査のため11月中旬に入院した．

　神経学的所見では意識清明，脳神経：眼球上転障害軽度，運動系：頸部前屈正常，後屈軽度～中等度低下，四肢の脱力はなし，筋固縮；頸部軽度～中等度，四肢軽度，感覚系：正常，深部腱反射正常，病的反射なし，頸部前屈60°，歩行時に頸部の前屈が強くなり，床をみる状態で歩行する．

　検査：AST 24 IU/L，ALT 19 IU/L，LDH 240 IU/L，CK 245 IU/L，CRP 0.29 mg/dL，ANA 80倍，抗Sm抗体陰性，抗Jo-1抗体陰性，抗SS-A，抗SS-B抗体陰性，抗TPO抗体陰性，サイロイドテスト100未満，抗アセチルコリン受容体抗体陰性，MPO-ANCA 1.3 U/mL未満，PR3-ANCA 1.7 U/mL

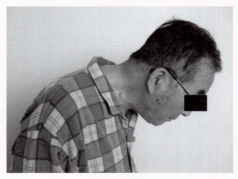

図1　首下がり

初期診断　パーキンソン病に重症筋無力症の合併，またはパーキンソン病に伴うneck extensor myopathy（頸部伸展筋の非炎症性ミオパチー）[1]

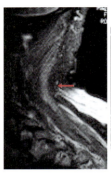 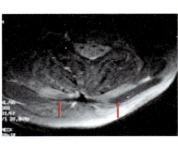 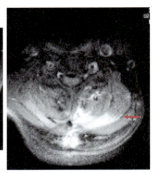

図2　頸椎 MRI
左，中央；MRI-T2WI で頭板状筋の高信号域(矢印)，右；造影 MRI-T1WI で造影増強を認めた(矢印)．

入院後の経過

頸椎 MRI(脂肪抑制 T2WI)：両側の頭板状筋の淡い高信号域を認め，浮腫性変化，炎症性病変が推定された(図2)．造影 MRI：頭板状筋は造影にて増強がみられた(図2)．

針筋電図：右頸部傍脊柱筋(C5-6)；最大収縮 0.5〜0.8 mV と軽度の低電位がみられた．

筋生検：(左頭板状筋；頸椎 C5 レベル)；筋線維の大小不同，円形化があり，軽度の単核細胞浸潤，壊死線維および HLA-ABC，HLA-DR 陽性線維を認め，炎症性ミオパチーが考えられた(図3)．また，一部に fiber splitting を伴う肥大線維があり，間質結合織の増生も伴うことから，比較的慢性に経過した炎症性変化が示唆された．

頭板状筋の炎症による首下がりであると診断した．12月4日よりステロイドパルス療法を3日間施行し，その後，プレドニゾロンを 60 mg より漸減した．パルス療法施行後，首下がりの改善がみられ，歩行時の首下がりも消失した．頸椎 MRI での頭板状筋の病変は消失した(図4)．

最終診断　頭板状筋炎(局所性筋炎)により首下がりを呈したパーキンソン病

解説

首下がりの病態には，後頸部の炎症性ミオパチーによるものがあり，頸椎の MRI での脂肪抑制画像がその判定に有用であり，造影 MRI も参考になる[2-5]．ステロイドにて改善がみられた．パーキンソン病における首下がりで頻度が高いのは，薬剤性，特にドパミンアゴニストによるものである．また，重症筋無力症を伴う症例も経験したことがある．文献に示したように，首下がりを呈する疾患は，内分泌疾患を含み，多数みられるので鑑別診断が重要である[6-8]．

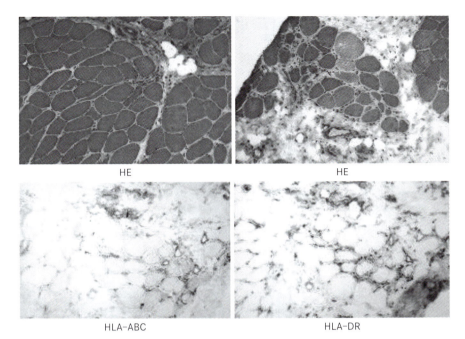

図3 頭板状筋の筋生検
炎症細胞浸潤とHLA-ABC, DR陽性の筋線維がみられた．

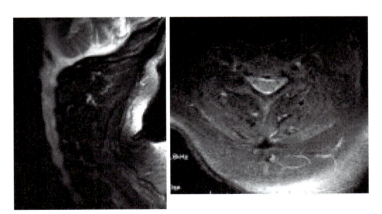

図4 頸椎MRI-T2WI
頭板状筋の異常高信号域は消失した．

> **教訓**
> ❶ 首下がりを呈する疾患のなかには，治療可能な疾患がある．
> ❷ 局所性筋炎の除外のため，頸椎 MRI 検査は必須である．

エラーのタイプ

認知エラー：①カテゴリー：不完全な知識，タイプ：不十分な，欠陥のある知識基盤，定義：関連疾患の知識不足

■ 文献

1) Katz JS, et al：Isolated neck extensor myopathy：a common cause of dropped head syndrome. Neurology 46：917-921, 1996
2) 平山幹生，他：頭板状筋の炎症により首下がりを呈したパーキンソン病の1例．臨床神経 47：481, 2007
3) Kastrup A, et al：Dropped head syndrome due to steroid responsive focal myositis：a case report and review of the literature. J Neurol Sci 267：162-165, 2008
4) Gdynia HJ, et al：Histopathological analysis of skeletal muscle in patients with Parkinson's disease and 'dropped head'/'bent spine' syndrome. Parkinsonism Relat Disord 15：633-639, 2009
   解説▶ 首下がりを呈したパーキンソン病(PD)患者10例中，2例が筋内膜のCD8陽性T細胞優位と筋線維表面とマクロファージ MHC1 表出が陽性の炎症性プロセスを示し，炎症性ミオパチーと診断された．ステロイド治療が筋力の増加と筋痛の減少をきたした．10例中，3例は壊死性ミオパチーの組織学的特徴(筋線維径の大小不同の増加，筋線維の壊死と再生，貪食，核の凝集塊，マクロファージの活性化，炎症性，ジストロフィー性筋線維の所見のないC5b-9陽性筋線維)を示していた．明確なミトコンドリア異常を伴うミオパチーパターンが10例中，5例に観察された．
5) Hemmi S, et al：Dramatic response of dropped head sign to treatment with steroid in Parkinson's disease：report of three cases. Intern Med 50：757-761, 2011
6) 林欣亮，他：種々の疾患にともなう首下がり症候群の病態生理学的分析—表面筋電図所見と理学療法の効果から—．臨床神経 53：430-438, 2013
   解説▶ 首下がり患者で鑑別すべき疾患：ALS/SPMA, MSA (多系統萎縮症)，パーキンソン病/パーキンソニズム，頸椎症，CIDP，重症筋無力症，多発性筋炎/封入体筋炎，甲状腺機能低下症，副甲状腺機能亢進症，カルニチン欠乏症，低カリウム性ミオパチー，顔面肩甲上腕型筋ジストロフィー症，筋強直性ジストロフィー症，頸部単独のミオパチー，先天性ミオパチー
7) Kashihara K, et al：Dropped head syndrome in Parkinson's disease. Mov Disord 21：1213-1216, 2006
   解説▶ 日本におけるPD 252例の連続症例を検討した．首下がり症候群は15例(6.0%)にみられた(3例が男性，12例が女性；平均発症年齢 62.8±11.5歳)．PD発症から首下がり症候群の出現の期間は5.4±4.3年であった．15例中8例は筋強剛と無動の主たる症状を有していた．2例では，ドパミンアゴニストが首下がり症候群を誘発したと推定された．抗PD薬の増量または追加は4例で首下がりを改善し，7例では減少させた．4例では薬物治療は無効であった．首下がり症候群は頸部筋の不釣り合いな緊張により発生し，抗PD薬にて調節されるので，ジストニアの一つのタイプであると推定された．
8) 平山正昭，他：パーキンソン病診断のコツと Pitfall　パーキンソン病とパーキンソニズムをきたす疾患の鑑別のポイント　首下がりの2症例．Fron Parkinson Dis 4：142-145, 2011

第10章

脳神経症状

第10章 脳神経症状

55 右視野狭窄と嘔気があり，その後に左後頭部痛が出現した患者

症例

20歳女性．既往歴：16歳片頭痛，経口避妊薬服用なし．X年6月19日6時30分に電車を乗り換え中に右視野狭窄が急に出現した．頭痛はなく，7時に嘔気があった．夕方より，左後頭部のズキズキした痛みが出現した．20日眼科より紹介があり，入院した．
現症：発熱はなし．意識清明，右同名半盲以外には異常なし．

初期診断

病歴と神経症状より，**脳梗塞，MELAS，片頭痛に伴う虚血**などが考えられた．

入院後の経過

検査：心電図は正常．脳MRI：左後大脳動脈（PCA）領域の後頭葉外側梗塞巣，MRA/3D-CTAでは左後大脳動脈P2の広狭不整（図1：矢印）がみられ，動脈解離が疑われた．抗血小板薬の投与は行われなかった．

追加検査：血清，髄液：乳酸，ピルビン酸は正常．

発症2か月後の脳MRAでは，左PCA-P2の狭窄は増強し，PCA末梢部の血流の低下と途絶がみられた（図2：矢印）．

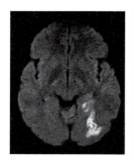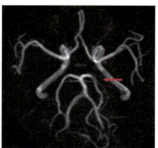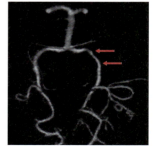

図1　脳MRI，MRA，3D-CTA
左：脳MRI-DWI，中央：MRA，右：3D-CTA．

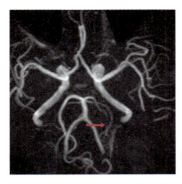

図2 脳 MRA
発症2か月後．

最終診断　左 PCA 解離に伴う急性期脳梗塞

解説

　本例は最初に右視野障害をきたしたが，頭痛はみられなかった．半日後から拍動性の左後頭部痛がみられた片頭痛の既往のある若年女性であった．PCA の広狭不整と，その後の狭窄の悪化により動脈解離が最も疑われたが，脳動脈瘤は認めなかった．

　細見らの論文から引用する[1]．Moskowitz は 1977〜1997 年の間の文献をレビューし，片頭痛性脳梗塞の基準を満たす 44 例を検討したが，前兆を伴わない片頭痛のほうが多く，女性に多く平均年齢は 35 歳で，34％が後頭葉の梗塞であった．片頭痛患者で後大脳動脈領域に梗塞が多い背景として，脳皮質の脱分極が血流減少とともに後頭部から前方に広がる cortical spreading depression の機序や後大脳動脈は神経支配が密でかつ血管口径が小さいことより，血行力学や血液の高粘稠性などに対し虚血を生じやすい特徴をもっていることも指摘されている．

教訓

片頭痛を伴う若年女性における後大脳動脈解離による脳梗塞が存在することを知るべし[1-4]．

エラーのタイプ

認知エラー：①カテゴリー；不完全な知識，タイプ：不十分な，欠陥のある知識基盤，定義；関連疾患の知識不足

■ 文献

1) 細見明子, 他：片頭痛発作中に生じた後大脳動脈領域梗塞3症例の脳血管撮影を用いた検討. 脳卒中 30：682–688, 2008
   解説 ▶ 症例1は21歳女性, MRAではPCA閉塞, 左PCA領域に出血性梗塞を認め, 脳血管撮影上, 左PCA近位部の壁不正とともに末梢血管は描出されており, 原因不明の塞栓の再開通が推察された. 追跡のMRAでは良好に描出がみられた. 症例2は18歳女性, 急性期MRAの描出はみられるがやや弱く, 脳血管撮影では狭窄などはなく末梢血管描出は増強されていた. しかし, 追跡のMRAでPCAは閉塞していた. 成因は不明であった. 症例3は29歳女性で, MRAではPCA閉塞, 脳血管撮影ではPCAのtaperingの所見と考えられる狭窄性変化が観察され, 動脈解離の可能性が疑われた. 追跡のMRAでは良好に描出がみられた. 片頭痛発作に伴う脳梗塞の機序は多彩である.

2) Caplan LR, et al：Dissection of the posterior cerebral arteries. Arch Neurol 62：1138-1143, 2005

3) 新野清人, 他：特集 解離性動脈瘤 解離性後大脳動脈瘤の臨床的検討—特に治療法および予後について—. 脳卒中の外科 38：95-100, 2010

4) 金星匡人, 他：3T-MRIが診断に有用であった片頭痛様症状を呈した後大脳動脈解離の1例. 脳卒中 33：413-418, 2011
   解説 ▶ 39歳女性. 思春期より前兆のない片頭痛発作. 突然嘔吐を伴う左側の激しい頭痛と視野障害, 頭部1.5T-MRIで左後大脳動脈（PCA）領域に急性期脳梗塞を認め, 頭部MRAでは左PCA（ACP2）に不整な血管拡張像とintimal flap様所見があり, 動脈解離の疑い. 3T-MRAで同部の血管拡張部にintimal flapを認め, 動脈解離を確認した. 発症6か月後には神経症状, 動脈解離の画像所見ともに改善した. PCAのような頭蓋内小径動脈解離において, 非侵襲的に高分解能画像が得られる3T-MRIが診断や追跡に有用である.

5) 吉村元, 他：性交後に後大脳動脈解離に伴う脳梗塞を発症した若年男性の一例. 脳卒中 33：501-505, 2011
   解説 ▶ 22歳男性. 性交後に右後頭部痛と顔面を含む左半身感覚障害, 左上同名性四分盲を生じ, 頭部MRIで右後頭葉と右視床に脳梗塞巣, 頭部MRAにて右後大脳動脈にpearl & string signを認めた. 性交を契機とした後大脳動脈解離による脳梗塞と診断し, 抗血小板薬による保存的加療を行った. 経過は良好で, くも膜下出血の合併や脳梗塞再発は認めず, MRA上右後大脳動脈の壁不整所見も経時的に改善した. 脳動脈解離は若年性脳梗塞の原因として重要であるが, 性交が誘因となることもあり, 頭痛や神経症状発症時の状況を詳しく病歴聴取することが大切である. 性行為に伴って生じる頭痛は一般に経過良好なprimary headache associated with sexual activityとして知られているが, 本症例のような脳動脈解離を鑑別する必要がある.

第 10 章　脳神経症状

視野障害で初発し，脳梗塞が多発性に進行した患者

症例

65歳男性．既往歴は特記すべきことはなし．X年11月3日頃から後頭部痛が出現した．18日より左側が見えにくく，ぶつかりやすくなったため，20日に入院した．

現症：血圧130/70 mmHg，脈拍72/分・整，体温36.4℃，胸腹部異常なし，神経学的所見：意識清明，左同名半盲，四肢体幹の筋力は正常，不随意運動はなし，感覚系，深部腱反射は正常，病的反射はなし．検査所見：血算，血液生化学は正常，血沈38 mm/時，CRP 0.6 mg/dL，各種の自己抗体などは陰性．

頭部MRI：右後頭葉から頭頂葉にかけてT1強調像で低信号域，一部高信号域，T2強調像で不整形の高信号域の病変を認めた（図1）．造影MRIでは後頭葉から頭頂葉に淡く造影される病変が広がり，髄膜の増強も認められた（図1）．拡散強調像（図2）では，T2強調像でみられた右後頭葉の病変を中心として，側頭葉，一部前頭葉の主として大脳表面の髄膜と思われる部分に高信号域病変を認めた．

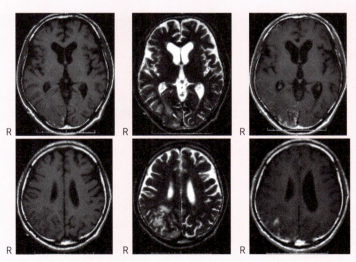

図1　入院時脳MRI　左：T1強調像，中央：T2強調像，右：造影T1強調像．

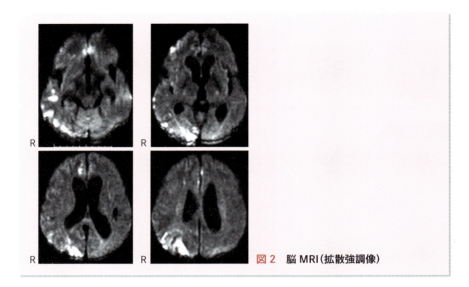

図2 脳MRI（拡散強調像）

初期診断　右後頭葉〜頭頂葉にかけて，**髄膜と皮質下実質に原因不明の病変**があり，**炎症性機序**が推定された．

入院後の経過

　頭部CTの経過（図3）：頭痛，嘔吐の症状は徐々に悪化し，画像上も病変の広がりがみられた．12月中旬にデキサメタゾンにて治療を開始，頭痛の改善を認めた．髄液検査の施行が遅れてしまったが，12月28日に髄液検査を施行した．髄液所見：初圧50 cmH$_2$O以上，細胞数50/μL（単核球65％），蛋白186 mg/dL，糖84 mg/dL，IgG 31.7 mg/dL，NSE 42.0 ng/dL，ACE 0.8 U/L，髄液ウイルス抗体価，細菌，真菌，結核菌検査はすべて陰性．

　腫瘍性病変も考えられたため，脳生検を12月下旬に施行，病理診断で中枢神経系肉芽腫性血管炎（granulomatous angiitis of the central nervous system：GANS）と診断された（図4）．治療：翌年1月初旬より，ステロイドパルス療法（メチルプレドニゾロン1,000 mg/日）を3日間施行後，プレドニゾロン80 mg/日を開始したが，左片麻痺症状が出現し，その後に四肢麻痺へと進行した．水頭症の合併を認めたため，1月9日VPシャントを施行した．文献検索の結果，ステロイドに加えて免疫抑制剤の併用が予後を改善するとの報告があり，シクロホスファミド100 mg/日を開始した．徐々にCT上の浮腫は改善し，病変の広がりが抑えられたが，2月5日肺炎のため死亡した．全経過が3か月であった．

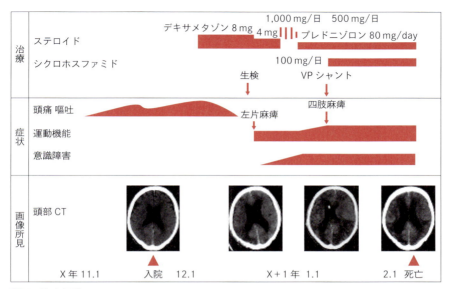

図3　臨床経過

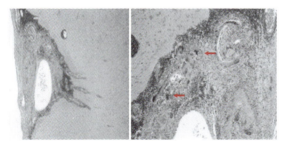

図4　脳生検所見
髄膜の著明な炎症像，多核巨細胞がみられた（矢印；HE 染色）．

神経病理学的所見

　肉眼では皮質から白質に多発性の壊死巣，出血巣が広範に認められた．組織学的には主としてくも膜下腔の小動脈を中心として血管壁は著明な血管炎の所見を示し，血管壁全層にリンパ球からなる炎症性細胞浸潤が強く，多核巨細胞が多数出現していた．髄膜は肥厚し，血管炎の所見に加えて強いリンパ球浸潤を認めた．血管壁に浸潤したリンパ球は T-cell が主体で，多核巨細胞は CD68 陽性であった．一部，小脳にも同様の所見が認められた．血管壁はアミロイドβの沈着がみられた．

最終診断　中枢神経系肉芽腫性血管炎（GANS）

解説

　GANSは中枢神経系に限局する特異な血管炎で，病理組織学的に巨細胞を伴う肉芽腫性炎症が特徴である．1959年に報告されて以来，欧米では多数報告されているが，わが国での報告は比較的少ない[1-3]．以前は脳血管撮影での診断が行われていたが，Pomperらは，MRIと脳血管撮影との所見を比較し，MRIが診断により感度が高いと報告した[4]．また拡散強調画像はT2強調画像でみられない早期の虚血や小梗塞の所見を示すため早期診断において重要であるが，本例での大脳表面の拡散強調画像の高信号域は脳生検でみられた髄膜炎に対応するものと思われた[5,6]．

　また，過去の報告例からステロイド単独療法で効果のある予後良好なものと，急速に悪化する予後不良なものとに分けられる[7]．本例は治療抵抗性で急速に進行している予後不良なタイプであった．本例のようにステロイド単独では効果のない場合が多く，免疫抑制薬の併用療法が有効な場合があるため，早期診断が重要である．また，primary angiitis of the central nervous system（PACNS：中枢神経限局性血管炎）とは同じスペクトラムに入る疾患と考えられていて，β-アミロイドに対する自己免疫的な機序が推定されている[6,8-10]．

教訓

❶ 神経系の肉芽腫性血管炎は臨床検査に特徴はなく，病理組織により確定診断される→脳生検を躊躇すべきではない．

❷ ステロイド，免疫抑制薬の併用療法により効果が認められるため，早期診断，治療が重要である．

❸ 治療に難渋したまれな症例は専門学会で報告し，可能な限り，論文化するほうが将来に同様症例を経験する神経内科医の助けとなり，患者の予後を改善する可能性がある．

エラーのタイプ

認知エラー：①カテゴリー；不完全な知識，タイプ；不十分な，欠陥のある知識基盤，定義；関連疾患の知識不足　②カテゴリー；不完全な検証，タイプ；適切な検査をオーダーできない，または，follow-upできない，定義；臨床医は診断を確定するための適切な検査をしていない，または，検査後の次のステップをとらない

■ 文献

1）北川泰久：中枢神経系に限局した血管炎，肉芽腫性血管炎．別冊日本臨床　領域別症候群シリーズ No.29 神経症候群 IV, pp319-321, 日本臨牀社，2000
2）Cravioto H, et al：Noninfectious granulomatous angiitis with predilection for the nervous system.

Neurology 9：599-609, 1959
3）Hankey GJ：Isolated angiitis/angiopathy of the central nervous system. Cerebrovasc Dis 1：2-15, 1991
4）Pomper MG, et al：CNS vasculitis in autoimmune disease：MR imaging finding and correlation with angiography. AJNR 20：75-85, 1999
5）Hashizume Y, et al：A 65-year-old man with headaches and left homonymous hemianopsia. Neuropathology 24：350-353, 2004
6）吉田眞理，他：脳肉芽腫性血管炎とβアミロイド沈着．神経内科 70：180-187, 2009
7）山田新一，他：早期のステロイド治療が有効であった中枢神経の肉芽腫性血管炎の1例．臨床神経，43：503-506, 2003
解説▶74歳の女性，頭痛，発熱と失見当識，自発語の低下や徘徊などの異常行動が急速に進行．傾眠傾向で従命不可能．軽度の項部硬直．髄液中の蛋白量の上昇．頭部Gd造影MRI T1強調画像にて髄膜の広範な異常造影，および脳血管撮影にて中大脳動脈遠位部に多発性の狭窄像．中枢神経の肉芽腫性血管炎を疑い，ステロイドパルス療法を開始した．治療開始後翌日より高次脳機能障害，意識障害は徐々に改善した．脳生検にて多核巨細胞を伴う肉芽腫性血管炎を認めた．本疾患の診断は困難であることが多いが早期診断，早期治療により良好な治療効果が得られることを示す症例であった．本論文の著者によると，日本神経学会地方会でわれわれの発表を聞いて，この病気の存在を知って，同様症例を経験して役立ったそうだ．
8）Birnbaum J, et al：Primary angiitis of the central nervous system. Arch Neurol 66：704-709, 2009
9）Hajj-Ali RA, et al：Primary angiitis of the central nervous system. Autoimmun Rev 12：463-466, 2013
解説▶PACNS類似疾患が取り上げられている．特に可逆性脳血管攣縮症候群（reversible cerebral vasoconstriction syndrome：RCVS）が最も重要である．RCVSは雷鳴頭痛とよばれる突発性の激しい頭痛を主徴とし，脳血管に可逆性の分節状攣縮を認める疾患である．同様な病態には，post-partum angiopathy, Call-Fleming syndrome, migraine angiitis, thunderclap headache associated vasoconstrictionやコカイン，アンフェタミン，スマトリプタンやほかのセロトニン作動性，交感神経刺激薬による脳血管攣縮がある．
10）伊井裕一郎，他：炎症性脳アミロイド血管症．Brain Nerve 67：275-285, 2015

Memo 血管炎の新しい名称

　血管炎の名称を定めた1994年のChapel Hill会議を改訂し，名称を適切なものに変更するため2012年にChapel Hill会議が開催され，血管炎の名称が変更，追加された．GANSはSingle-organ vasculitisのなかのPrimary central nervous system vasculitisの範疇に入ると思われる．

Large vessel vasculitis：Takayasu arteritis, Giant cell arteritis
Medium vessel vasculitis：Polyarteritis nodosa, Kawasaki disease
Small vessel vasculitis（SVV）：
　Antineutrophil cytoplasmic antibody（ANCA）-associated vasculitis：
　　Microscopic polyangiitis, Granulomatosis with polyangiitis（Wegener's）
　　Eosinophilic granulomatosis with polyangiitis（Churg-Strauss）
　Immune complex SVV：
　　Anti-glomerular basement membrane disease, Cryoglobulinemic vasculitis, IgA vasculitis（Henoch-Schönlein）, Hypocomplementemic urticarial vasculitis（anti-C1q vasculitis）
Variable vessel vasculitis：Behçet's disease, Cogan's syndrome
Single-organ vasculitis：
　Cutaneous leukocytoclastic angiitis, Cutaneous arteritis, Primary central nervous system vasculitis, Isolated aortitis, Others
Vasculitis associated with systemic disease：
　Lupus vasculitis, Rheumatoid vasculitis, Sarcoid vasculitis, Others
Vasculitis associated with probable etiology：
　Hepatitis C virus-associated cryoglobulinemic vasculitis, Hepatitis B virus-associated vasculitis, Syphilis-associated aortitis, Drug-associated immune complex vasculitis, Drug-associated ANCA-associated vasculitis, Cancer-associated vasculitis, Others

■ 文献

1) Jennette JC, et al：2012 Revised International Chapel Hill Consensus Conference Nomenclature of Vasculitides. Arthritis Rheum 65：1-11, 2013
2) 小池春樹，他：血管炎の新しい分類と基本的な考え方 中枢神経血管炎の位置づけ．Brain Nerve 67：243-248, 2015

第 10 章　脳神経症状

フェニトイン服用中に転倒，その後，構音障害が出現した患者

症例

　81歳女性．てんかんの治療として51歳よりフェニトイン200 mg/日を服用していた．80歳より150 mg/日に減量されていた．フェニトイン150 mg服用開始3か月後に転倒し，左鎖骨遠位端を骨折した．その後，構音障害，左半身のしびれが強くなり，入院した．
　現症：意識清明，脳神経では注視眼振，構音障害軽度，運動系では麻痺はなし，歩行は不能，感覚系：正常，病的反射なし．

初期診断　脳梗塞あるいは**フェニトイン中毒**の疑い（フェニトイン150 mg/日なので考えにくかったが，念のために血中濃度を測定した）

入院後の経過

　脳MRI：DWIは正常，フェニトイン血中濃度 32.5 μg/mL，肝・腎機能障害はなし．
　疑問点：フェニトイン少量投与にて血中濃度が高くなった理由は？　薬剤の相互作用は？
　追加の問診：81歳に直腸癌の切除後，テガフール・ウラシル300 mgが投与されていたことが判明した．特にフェニトインの減量は行われなかった．フェニトイン中止後，4日目には注視眼振は消失した．9日目には歩行可能となった．抗てんかん薬をバルプロ酸に変更した．

最終診断　**フェニトイン中毒**（テガフール・ウラシルとの相互作用による）

解説

　フェニトインの治療域血中濃度は，10〜20 μg/mLと狭く，患者に適した投与量で維持するのが難しい．少し投与量が増加すると，血中濃度が急上昇して，中毒症状を引き起こす．20 μg/mL以上で眼振，30 μg/mL以上で失調，40 μg/mL以上で傾眠症状が出現するとされている．通常の投与量で現れることがあり，個体差も大きい[1,2]．

フッ化ピリミジン系抗癌剤と CYP2C9 で代謝されるフェニトインとの相互作用

　テガフールや 5-フルオロウラシルなどのフッ化ピリミジン系抗癌剤は，DNA 合成阻害作用や RNA 機能障害により，肝の酵素蛋白の合成を減少させるなどの間接的機序により，肝代謝酵素 CYP2C9 を特異的に阻害する．CYP2C9 の基質であるフェニトインの併用により，フェニトインの代謝が阻害され，その血中濃度が増加したと推定された[3-5]．

　フェニトインの血中濃度が非線形を示すことや，5-フルオロウラシルとフェニトイン間の相互作用機序が不明であることなどから，現時点では両薬剤の併用時における有害事象発症を定量的に予測し，減量などの対策をとることは難しいと考えられる．両薬剤の併用の際にはフェニトインの血中濃度の管理に十分な注意が必要である．てんかん治療時には併用薬との相互作用に留意し，抗てんかん薬の血中モニタリング（therapeutic drug monitoring：TDM）を適宜実施する必要がある．

フェニトインの注意すべき副作用（フェニトイン中毒以外）

　1．DIHS（drug-induced hypersensitivity syndrome）：薬剤投与から発症まで数週〜数か月で発症する．原因薬剤を中止しても数週間〜数か月は症状が遷延する．HHV-6 の再活性化がみられる．発熱，多形紅斑〜紅皮症，肝・腎障害がみられる．カルバマゼピンでもみられる．

　2．小脳萎縮：長期服用にてみられる[6]．

　3．血管壊死：てんかん重積でのフェニトイン投与：急速飽和 15〜18 mg/kg，50 mg/分以下，フェニトインは漏れると血管壊死，意識があるときは血管痛が強い．多剤と混注は不可．血圧低下があるため，ECG モニターと血圧モニターを行う→ホスフェニトインが最近では推奨されている．また，てんかん重積の治療として，ホスフェニトインの代わりにフェノバルビタール点滴静注 15〜20 mg/kg → 効果がなければ，ミダゾラム 5〜10 mg 静注，1〜2 mg/時で開始し，適宜増量する．

> **教訓**
> ❶ 抗てんかん薬の相互作用に留意すべし．
> ❷ 既往歴，薬剤歴について十分に問診すべし．

> **エラーのタイプ**
>
> **認知エラー**：①カテゴリー；不完全な知識，タイプ；不十分な，欠陥のある知識基盤，定義；関連疾患の知識不足　②カテゴリー；不完全な情報収集，タイプ；無効な，不完全な，誤った病歴と理学的診察，定義；最初の面接と診察で適切な情報を得ることができない

■ 文献

1) 中尾直樹, 他：フェニトイン中毒をきたした陳旧性心筋梗塞.―心室性不整脈に塩酸メキシレチンが効果を示した1例―. 薬理と治療 14：2533-2537, 1986.
2) 柴田徹一：抗てんかん薬フェニトインの医療事故―治療量と中毒量が近い治療薬は，相互作用と医薬管理とで薬剤事故の原因となった―. あいみっく 24：33-48, 2003
3) 三木晶子：フッ化ピリミジン系抗がん薬とCYP2C9で代謝される薬剤との相互作用. 薬局 61：2787-2795, 2010
4) Kirchheiner J, et al：The CYP2C9 polymorphism：from enzyme kinetics to clinical dose recommendations. Personalized Med 1：63-84, 2004
5) Tsuda A, et al：The first case of phenytoin intoxication associated with the concomitant use of phenytoin and TS-1, a combination preparation of tegafur, gimeracil, and oteracil potassium. Cancer Chemother Pharmacol 62：427-432, 2008
6) Ghatak NR, et al：Cerebellar degeneration following long-term phenytoin therapy. Neurology 26：818-820, 1976

第10章 脳神経症状

58 高血圧があり，構音障害，歩行障害を呈した患者

症例

67歳女性．既往歴：半年前から高血圧，未治療．X年6月1日左手のふるえ，6月5日しゃべりくにい，12日よたよたと歩く，16日近医受診，血圧180〜200 mmHg，28日構音障害，歩行障害の悪化があり，めまいはなく，精査加療のために入院した．

現症：190/107 mmHg，心拍数78/分，整，体温35.9℃，神経学的検査：意識清明，脳神経；眼球運動はsaccadic，断綴性言語が中等度，運動系：筋力は正常，四肢失調：中等度あり，歩行：失調性中等度，DTR：上肢は正常，PTR軽度〜中等度亢進，バビンスキー徴候はなし，感覚系：正常．血液・生化学・感染症・凝固・線溶系検査：正常，心エコー：正常，心電図：正常，頸動脈エコー：正常．脳MRI（図1）：DWI，T2WIにて，両側小脳白質の高信号域（右＜左），MRA：正常．

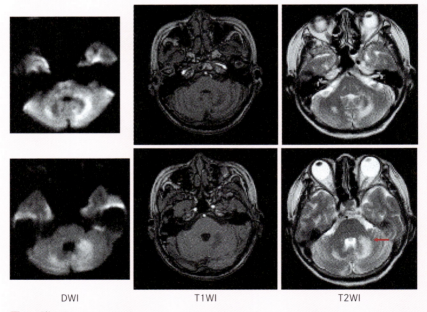

図1 脳MRI
発症4週後（入院時）両側小脳白質に三日月状病変を認めた．T1WIで低信号域，DWI，T2WIで高信号域．左側は中小脳脚まで病変の進展を認めた（矢印）．

初期診断　両側性小脳症状と高血圧症があり，**両側小脳梗塞**と診断した．

入院後の経過

両側小脳梗塞として治療を開始したが，画像所見(白質障害)が脳梗塞らしくなかったので，再度，病歴を確認した．7月6日本人に聞いたところによると，徐々に症状が出現してきたと説明した．そこで，小脳病変は転移性脳腫瘍，小脳型進行性多巣性白質脳症(PML)，原発性悪性腫瘍(悪性リンパ腫，グリオーマ)，小脳型可逆性後頭葉白質脳症(reversible posterior leukoencephalopathy syndrome：RPLS)，多発性硬化症などの鑑別診断が挙がった．7日造影MRI：造影増強はみられなかった．髄液検査(8日)：細胞数 4/3/μL，蛋白 43 mg/dL，糖 55 mg/dL，IgG 4.1 mg/dL，ADA 1.3 U/L，ACE 0.4 U/L，NSE 11.7 ng/mL，MBP 73.6 pg/mL．

8日構音障害は変化なし，臥位から座位は可能，四肢の失調は中等度，12日構音障害の悪化あり．13日脳MRI(図2)：右小脳白質病変の前方への拡大があり，脳生検を考慮したが，患者家族を説得できず，20日四肢の失調が高度，介助歩行は可能，その後，ときどき嘔気，嘔吐．22日注視眼振，構音障害は中等度，座位保持は可能．筋

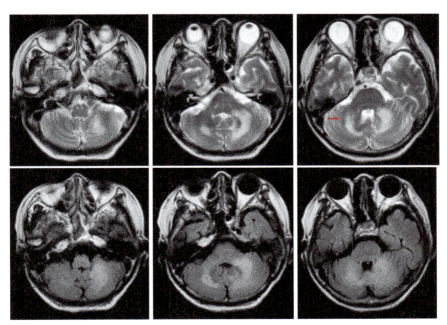

図2　脳MRI(7月13日)
上段はT2WI，下段はFLAIR；右小脳病変が前方に拡大した(矢印)．

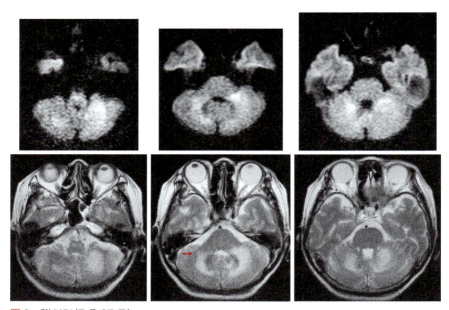

図 3　脳 MRI（7 月 27 日）
上段は DWI，下段は T2WI；右小脳病変は中小脳脚まで拡大した（矢印）が，両側小脳の DWI 病変は減少した．

トーヌスの低下あり，食事摂取が減少，26 日嘔気，嘔吐の回数が増加，27 日脳 MRI（図 3）：右小脳病変は中小脳脚まで拡大したが，両側小脳の DWI 病変は減少した．髄液検査：細胞数 1/3/μL，蛋白 48 mg/dL，糖 68 mg/dL，IgG 4.9 mg/dL，細胞診；リンパ球，単球のみで，悪性細胞はなし．髄液 JCV DNA-PCR：2 検体とも陰性（国立感染症研究所），血液検査：ACE 15.3 U/L，sIL-2R 249 U/mL．

専門医に相談：7 月 30 日ツベルクリン反応：陰性，PML でよいかどうかを判定してもらうために，神経感染症と神経放射線の専門医に相談した．小脳型 PML の診断でよいとのことで，治療を開始した．8 月 2 日メフロキン 275 mg 1 日 1 回朝経口投与を 3 日間，9 日より週 1 回同量を投与，24 週間継続した．3 日話しかけや指示に対しての応答がよくなり，嘔吐は消失，5 日声が大きくなったが，四肢失調は変化なし，座位保持は不能，10 日頭部を前後に動かす振戦が軽度〜中等度に出現，13 日食事量が増加してきた，20 日四肢の失調がやや軽減，23 日 MRI：橋の十字架サイン（hot cross bun sign）が出現した（図 4），24 日座位保持介助要，30 日食事摂取 7 割，9 月 1 日座位時，頭部振戦が中等度，4 日脳 MRI（図 5）：DWI 高信号域が縮小，T2WI：橋の二次性変化（十字架サイン）の拡大，6 日食事摂取 9 割，16 日座位保持可能，11 月 10 日脳 MRI（図 6）：DWI の高信号域が消失した．

58 高血圧があり,構音障害,歩行障害を呈した患者　　247

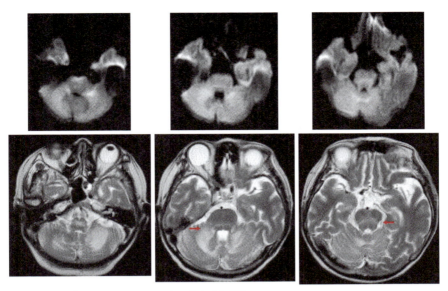

図4　脳MRI(8月23日:メフロキン投与3週後)
上段はDWI,下段はT2WI;DWI病変は減少したが,T2WIで右中小脳脚病変の拡大(矢印)と,橋にhot cross bun signが出現した(矢印).

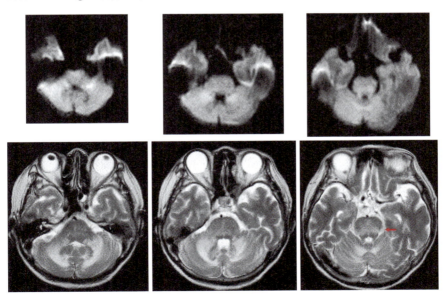

図5　脳MRI(9月4日:メフロキン投与5週後)
上段はDWI,下段はT2WI;左中小脳脚以外の部位のDWI高信号域が消失した.橋のhot cross bun signは幅を拡大していた(矢印).

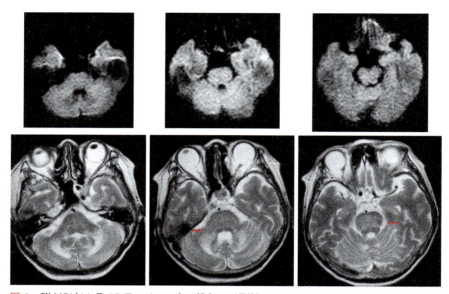

図6 脳MRI(11月10日:メフロキン投与10週後)
上段はDWI,下段はT2WI;DWI病変は消失した.hot cross bun signは幅を広げ,不明確になっていた(矢印).右中小脳脚病変は縮小～消失していた(矢印).

最終診断 小脳型進行性多巣性白質脳症(PML)

解説

　入院当初は高血圧があり,両側小脳梗塞と診断し,治療していたが,悪化傾向にあるため,脳MRIを再度見直したところ,両側白質が高信号域となっていることに気づき,脳梗塞以外の疾患を考え直した.しかも,患者からの再度の病歴聴取で徐々に症状が出現したとのことで,鑑別診断を行い,追加検査を施行した.前年度にPMLを経験していたが[1],翌年にもPMLを経験するとは想像していなかった.今回の症例も髄液JCV-PCR検査は陰性であった.脳生検も患者家族に断られたため,やむを得ず,その疾患と画像診断のわが国のトップエキスパートにメールし,相談した.両者とも小脳型PMLでよいとのことで,メフロキン治療を開始した.数日で食事が可能となったが,画像診断の改善は数か月遅れて出現した.

　なお,経過中に橋の十字架サイン(hot cross bun sign)が出現したが,この解釈ができなかったために学会発表時には提示しなかった.その後,インドや順天堂大学から,PMLまたは疑い症例で同様の所見が報告された[2,3].橋小脳路の二次的な変性ではないかと推察される[4,5].

本例でみられた頭部の前後方向への振戦は小脳症状が悪化したときに出現したので，PMLに関連した小脳性不随意運動ではないかと推定した．文献を調べると，yes-yes head tremorと記載されているものだと思ったが，ある時，『ベッドサイドの神経の診かた』(南山堂)を読み直してみると，小脳症状のところに，「titubation 揺動」という不随意運動が記載されていた．実はこの言葉は初めて聞く言葉であった．神経内科領域，特に不随意運動は「百聞は一見にしかず」で，見たことがないと，ピンとこないのである．例えば，卵巣奇形腫に伴う患者の驚嘆すべき顔面，口の不随意運動は一度見ると，絶対に脳裏に記憶されるものである．PMLに伴うtitubationは数例が報告されているが，中小脳脚が障害されていた[6]．

註：本例は，小脳性構音障害であるので，「錐体外路症状」の章に入れるべきであるが，主訴として構音障害がみられたため，便宜上「脳神経症状」の項目に入れた．

教訓

❶ 診察時に高血圧があるからといって，出現している神経症状は脳血管障害とは限らない．
❷ 基本的なことであるが，発症形式(急性発症か，緩徐進行性かなど)を患者から正確に問診することが大事である．思い込みによる先入観が誤診を招く．
❸ 自分では判定できない場合は，その分野の専門家にコンサルトしたほうが患者のためになる．

エラーのタイプ

認知エラー：①カテゴリー：不完全な知識，タイプ：不十分な，欠陥のある知識基盤，定義：関連疾患の知識不足　②カテゴリー：不完全な知識，タイプ：不十分な，欠陥のある技能，定義：関連疾患の診断的技能の不足　③カテゴリー：不完全な情報収集，タイプ：無効な，不完全な，誤った病歴と理学的診察，定義：最初の面接と診察で適切な情報を得ることができない　④カテゴリー：不完全な検証，タイプ：早期閉鎖，定義：一度，最初の診断がつくと，他の可能性を考えることができない

■ 文献

1) Hirayama M, et al：Efficacy of mefloquine to progressive multifocal leukoencephalopathy initially presented with parkinsonism. Clin Neurol Neurosurg 114：728-731, 2012
2) Yadav R, et al："Hot cross bun"sign in HIV-related progressive multifocal leukoencephalopathy. Neurol India 59：293-294, 2011
　解説▶ hot cross bun sign (HCB sign)がみられる疾患：
　1.multiple system atrophy(MSA)-C, 2. spinocerebellar atrophy type 2, 3, 3. 血管炎による二次性parkinsonism, 4. variant Creutzfeldt-Jakob病(vCJD), 5. PML：PMLでみられたHCB signは数か月にわたる，グリオーシスを伴う，橋神経細胞や橋小脳線維の変性に加えて，多種類の小脳と連結する

軸索の dying back 現象の最終的な結果であると考察した（Takao らの文献を引用していた）．
3) Oji Y, et al：Cerebellar ataxia and the "hot cross bun" sign in association with human immunodeficiency virus infection. Neurol Clinical Neurosci 1：127, 2013
4) Takao M, et al：'Hot-cross bun sign' of multiple system atrophy. Intern Med 46：1883, 2007
5) 藤盛寿一, 他：拡散テンソル画像法をもちいた多系統萎縮症における橋小脳路変性の検討．臨床神経 51：271-274, 2011
   解説▶ 多系統萎縮症（MSA）における橋小脳路の変性を MRI 拡散テンソル画像法（DTI）を用いて解析し，HCB sign との相関について検討した．健常人では DTI により橋小脳路が鮮明に描出されたが，MSA では全例で描出が明らかに低下しており，進行期例でより顕著であった．橋小脳路の変性を確認した．HCB sign の背景として，MSA では橋底部の神経細胞や橋小脳横走線維が脱落し，一方で皮質脊髄路や橋被蓋は保たれることを反映した変化と考えられてきた．近年，Takao らは MSA 症例の死後脳 MRI 所見と剖検脳病理組織を比較し，Holzer 染色を加えることで，前述の変化に加え，橋網様体正中部，内側毛帯と皮質脊髄路の間の橋小脳線維，橋底部の橋小脳線維の横断部の 3 か所におけるグリオーシスが認められることを報告し，これが HCB sign を反映している可能性を示した．
6) Rieder CR, et al：Head tremor and progressive multifocal leukoencephalopathy in AIDS patients：report of two cases. Arq Neuropsiquiatr 63：150-153, 2005

Memo　誤診を減少させるための認知的バイアス矯正方略⑤

⑩説明責任
対策：明確な説明責任となされた決定の追跡調査を確立する；例：患者ケアの責任者，特に交替勤務者の引き継ぎや経過観察の責任者に関する曖昧さを取り除く．

⑪フィードバック
対策：エラーがすぐに評価され，理解され，修正され，意思決定者により良い補正をもたらすように，意思決定者にできるだけ迅速で信頼できるフィードバックを提供する；例：患者転帰の時宜を得た情報を提供する仕組みを確立する．患者ケアを携わった医師に退院要約がいつも提供されるようにする．

第10章 脳神経症状

59 右小脳微小梗塞後に難聴が出現した患者

症例

　68歳男性．X年5月25日昼頃からめまいと後頭部痛があり，週末は家で寝ていた．28日起床時にもめまいがあり，持続するために，救急部に来院した．来院時にはめまい，頭痛は軽減していた．

　既往歴：10年前から高血圧，8年前に前庭神経炎．現症：血圧180/80 mmHg，心拍数68/分，整，神経学的所見：意識清明，瞳孔正常，右向き眼振あり，顔面正常，構音障害なし，麻痺はなし．頭部CT：正常．末梢性めまいの疑いにて，点滴と安静にて眼振の改善，めまいの消失があり，耳鼻科外来に受診となった．耳鼻科：頭重感軽度，めまいはなし，耳鳴，難聴なし．手足のしびれなし．注視眼振なし．指鼻試験正常．起立不可，歩行不可．ECG：第1度房室ブロック．歩行不能のため，耳鼻科から神経内科に紹介された．5月28日～7月3日右小脳微小梗塞（図1）にて入院，体幹失調あり，頸動脈エコー；動脈硬化中等度．リハビリ病院に転院した．

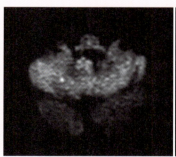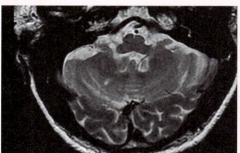

図1　1回目入院の脳MRI
左；DWI，右；T2WI．右小脳半球に微小梗塞を認めた．

初期診断　右小脳微小梗塞

その後の経過

　7月10日の耳鼻科カルテに6月28日に難聴の自覚症状があったと記載があった．その後，徐々に聴力低下が進行，筆談レベルとなり，両側重度感音性難聴の診断を受

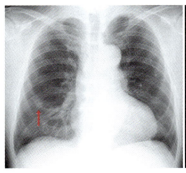 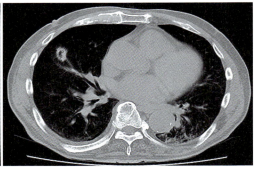

図2 胸部X線とCT
左：入院3か月前の胸部X線；右第5肋骨(中央やや外側)に重なって，類円形陰影が観察された．
右：再入院時の胸部CT；右肺中葉に空洞，spiculaを伴う2.1×1.5 cm大の結節を認めた．

けた．脳MRIでは新規梗塞を認めなかった．7月12日難聴，構音障害，体幹失調の悪化，13日左口角の低下，嚥下障害が悪化し，15日再入院した．

現症：せん妄，項部硬直中等度，ケルニッヒ徴候陽性，難聴高度，指示動作入らず．翌日の所見：意識清明，脳神経；瞳孔正常，EOM正常，顔面麻痺なし，難聴高度，気導聴力消失，骨導はあり，挺舌正常，構音障害中等度，嚥下不能，咽頭反射なし，運動系；麻痺はなし，感覚系；痛覚，触覚正常，深部腱反射低下あり，病的反射なし．髄液：初圧27 cm水柱，無色透明，日光微塵あり，細胞数660/3/μL(多形核球56％，単核球22％，その他23％)，髄液蛋白72 mg/dL，糖40 mg/dL，IgG 11.7 mg/dL，クリプトコッカス抗原陰性，Tb-PCR陰性，ADA 3.8 U/L，髄液細胞診：アデノカルチノーマ，血液検査：CRP 16.05 mg/dL，CEA 69.5 ng/mL，CA19-9 3,856 U/mL，Pro-GRP 12.9 pg/mL，サイトケラチン192.0 ng/mL，D-dimer 8.0 μg/mL，KL-6 1,411 U/mL，胸部CT：右肺中葉に空洞，spiculaを伴う2.1×1.5 cm大の結節，両肺下葉末梢に浸潤影，縦隔，肺門，胸骨傍部，右鎖骨上窩に小リンパ節が多発，両側胸水が少量貯留，動脈壁の石灰化は高度(図2)．造影脳MRI：両側内耳道に沿って，ほぼ左右対称性に結節状に濃染される病変(図3左)，左右の舌下神経管に沿った増強効果も左右対称に認められた(図3右)．小脳山頂に脳表に沿った造影効果(図4)を認め，頭蓋底に沿った髄膜の濃染もやや目立った．脳実質には結節状に造影される病変はなし．肺癌性リンパ管炎(広範)の進展により，再入院後，約1か月で死亡した．

最終診断 髄膜癌腫症による多発性脳神経麻痺〔高度難聴(VIII)，構音・嚥下障害(IX, X, XII)を伴う〕

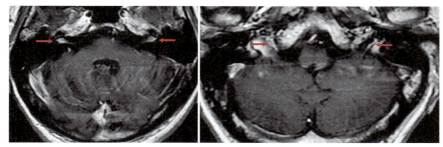

図3 造影脳 MRI
両側内耳道(左),両側舌下神経管(右)に沿った造影増強がみられた.

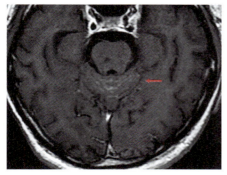

図4 造影脳 MRI
小脳山頂に脳表に沿った造影増強を認めた(矢印).

解説

 2月末の胸部X線の結節性陰影は見逃されてしまった(図2).また,最初の小脳梗塞はアテローム血栓性脳梗塞であると思われた(その後のMRI画像検査では,その病変の悪化はみられなかった)が,退院前に難聴があることについては気づいていなかった.また,体幹失調の改善がみられなかったのも,右小脳微小梗塞としてはおかしい所見であることに気づくべきであった.再入院後は項部硬直などの髄膜刺激症状があり,癌性髄膜炎をまず疑った.

教訓

❶ MR画像で小脳微小梗塞と神経症状が解離する場合はさらに検索を進めないといけない.
❷ 胸部X線読影で肋骨異常陰影を石灰化と判定せず,疑わしければ,胸部CTをとるべきであった.

> **エラーのタイプ**
>
> 認知エラー：①カテゴリー；不完全な知識，タイプ；不十分な，欠陥のある知識基盤，定義；関連疾患の知識不足　②カテゴリー；不完全な情報処理，タイプ；症状，徴候の誤認，定義；一つの症状が他と間違えられる　③カテゴリー；不完全な検証，タイプ；診断を確定するために他の有益な情報を収集していない，定義；診断を確定するための適切なステップがなされていない

■ 文献

1) 関みな子，他：両側難聴および左顔面神経麻痺で発症した肺腺癌由来髄膜癌腫症の1例．肺癌 50：53-57, 2010

   解説▶ 難聴を伴う髄膜癌腫症の報告は内外で主に耳鼻科領域での報告が散見される．1986年の服部らの論文によると，本邦では難聴を初発症状とする髄膜癌腫症の報告例はこの時点で9例と記載されている．検索し得た限りでは，この後に本邦では11例が報告されており，原発臓器は肺3例，胃4例，乳腺2例，直腸・膀胱が各1例であった．難聴で発症した髄膜癌腫症5例をまとめた米国の報告でも原発巣は肺が2例，不明が3例であり，原疾患として肺癌の頻度は比較的高いと考えられる．

2) 岡本洋子，他：両側聴神経転移による難聴で発症した髄膜癌腫症の1剖検例．Brain Nerve 59：1385-1389, 2007

3) 高橋昭，他：Diffuse metastatic leptomeningeal carcinomatosis − Bronchiolo-alveolar carcinoma を原発とする1例と本邦93例の分析−．最新医学 25：2212-2222, 1970

   解説▶ 頭蓋内に遠隔臓器原発の悪性腫瘍が転移する場合には2種類の転移部位がある．1つは血行性の脳実質内への転移で，単発または多発の孤立性，結節性の病巣を作る．もう一つの型は軟膜全体にびまん性に腫瘍細胞が浸潤し臨床的に髄膜炎に類似の徴候を呈するものである．後者のうち，癌によるものは特にびまん性転移性髄膜癌腫症(diffuse metastatic leptomeningeal carcinomatosis)とよばれている．わが国の93例中の84例の初発神経症状が記載されており，その頻度は頭痛66例，嘔気嘔吐45例，脳神経末梢神経障害24例，腰背痛13例，脊髄神経症状5例，けいれん発作1例であった．本症の発症は脳実質内転移に比し，より潜行性また亜急性であるとされるが，頭痛が急性，激烈な内容をもって始まることも多い．脳神経障害では耳鳴，めまいなどの第VIII脳神経の刺激症状で発症するものが12例あり，さらに視力障害の7例が続いている．脳神経のうち，VIIIとIIは最も早期から障害を受け，最もひどく侵される点は注目される．嚥下・構音障害など後位脳神経障害で初発するものが2例と，外眼筋支配神経麻痺で発症したものが2例報告されている．

第 10 章　脳神経症状

60　左耳鳴と頭痛で初発し，その後に複視が出現した患者

症例

68歳女性．2か月前から左耳鳴が出現した．血液が流れるようなザッザッという音が常に聞こえる．同時期から頭部全体の痛みがずっと続いている．頭痛の性状は猿ぐつわをはめたような痛みで，これまでに経験したことがなく，頭痛はよくならず，徐々に悪化，4～5日前に複視が出現し持続している．動悸や発汗はなし．5月末神経内科初診．
　既往歴：子宮脱，胆石症，糖尿病．現症：意識清明，脳神経；瞳孔正常，EOM 正常，遠方視で複視あり，眼球突出はなし，顔面，舌は正常，自覚的な耳鳴あり，運動系，感覚系，深部腱反射正常，病的反射なし，四肢・体幹失調はなし．検査：LDL-C 91 mg/dL，TG 109 mg/dL，HbA1c 6.4%，脳 MRI；急性期病変や占拠性病変を認めない．

初期診断　椎骨脳底動脈循環不全症の疑い（MRA にて椎骨脳底動脈の蛇行があり，遠方視で複視と自覚的な左耳鳴を認めたが，神経学的所見に乏しかったので，外来経過観察となった）

その後の経過

6月中旬，左拍動性耳鳴が悪化し，複視が出現してきた．EOM は正常，遠方視で複視あり．放射線科読影結果：左小脳橋角部，海綿静脈洞の拡張蛇行する血管構造（左優位）あり（図1 矢印）：横静脈洞～S状静脈洞の硬膜動静脈瘻の鑑別と 3D-CTA の精査が必要とのコメントがあった．脳神経外科にて精査が行われた．脳血管撮影からは，anterior condylar confluence の脳硬膜動静脈瘻が疑われた．また，3D-CTA では，両海綿静脈洞の拡張と両上眼静脈の拡張がみられ，carotid-cavernous fistula が疑われ

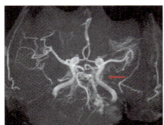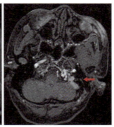

図1　脳 MRI

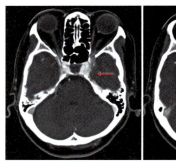
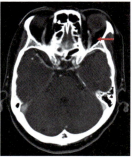

図2　3D-CTA
左；両海綿静脈洞の拡張（矢印），
右；両上眼静脈の拡張（矢印）

表1　脳硬膜動静脈瘻の症状

1. 頭蓋内静脈圧亢進症
    発生部位：上矢状静脈洞，静脈洞交会，両側の横静脈洞～S状静脈洞，直静脈洞
    静脈還流障害部位：両側大脳半球，テント下（深部）
    症状：慢性頭蓋内圧亢進症状（頭痛，視力障害，構音障害，歩行障害，認知障害など）
2. 部位固有の症状・症候
    (1) 海綿静脈洞部（脳底静脈叢，下垂体静脈洞を含む）：
       三徴；①拍動性眼球突出，②結膜充血・浮腫，③拍動性耳鳴
       （眼球運動障害による複視や頭痛，単独の外転神経麻痺や動眼神経麻痺が生じることもある）
    (2) 横－S状静脈洞部，上矢状静脈洞部，静脈洞交会部：
       ①「寝るときや静かなところで脈に合わせたような耳鳴がする」の訴えが多い，② BordenタイプⅡやⅢでは主に側頭・頭頂葉の静脈性浮腫による局所性神経脱落症状，けいれんなど，③慢性頭蓋内圧亢進症状
    (3) その他の部位：① anterior condylar confluence の病変では耳鳴の頻度が高い，②頭蓋頸椎移行部病変では徐々に進行するミエロパチーで発症することがある

（桑山直也：脳硬膜動静脈瘻の分類と診断．Brain Nerve 60：887-895, 2008）

た（図2）．

最終診断　脳硬膜動静脈瘻（carotid-cavernous sinus fistula と anterior condylar confluence の脳硬膜動静脈瘻の合併）

解説

　単なる耳鳴ではなく，拍動性耳鳴として鑑別診断を行うべきであった．拍動性耳鳴を呈する患者は MRA を含む MRI を施行し，異常がみられた場合は脳神経外科に依頼し，脳血管造影検査を行う．なお，拍動性耳鳴を呈する疾患は血管性疾患ばかりでなく，頭蓋内圧亢進症やグロムス腫瘍でもみられることが報告されている[1-4]．

　脳硬膜動静脈瘻の症状発現の本態は静脈性高血圧であり，臨床的にはうっ血や静脈性出血で発症する．脳動静脈瘻の部位に特徴的な症状と，頭蓋内全体としての静脈圧亢進症状がある[4]（表1）．

> **教訓**
> ❶ 拍動性耳鳴を呈する患者は精査すべし．
> ❷ 放射線科による読影結果をできるだけ早めにみるべし．
> ❸ 脳神経外科医にコンサルトすべき症例かをみきわめるべし．

> **エラーのタイプ**
> 認知エラー：①カテゴリー；不完全な知識，タイプ；不十分な，欠陥のある知識基盤，定義；関連疾患の知識不足　②カテゴリー；不完全な情報処理，タイプ；症状，徴候の誤認，定義；一つの症状が他と間違えられる　③カテゴリー；不完全な検証，タイプ；診断を確定するために他の有益な情報を収集していない，定義；診断を確定するための適切なステップがなされていない

■ 文献

1) Sila CA, et al：Pulsatile tinnitus. Stroke 18：252-256, 1987
   解説▶ 拍動性耳鳴が単独または最初の主訴である20例のうち14例は患者，検者ともに客観的に感知，6例は患者のみ感知された主観的な拍動性耳鳴であった．脳血管造影検査：前者は硬膜，軟膜のAVM，アテローム硬化症または解離による頭蓋内外の頸動脈の閉塞性疾患，動静全体の拡張や静脈洞血栓症であり，後者の大多数の患者は正常評価であり，ほかの原因として，頸動脈閉塞や偽性脳腫瘍がみられた．

2) Dietz RR, et al：MR imaging and MR angiography in the evaluation of pulsatile tinnitus. Am J Neuroradiol 15：879-889, 1994
   解説▶ 拍動性耳鳴の原因疾患：49例中，血管性23例(内訳：硬膜動静脈瘻9例，頭蓋外動静脈瘻3例，頸静脈球変異3例，変形した内頸動脈1例，内頸動脈狭窄1例，蛇行内頸動脈1例，偽性動脈瘤を伴う頸動脈解離1例，横静脈洞狭窄2例，動静脈奇形2例)

3) Waldvogel D, et al：Pulsatile tinnitus：a review of 84 patients. J Neurol 245：137-142, 1998
   解説▶ 拍動性耳鳴は患者には不快，潜在的に壊滅的，致死的な疾患の唯一の糸口になりうる．84例中36例(42%)は血管性疾患(動静脈瘻，内頸動脈解離，線維筋形成不全，内頸動脈瘤，静脈洞血栓症)であり，硬膜動静脈瘻と頸動脈海綿静脈洞瘻が一番多かった．血管異常を有する26例は拍動性耳鳴が初発症状であった．12例(14%)はグロムス腫瘍のような非血管性疾患やさまざまな原因による頭蓋内圧亢進症が耳鳴の原因であった．

4) 桑山直也：脳硬膜動静脈瘻の分類と診断．Brain Nerve 60：887-895, 2008

第10章 脳神経症状

61 頸椎症手術前の頸椎MR画像にて異常が見逃されていた患者

症例

58歳男性．X年11月中旬めまい，嘔吐，高血圧あり．脳MRI：拡散強調像正常，T2WIでは多発性ラクナ梗塞．X+1年11月中旬右手のしびれ，肩の痛み，頸椎MRI；C3，4およびC5，6椎間板ヘルニア，脊柱管狭窄，脊髄圧迫あり，12月中旬に頸椎症性神経根症にて椎弓形成術が施行された．X+2年2月末，外来診察にて右舌の萎縮に気づいた．現症：右舌の萎縮，挺舌は右へ偏位，右咽頭部の腫大．検査：脳MRI；右副咽頭間隙腫瘍（図1，2：矢印）

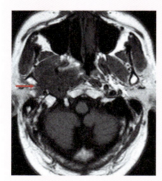

図1 脳MRI−T1WI

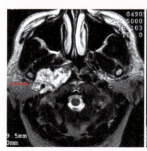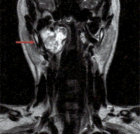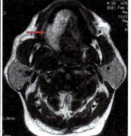

図2 右舌萎縮発見時MRI
右副咽頭間隙部の腫大性病変（左，中央；T2WI）と右舌萎縮（右；T1WI）を認めた．

初期診断　右副咽頭間隙腫瘍による右舌下神経麻痺[1,2]

解説

頸椎症手術前の頸椎 MR 画像を見ると，すでに右副咽頭間隙腫瘍が明らかに存在していた（図 3：矢印）．また，X 年 11 月の脳 MR 画像で同部が T2WI で高信号域を呈していた．参考として副咽頭間隙の断面図を図 4 に示す[3]．

当院の耳鼻咽喉科にコンサルトし，上記の腫瘍が明らかになった．大学病院で，腫

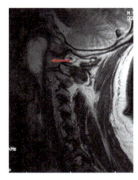

図 3　右舌萎縮発見時 3 か月前（X＋1 年 12 月）の頸椎 MRI-T2WI
右副咽頭間隙部の腫大性病変を認めた．

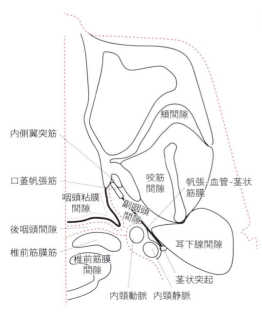

図 4　副咽頭間隙（PPS：parapharyngeal space）の断面図

底部は頭蓋底，頂点は舌骨大角の高さで，逆ピラミッド型の空間，後方は椎前筋膜筋（prevertebral muscle），椎前筋膜間隙（PVS：prevertebral space），前方は内側翼突筋（medial pterygoid muscle），外側は耳下腺間隙（PS：parotid space），内側は咽頭粘膜間隙（PMS：pharyngeal mucosal space）で境界される．この間隙に脳神経 IX，X，XI，XII，交感神経，内頸動脈（ICA：internal carotid artery），内頸静脈（IJV：internal jugular vein），リンパ節，茎状突起筋群が走行し，線維や脂肪が充満している．頬間隙（BS：buccal space），咬筋間隙（MS：masticator space），後咽頭間隙（RPS：retropharyngeal space），顎下腺間隙（SMS：submandibular space）
(Shin JH, et al：Imaging of parapharyngeal space lesions：focus on the prestyloid compartment. Am J Roentgenol 177：1465-1470, 2001 より改変)

瘍摘出術が施行され，舌下神経神経鞘腫であることが判明した．

最終診断 舌下神経神経鞘腫（耳鼻咽喉科での手術病理診断による）

教訓

❶ 一側性舌下神経麻痺を呈する疾患には脳底部の腫瘍，舌下神経腫瘍，副咽頭間隙腫瘍などが報告されている．

❷ 副咽頭間隙腫瘍は舌の萎縮が明瞭な場合は気づかれるが，初期のMRI画像では見逃される可能性があり，注意を要する．

エラーのタイプ

認知エラー：①カテゴリー：不完全な知識，タイプ：不十分な，欠陥のある知識基盤，定義；関連疾患の知識不足　②カテゴリー：不完全な情報処理，タイプ；間違った検出または感知，定義；症状，徴候，所見は注目すべきであるが，臨床医はそれを見逃す

■ 文献

1) 樫尾明憲，他：副咽頭間隙腫瘍31例の検討．日耳鼻 107：1053-1059, 2004
解説▶ 病理組織学的分布：多形腺腫35.5％，神経鞘腫，傍神経節腫22.6％，悪性腫瘍12.9％．臨床症状・所見：主訴；頸部腫脹52％，咽頭腫脹23％，耳鳴，聴力低下などの耳症状16％，臨床症状：頸部腫脹61.3％，咽頭腫脹38.7％，咽頭違和感19.4％，耳症状19.4％，腫瘍は2.5〜3cm以上にならないと，頸部・咽頭腫脹としての症状を呈さない．画像所見，造影様式：多形腺腫；不均一に軽度造影，ほとんど造影されないものまで多彩であった．神経鞘腫では造影を認めた．発生部位：副咽頭間隙は茎状突起および茎突咽頭筋，茎突舌筋，茎突舌骨筋により前区（耳下腺間隙）と後区（頸動脈間隙）に分けられている．多形腺腫は前区由来，神経鞘腫は後区由来であった．

2) 四宮弘隆，他：副咽頭間隙腫瘍．耳喉頭頸 86：296-301, 2014
解説▶ 副咽頭間隙腫瘍は頭頸部腫瘍の0.5％とされる．CT検査では副咽頭の脂肪織が明瞭な低吸収域として描出される．単純CT検査では脂肪織や筋肉と腫瘍の境界は不明瞭であり，発生部位の診断は困難なことが多い．造影CTでは血管構造が明瞭となるため，血管との位置関係の把握に有用である．ただし，筋肉と腫瘍との境界は不鮮明となることが多い．

　MRIのT1強調像では副咽頭の脂肪織が明瞭な高信号域として描出され，脂肪織と腫瘍との位置関係の把握に有用である．また，血管系も無信号として比較的明瞭に描出され，位置関係が把握しやすい．T2強調画像では脂肪織と信号が近く境界がやや不鮮明であるが，筋組織との境界は比較的とらえやすい．

3) Shin JH, et al：Imaging of parapharyngeal space lesions：focus on the prestyloid compartment. Am J Roentgenol 177：1465-1470, 2001

4) 平山幹生，他：一側性舌下神経麻痺を呈した2症例に関する検討．臨床神経 47：1037, 2007

索　引

和文

あ

アテローム血栓性脳梗塞　36, 45
亜急性脳炎　180
亜昏迷状態　189

い・う

医原性リン欠乏症による神経障害　150
ウイルス性筋炎　105
ウイルス性髄膜炎　30
ウィルソン病　191
ウェルニッケ・コルサコフ症候群　41
ウェルニッケ脳症　40
　──，医原性　44
うつ状態　189

え

円錐上部・円錐・馬尾症候群　155
　──の鑑別疾患　157

お

オンディーヌの呪い　86
横紋筋融解
　──，外傷性 compartment syndrome による　167
　──の鑑別疾患　107
横紋筋融解症，外傷性　166
温痛覚障害臨床像　84, 85

か

下垂体腫瘍　36
可逆性脳梁膨大部病変　98
過換気症候群　50, 152
海綿静脈洞症候群　39
開口障害　105
　──の鑑別診断　107
外傷性 compartment syndrome による横紋筋融解　167
外傷性横紋筋融解症　166
核間性眼筋麻痺　92
完全房室ブロックを呈した心筋炎　16
肝障害　67
感覚性失語　123
感染性心内膜炎による心原性脳塞栓症　170

き

ギラン・バレー症候群　138, 150
起立性頭痛　71
寄生虫による髄膜炎　30
偽腫瘍性小脳梗塞　121
偽囊胞　183
逆行性健忘　193
急性散在性脳脊髄炎　97, 142
急性大動脈解離による脳梗塞　204
急性腸炎　50
急性非ヘルペス性脳炎　16
急性非ヘルペス性辺縁系脳炎　15
急性腹症　117
胸部大動脈解離による脊髄梗塞　164
境界域梗塞　122
橋中心・橋外髄鞘崩壊症　34
局所性筋炎　228

く

クリプトコッカス髄膜脳炎　29, 182
　──による閉塞性水頭症　195
クロイツフェルト・ヤコブ病　128, 180, 191
くも膜下出血，前交通動脈動脈瘤破裂による　3
首下がり　227

け

頸椎 MRI 画像，頸椎症手術前の　258
頸椎症性神経障害　206
頸部伸展筋の非炎症性ミオパチー　227
血管壊死　242

血管炎の新しい名称　240
血管周囲腔　182
血管性認知症　45
血管内悪性リンパ腫　181
血清 LDH　143
血栓症を伴った HIT　212
結核性髄膜炎　30, 223
結核性髄膜炎後遺症　9
　──　による症候性てんかん　12
検体の保存　16

こ

コクサッキーウイルス B4 感染症による脳炎　16
コルサコフ症候群　40
広範囲脳梗塞　22
交通性水頭症　194
抗 HIT 抗体　212
抗 NMDA 受容体脳炎　62
　──, 卵巣奇形腫を伴った　59
抗てんかん薬の急速飽和治療　13
後脊髄動脈症候群　63
後大脳動脈解離　102
後大脳動脈閉塞　102
高カルシウム血症　153
高血圧性脳症　71
高次脳機能障害　45
　──　を示す白質脳症　190
項部硬直　51

さ

サイトメガロウイルス感染症　182
サイトメガロウイルスによる小脳炎　68
再発性多発軟骨炎に伴う辺縁系脳炎　186
細菌性髄膜炎　30, 109
　──, *Campylobacter fetus* による　55
　──, *Streptococcus agalactiae* B 群による　51

し

シェーグレン症候群に伴う無菌性髄膜炎　110
視神経脊髄炎関連疾患　147
視力障害　102
耳介の腫大　185

自律神経失調症　101
重症筋無力症　27, 227
小血管虚血性疾患　191
小脳萎縮　242
小脳炎　180
小脳梗塞　2
　──, 急性　180
　──, 心房細動に伴う　117
　──, 左椎骨動脈解離による　88
　──, 良性経過の　121
　──, 両側性　77, 245
　──　の臨床所見の頻度順　116
小脳梗塞診断のピットフォール　80
小脳動脈の行路　118
小脳, 脳幹梗塞　123
小脳半球腫瘍　114
小脳微小梗塞　251
症候性てんかん　177
心因反応　50
心気症　132
心筋炎, 完全房室ブロックを呈した　16
心原性脳塞栓症　27, 169, 203
　──, 感染性心内膜炎による　170
心房細動に伴う小脳梗塞　117
神経サルコイドーシス　160
神経ブルセラ症　160
神経ボレリア症　160
真菌性髄膜炎　29, 223
深昏睡　121
進行性多巣性白質脳症　142, 217, 219
　──, 小脳型　248

す

頭痛管理のピットフォール, 救急部における　5
水頭症
　──, クリプトコッカス髄膜脳炎による閉塞性　195
　──, 交通性　194
髄液多形核白血球の増加　109
髄膜炎を伴う多発ニューロパチー　160
髄膜癌腫症　30
　──　による多発性脳神経麻痺　252
髄膜脳炎　6

―――, Streptococcus pneumoniae による　53
―――による髄液吸収障害　194
髄膜白血病　30

せ

せん妄　32
正常圧水頭症　180
脊髄血管障害　63
脊髄梗塞，胸部大動脈解離による　164
脊髄硬膜動静脈瘻　146
舌下神経神経鞘腫　260
戦略的部位　46
全身性クリプトコッカス　182
前脊髄動脈症候群　163, 164

そ・た

早期けいれん　125
多発性硬化症　133
多発性小脳梗塞　27
大動脈原性脳塞栓症　125
大脳白質病変の鑑別疾患　220
単純ヘルペス脳炎　57, 61

ち

治療後神経障害　136
遅延発症型 HIT　211
遅発性けいれん　125
中枢神経系肉芽腫性血管炎　236, 237
中枢性低換気　86

つ

椎骨動脈　89
椎骨動脈解離　88
椎骨脳底動脈循環不全症　2, 255

て

テトロドトキシン　138
てんかん
　―――，症候性　177
　―――によるトッド麻痺　174
てんかん重積　12, 199
　―――，crossed cerebellar hyperperfusion（CCH）を示した　175
低 Na 血症　33

低髄液圧症候群　72
低マグネシウム血症　152
低リン血症　151, 152
電解質異常　151
　―――　3つのポイント　152

と

トッド麻痺　174
トルソー症候群　27
閉じ込め症候群　24
糖尿病性神経障害の分類　136
糖尿病による末梢神経障害　135
頭位変換眼球反射　25
頭蓋内圧亢進症状を示す疾患　30
頭板状筋炎　228
特発性正常圧水頭症　18, 19
　―――の画像所見の特徴　20
特発性脊髄硬膜外血腫　64
特発性低頭蓋内圧性頭痛　72

な

内頚動脈閉塞　21
内側縦束症候群　91

に

二次性パーキンソニズム　222
日本脳炎　191
人形の頭・眼現象　25
認知症　180

ね・の

熱中症　98
ノンネ–フロアン徴候　225
脳幹・小脳の血管支配：延髄上部断面　120
脳幹・小脳の血管支配：延髄中部断面　120
脳幹・小脳の動脈支配：橋下部断面　119
脳幹・小脳の動脈支配：橋上部断面　118
脳幹・小脳の動脈支配：橋中部断面　119
脳幹梗塞　91, 138
脳血管障害　30
脳梗塞　24, 40, 199, 232, 241
　―――，急性大動脈解離による　204
　―――，後頭葉・視床の　102

―――，脳下垂体腫瘍による内頸動脈閉塞
　　性　37
―――，脳ヘルニアを伴った巨大　23
―――，左 PCA 解離に伴う急性期　233
脳硬膜動静脈瘻　256
脳静脈洞血栓症　178
脳脊髄液漏出症　72
脳塞栓，大動脈原性多発性　125
脳塞栓症，心原性　169
脳底動脈血栓症　9
脳浮腫　174
脳ヘルニアを伴った巨大脳梗塞　23

は

バンワァルト症候群　161
パーキンソン病　166, 227
破傷風　106
播種性血管内凝固　211
梅毒性髄膜炎　30
白質脳症，高次脳機能障害を示す　190
橋の十字架サイン　248
橋本脳症　7

ふ

フェニトイン中毒　241
フグ中毒　138
フッ化ピリミジン系抗癌剤　242
プリオン蛋白遺伝子　129
不安神経症　127
副咽頭間隙　259
副咽頭間隙腫瘍による舌下神経麻痺　259
分水嶺梗塞　122

へ

ヘパリン起因性血小板減少症　211
片頭痛に伴う虚血　232
片側パーキンソニズム　216
辺縁系脳炎
　―――，急性非ヘルペス性　15
　―――，卵巣奇形腫に伴う　62

ほ

歩行障害　180
傍腫瘍性症候群　180

ま

マルキアファーヴァ・ビニャミ病　98
末梢性前庭性めまい　76
末梢性めまい　81, 87

み・む

ミラー フィッシャー症候群　91
無菌性髄膜炎　30, 54, 67, 97
　―――，シェーグレン症候群に伴う　110

め

メフロキン　220
めまい
　―――，末梢性　81, 87
　―――，末梢性前庭性　76

や・よ・ら

薬剤性または特発性精神病　30
腰椎椎間板ヘルニア　145
ライム病　160
卵巣奇形腫　59

り

両側性小脳梗塞　77
良性経過の小脳梗塞　121

わ

ワレンベルグ症候群　81, 86
　―――の病巣　84

索引

欧文・その他

1型糖尿病　6

A・B

A型劇症肝炎　174
acute disseminated encephalomyelitis（ADEM）　97, 142
　——のMRI所見　100
acute juvenile female non-herpetic encephalitis（AJFNHE）　16
AICA梗塞　121
AIDSに伴う日和見感染症　182
Bannwarth症候群　161

C

*Campylobacter fetus*による細菌性髄膜炎　55
CD4　181
central pontine and extrapontine myelinolysis　34
cerebral venous sinus thrombosis（CVT）　178
CO中毒，間欠型　190
compartment syndrome　167
Creutzfeldt-Jakob病（CJD）　128, 180, 191
crossed cerebellar hyperperfusion（CCH）を示したてんかん重積　175
CRP　51
CYP2C9　242

D

disseminated intravascular coagulation（DIC）　211
drug-induced hypersensitivity syndrome（DIHS）　242

E・G

early seizure　125
GBS　150
granulomatous angiitis of the central nervous system（GANS）　236, 237

H

hemiparkinsonism　216
heparin-induced thrombocytopenia（HIT）　211
HIT with thrombosis（HITT）　212
hot cross bun sign　248

I

iNPH　18
internuclear ophthalmoplegia（INO）　92
intravascular lymphomatosis（IVL）　143, 181
isolated hand palsy　206

L

late seizure　125
Locked-in症候群　24
Lyme neuroborreliosis　161

M

Marchiafava-Bignami病　98
medial longitudinal fasciculus syndrome　91
Miller Fisher syndrome（MFS）　91
mitochondrial encephalomyopathy, lactic acidosis, and stroke-like episodes（MELAS）　199, 232
MLF症候群　91

N

neck extensor myopathy　227
neuroborreliosis　160
neurobrucellosis　160
neurosarcoidosis　160
NMO spectrum disorder（NMOSD）　147, 156
　——の診断基準，成人患者の　158
Nonne-Froin徴候　225

O

oculocephalic reflex（OCR）　25
Ondine's curse　86

P

parapharyngeal space(PPS) 259
PICA 梗塞 122
PML 219, 248
post-treatment neuropathy 136
precentral knob 207
progressive multifocal leukoencephalopathy(PML) 142, 217
proton pump inhibitor(PPI) 152
pseudocyst 183

R・S

relapsing polychondritis(RP) 186
SCA 梗塞 121
sIL-2R 143
Sjögren 症候群 110
soap bubble lesion 183
spontaneous spinal epidural hematoma (SSEH) 64

Staphylococcus aureus 170
Streptococcus agalactiae B 群による細菌性髄膜炎 51
Streptococcus pneumoniae による髄膜脳炎 53
subarachnoid hemorrhage(SAH) 3
subcortical ischemic vascular dementia (SIVD) 46

T

titubation 249
Todd 麻痺 174
toxidrome 140

V・W

Virchow-Robin 腔 182
Wallenberg 症候群 81
watershed 梗塞 122
Wernicke-Korsakoff 症候群 41